LA
NOUVELLE AGNODICE

OU

PRÉCIS DE MÉDECINE.

LYON. IMPRIMERIE DE DURAND ET PERRIN,
SUCC. DE BALLANCHE ET DE CUTTY.

LA
NOUVELLE AGNODICE,

OU

Précis de Médecine,

ÉCRIT DANS UN BUT D'UTILITÉ GÉNÉRALE

ET SPÉCIALEMENT DESTINÉ AUX CHEFS DE FAMILLE
ET D'INSTITUTIONS.

PAR J.-L. FABRE DE TERRENEUVE,
Docteur en médecine de la Faculté de Paris.

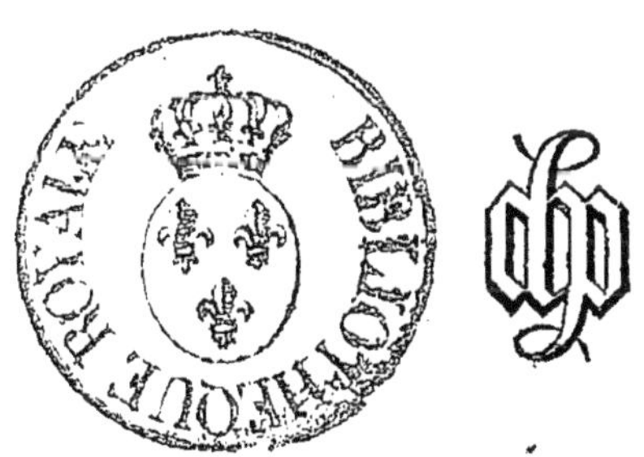

PARIS,
DUPONT ET RORET, LIBRAIRES,
quai des Augustins.

LYON,
CHAMBET FILS AÎNÉ, LIBR.,
quai des Célestins,

1825.

AVERTISSEMENT.

LES médecines populaires ou écrits médicaux adres-
sés au public sont-ils plus avantageux à la société
que nuisibles, et atteignent-ils réellement le but
que se proposent leurs auteurs? Si on répond à ces
questions par l'affirmative, nous avons inutilement
pris la plume, et quoique notre livre soit aussi une
médecine populaire, il est si différent de ceux qui
traitent de la même matière, que nous n'hésitons
pas à avouer nos torts. Nous avons fait le mal; nous
avons contrarié des motifs ou des actes de bienfaisance, et alors nous ne devons pas même nous ré-
fugier derrière l'excuse bannale de tout écrivain qui
se trompe, derrière l'intention de faire le bien, de
quelque manière que le bien puisse se faire.

Quiconque s'éloigne des sentiers battus doit s'attendre à des contradictions, a dit Leroi, et il ne
serait pas même nécessaire de le redire pour celui
qui connaît un peu l'esprit des hommes. Dès qu'un
œuvre n'est pas taillé dans la forme d'usage, on entend soudain les cris de ceux qui veulent absolument
que, pour arriver au même but, les sentiers de

leur propre sagesse soient aussi les sentiers que tout le monde doive suivre.

Mais enfin, si l'exercice de la médecine est, à l'aide de préceptes généraux et de quelques formules pharmaceutiques, à la portée de tout le monde, nous avons tort, nous le répétons, et nous n'avons aucun droit à la bienveillance de quiconque veut nous lire.

Il n'y aurait en notre faveur qu'une supposition contraire, et si on veut l'admettre, on pourra reconnaître qu'il y a au moins quelque mérite à ne pas gâter, par les flagorneries d'usage, nos prosélytes ou nos lecteurs, si toutefois on peut se faire des prosélytes par de telles allocutions : vous savez peu de chose, même après avoir fait des études médicales ; et après nous avoir entendu, vous n'en saurez pas davantage, si ce n'est qu'il faut laisser aux vrais médecins le soin de vos malades, et que vous avez trop bonne opinion de vous et de vos lumières.

Non-seulement nous parlons ainsi ; de plus, nous avons interverti le sens dans lequel on propage ordinairement les préceptes médicaux.

Mais voici nos motifs : Quand il s'agit d'enseigner le bien à tous les hommes, on peut, dans les autres sciences, suivre une marche directe pour arriver à son but, sans craindre jamais des résultats plus fàcheux que ceux qui naîtraient de l'ignorance ; mais en médecine, dangers de toutes parts, avec cette

différence, peut-être à l'avantage de l'ignorance absolue, que celle-ci n'agissant pas, et par conséquent
n'augmentant point le trouble déjà établi dans nos
organes, elle laisse entièrement à la nature les ressources qui peuvent se trouver en elle, tandis que
le demi-savoir aveugle, parce qu'il est confiant en
lui-même, change les rapports qui existent naturellement entre telle maladie et tel organe, accroît la
confusion et multiplie ainsi les chances défavorables ; il s'ensuit donc qu'il est plus avantageux d'exposer ce qui est mal, et que sans enseigner toujours
comment on guérit, il vaut mieux dire alors comment on peut tuer. L'amour de sa propre conservation passe dans chaque individu avant la vanité
qu'inspire le savoir et le désir de faire l'essai de ses
connaissances ; on a beau se croire habile, on ne ha-
sarde guère sa vie quand on connaît mieux le danger auquel la médecine expose, que les secours
qu'elle promet.

D'après cet exposé, notre but serait déjà suffisamment expliqué ; mais encore, quelque avantageuse que soit notre méthode d'instruction, quelque
clair et précis que puisse être un tel ouvrage, il est
toujours très incomplet, ne fût-ce que dans la no-
menclature des objets dont il traite : un seul mot
dont la signification n'est pas connue du lecteur,
est un obstacle qu'on lui apporte, qui peut se multiplier à chaque page, et qui donc nécessiterait tou-

jours l'usage d'un dictionnaire ; par conséquent ce même ouvrage, ainsi que beaucoup d'autres, sont inutiles. Cependant les gens du monde, persuadés qu'il leur importe beaucoup de savoir à quoi s'en tenir, quand il s'agit d'intérêts aussi précieux que ceux de la santé ou de la vie, veulent des livres, et peu leur fait, ou au moins ils ignorent, que le défaut capital de tous nos écrits médicaux est de mettre les lecteurs dans la supposition que la science guérit toujours et dans tous les cas : or, réellement ce n'est point leur faute s'ils sont trompés. Quel est celui qui, après avoir lu un traité de pathologie ou de thérapeutique, quel qu'il soit, ne se sent pas un caractère d'intrépidité propre à braver et à traiter les maladies les plus terribles ? c'est l'effet que produisent tous ces ouvrages, tant ils sont positifs dans leurs préceptes, tant ils sont surs des moyens qu'ils proposent. Les remèdes sont là ; ils sont énoncés clairement, et il semble alors à tout le monde que la pratique de la médecine ne consiste plus que dans une foi robuste à des recettes ou à des conseils si bien exprimés ; mais personne ne dit que pour exercer cet art difficile, il faut de l'aptitude, du jugement, de grandes études et de l'expérience, après quoi, les dogmes spécieux de nos auteurs peuvent être appréciés comme ils le méritent.

Voilà, quant à l'esprit de l'ouvrage ; mais quant à sa distribution, il est divisé en quatre parties.

Dans la première, sous le titre de prolégomènes, nous exposons ce qu'on entend par médecine, ce que c'est qu'un vrai médecin, et à quels signes on reconnaît celui-ci dans la foule des trompeurs qui environnent ordinairement le lit d'un malade. Le sujet est vaste; il y a de quoi composer cent volumes; mais c'est bien assez pour nous de commencer le premier : nous laissons à qui il appartiendra le soin de fournir les quatre-vingt-dix-neuf autres.

Dans la seconde partie, nous traitons de la pathologie générale, ainsi qu'on l'entend communément; les causes, la classification, les symptômes, les signes et les changemens des maladies constituent autant de chapitres sous les dénominations qui sont adoptées. Nous ajoutons ici peu de chose, et cela se réduit à quelques petites remarques, pour servir de préservatif contre le danger de se croire trop savant.

La troisième partie, la plus volumineuse, traite en particulier de quelques-unes des principales maladies, et c'est là que, pour le développement de notre méthode d'instruction, nous rapportons moins les élémens de la doctrine, souvent hypothétique, des divers auteurs, que leurs moyens de curation, ce qui est positif; c'est-à-dire que nous avons aimé mieux citer le médicament de prédilection, la recette préférée, que les motifs qui pouvaient en justifier l'emploi. Cette marche est naturelle, et tous les jours, dans les sociétés les plus brillantes et les plus instruites, on en fait l'aveu, en s'occupant de la manière dont un tel a guéri, sans s'informer de la manière dont il a souffert. Or, depuis Paris jusqu'au dernier coin de la Nouvelle-Hollande, l'esprit humain se montre à cet égard partout le même : on voit chez les sauvages des remèdes indifféremment applicables à tous les maux, et dans l'antiquité on trouve plusieurs recettes en usage long-temps avant que les maladies fussent observées et décrites.

Cependant nous avouerons que la différence des médications relatées pour la même maladie, peut tenir à des conditions diverses dans la nature du mal, et même dépendre de quelque erreur de nosologie, d'après laquelle des cas pathologiques les plus opposés sont rassemblés sous une même dénomination; ainsi, la colique de plomb n'est pas la même que vingt autres espèces de colique, et ce serait trop pour un ouvrage de la nature de celui-ci, que d'exiger la démonstration de ces différences, car, après tout, notre but se trouve atteint par la nécessité où nous mettons le lecteur de renoncer à parler médecine, ou de convenir qu'il faut faire de grandes études pour distinguer les cas spéciaux compris sous la dénomination générale qui sert de titre à chacun de nos chapitres, et il n'y a pas là de quoi encourager ceux qui ne veulent que savoir un peu de tout.

Que si maintenant, pour démontrer l'exactitude de nos citations, on nous reprochait de n'avoir pas indiqué la page, le chapitre, le volume et l'édition de l'auteur, comme cela se pratique, nous répondrions que notre livre n'est déjà que trop enflé de son texte, mais que tout le monde est invité à croire ce qu'il contient, en attendant que, dans la supposition exagérée de son succès, nous puissions faire usage des rectifications qui nous seront adressées ; on peut aussi croire à notre bonne volonté à cet égard, et comme l'opinion qui a présidé à la rédaction de nos pages, est qu'on peut se tromper en médecine, et qu'on se trompe souvent en effet, nous ne nous aviserions pas d'y déroger, et il serait même assez inconvenant qu'en proclamant la faiblesse de l'esprit des hommes, nous voulussions seuls être exempts d'erreurs et être plus fiers que les autres.

La quatrième partie, sous le nom de pratique médicale, est pour ainsi dire le complément de l'ouvrage. S'il y a peu de méthode et de liaisons dans la matière des autres parties, ce défaut se fait encore mieux sentir ici, et nous n'y opposons, pour tout correctif, que l'index des chapitres. Une table est une grande commodité pour le lecteur, et sera en même temps un grand soulagement pour nous qui, de peur de passer pour systématiques, et de consacrer quelque doctrine contraire à nos principes, n'avons pas osé adopter une méthode quelconque de nosologie.

L'ouvrage en entier est adressé à une femme, à

Clytia, notre élève favorite, et ce n'est pas là un titre de recommandation : chacun veut acquérir de l'instruction, mais personne ne se soucie d'être traité en élève, et tel qui consentirait à marcher à côté de l'auteur, se révolte à l'idée de le suivre ; nous sommes tous faits ainsi ; nous voulons être des juges avant de savoir ce dont il est question, et nous mettons de l'orgueil jusque dans la discussion des misères dégoûtantes qui affligent notre espèce ; enfin, c'est là une des prérogatives de l'homme civilisé, et si c'est ici un obstacle à la propagation des principes que nous professons, nous avons la ressource de nous adresser au sexe le plus compatissant, le plus généreux, et qui, en dépit de toutes les prérogatives possibles, et autant par sentiment que par habitude, se voue à la bienfaisance, et consent à ce titre à entendre toutes sortes de leçons.

LA
NOUVELLE AGNODICE,

ou

PRÉCIS DE MÉDECINE.

PREMIÈRE PARTIE.

PROLÉGOMÈNES.

CHAPITRE PREMIER.

IDÉE GÉNÉRALE DE LA MÉDECINE.

La médecine n'est point une science incertaine et conjecturale ; elle a des lois sures, positives, résultant d'un grand nombre d'essais et de combinaisons. Peu connues des médecins vulgaires, ces lois ne sont bien entendues que par ceux qui ont long-temps médité sur les écrits des grands maîtres, et observé dans les asiles de la douleur et des infirmités. Pourtant il n'en faudrait pas conclure qu'il suffit d'être studieux pour être habile, et que la nature n'a point de secrets pour celui qui la poursuit ardemment ; c'est une erreur : l'obscurité semble augmenter en

raison des efforts qu'on fait pour en sortir; les difficultés se multiplient à mesure qu'on les surmonte, et
une incertitude désespérante accable souvent l'homme zélé qui s'attendait à trouver, dans l'art de conserver la vie, une précision qui lui échappe, et une
doctrine qui lui paraît toujours variable et suspecte.
Cependant, à force de persévérance, la mémoire se
pourvoit d'utiles matériaux, le jugement compare
les faits que l'observation recueille, l'expérience se
forme peu-à-peu, et le médecin, moins timide,
marche avec plus de confiance dans la route qu'il
s'est tracée lui-même, et où personne ne peut le
suivre. Mais, qu'il faut de temps, de travaux, d'aptitude, de sagacité, de circonstances favorables! encore si, avec toutes ces conditions, on pouvait se
flatter d'atteindre à la hauteur de la science : que
cela est long, que cela est difficile!

Il n'est pas aisé de donner une définition exacte
de la médecine, ni de se faire une idée juste de ce
qu'elle est; par conséquent, ce n'est pas dans le
monde qu'il faut puiser l'opinion qu'on doit en avoir;
elle n'y paraît que comme une science frivole, arbitraire, soumise à toutes les fantaisies de ceux qui
la professent; la mode, les préjugés, l'intérêt, la
sottise, lui donnent leur empreinte particulière;
parce qu'elle est d'un besoin journalier dans la société, il semble à chacun qu'elle est à la portée de
tous, et qu'il est aisé de donner aux autres les secours qu'on a reçus, comme s'il était dans la nature
humaine de recevoir, avec le germe des maladies,
l'instinct divin de les guérir, indépendamment de

ces sublimes préceptes et de ces sages doctrines qui ont coûté des expériences infinies et des travaux de plusieurs siècles.

C'est la plus profonde et la plus compliquée de toutes les sciences, celle pour laquelle les savans de tous les âges ont le plus fait, celle pour laquelle il reste le plus à faire, et pourtant il est des médecins qui, prenant les limites de leur intelligence pour celles de la médecine, croient que tout est fini, parce qu'ils ne voient rien à achever, pensent que le génie le plus récent qui a fait ou perfectionné une découverte, est aussi le dernier flambeau que le genre humain ait pu espérer dans la recherche de la vérité : demi-savans, gens médiocres, plus funestes à l'humanité que les ignorans absolus; au moins ceux-ci, se méfiant d'eux-mêmes, n'ont pas la folle prétention d'agir arbitrairement, et, ce qui est aussi déplorable, de juger du mérite d'autrui, de lui assigner un rang, et même de cabaler contre lui.

C'est ce qu'on voit pourtant tous les jours dans la société : tel y brille le plus, tel y dispose de l'opinion générale, qui est rarement l'homme d'un mérite supérieur, et par une conséquence toute naturelle, c'est alors que de ces cercles si pitoyablement présidés, les jugemens bizarres, les faux principes, les sottes applications, recouverts du langage agréable et léger des académies de salon, se répandent, se propagent dans les familles, y produisent leurs effets désastreux; puis, passant de l'estime au mépris de l'art, les gens du monde, trompés dans leur attente, attribuent injustement aux vrais médecins les maux d'une doctrine fausse ou suspecte, et établissent, comme une vérité démontrée, le charlatanisme des plus saintes fonctions du cœur unies aux plus profondes combinaisons de l'entendement.

D'après cet exposé, voyez, Clytia, ce que vous devez penser de l'art de guérir; voyez dans quelles situations vous avez besoin d'être pour entendre ses leçons avec fruit : défiance de vous-même, confiance dans les gens de mérite, mais attention particulière pour les distinguer; abnégation de tous les principes contraires à ceux qu'on vous enseigne, réserve continuelle dans leur application, et persuasion intime de l'insuffisance de l'esprit humain pour connaître tous les secrets de la nature; il faut enfin être telle que vous voudriez que fussent, à leur tour, pour vous les malheureux, si toutefois ils devaient un jour vous rendre les soins que vous leur avez prodigués.

Mais, quelles que soient votre bonne volonté et vos heureuses dispositions, vous sentez quelle difficulté il y a à parcourir une carrière qui s'étend depuis l'examen des substances inertes et inanimées jusqu'à la contemplation des corps célestes, depuis l'étude philosophique du cœur de l'homme jusqu'à la connaissance des moindres fibres qui composent son être matériel, depuis l'analyse des corps bruts jusqu'à l'observation exacte des divers phénomènes de l'économie animale. Quelles études prodigieuses ! quelles préparations préliminaires et pourtant essentielles ! L'anatomie enseigne à connaître les leviers, les poulies, les cordes, les canaux, les réservoirs et toutes les pièces matérielles de la machine animale; la physiologie explique les jeux variés et nombreux de cette même machine; la physique fournit à nos démonstrations des lumières qu'elle puise dans toute la nature; la chimie, en analysant et en décomposant toutes les substantes, nous démontre de quelle manière elles agissent sur nous, et quels secours nous devons en espérer; la thérapeutique comprend et s'approprie elle-même tous les trésors de l'histoire naturelle, de la physique et de la chimie, et cependant ce ne sont que des introductions à la connaissance et à la curation de nos infirmités. Réduit donc, par la trop grande étendue de ces divers objets, à ne vous enseigner que cette dernière partie, sous le nom de pathologie, je m'engagerai, avant que d'entrer en matière, à suppléer par des conseils à ce qui peut vous manquer d'une instruction préliminaire, et cette déclaration, faite pour alarmer votre amour-propre, n'atteindra pas au moins votre cœur, et cela me suffit.

Avoir quelques connaissances en médecine, ou ignorer absolument tout, devient souvent la même chose au lit d'un malade, pour quiconque est prudent : on voit un remède, mais on voit un danger; on se trouve des ressources, mais on craint leur emploi, et autant on entrevoit la possibilité de guérir avec un tel moyen, autant on entrevoit aussi une multiplicité de causes opposantes, et un nombre croissant de chances défavorables. Il faut donc, dans ces cruelles incertitudes qui assiègent toute personne délicale, appeler autour de soi les secours étrangers, recueillir les avis des doctes, et s'entourer de toutes les lumières possibles pour agir enfin avec la tranquillité que donne un cœur pur et une conscience libre.

CHAPITRE II.

DU CHOIX D'UN MÉDECIN.

Au nombre de ces soins, le premier et le plus essentiel est le choix d'un bon médecin. Prenez garde, Clytia, voilà un piége que vous tendent l'aveuglement, la prévention et l'amour-propre; c'est là qu'il ne faut pas juger des hommes légèrement, ni se fier aux réputations brillantes, ni croire aux vaines promesses du charlatanisme : il s'agit de distinguer un sage de la foule des trompeurs. Si alors vous n'êtes pas dangereuse par vous-même; si la prudence vous tient en garde contre les mouvemens de votre zèle, un seul mot pourtant va rejeter au milieu des dangers l'infortuné que vous vouliez en éloigner; bien plus, non-seulement vous exposez beaucoup celui qui vous est cher, mais, suivant que la fortune, le rang ou l'opinion vous donnent de l'influence dans le monde, vous allez faire peut-être, en produisant un médiocre médecin, un mal infini parmi les malheureux qui, dans leur choix aussi, s'étayaient de votre exemple et de votre autorité.

Songez qu'il est dans la nature des choses que beaucoup d'hommes, ambitieux d'un titre honorable, ou avides d'un gain plus ou moins légitime, se présentent de toutes parts aux empressemens du public; ils ont acquis le droit de briguer sa confiance, et n'attendent que les occasions d'en abuser. Tout ce qu'on a fait pour repousser l'ignorance et le charlatanisme, les réglemens les plus sages, les institutions les plus saintes, les actes les plus solennels, n'ont servi qu'à leur confirmer ce droit malheureusement plus facile d'obtenir que de mériter.

Oui, il est beaucoup plus aisé de se dire médecin que de l'être en effet, et l'expérience de chaque jour nous le démontre malheureusement d'une manière trop évidente. Que signifie, pour le bonheur de l'humanité, les progrès de l'art et l'honneur des écoles, cette foule de docteurs qui, fiers de leurs titres et légers de savoir, inondent et la capitale et les provinces? pense-t-on qu'ils mettent beaucoup à profit les dogmes de leurs théories et les leçons-pratiques de leurs maîtres? non, ils rivalisent d'intrigues pour se produire, et d'activité pour se multiplier. Les préceptes d'Hippocrate les occupent moins que les coteries des sociétés où ils sont admis, et ils ne soupçonnent pas même ce qui leur manque du côté de l'instruction. On estime le savoir qu'on n'a pas, que par celui qu'on a : plus on sait, plus on étudie; on sent chaque jour le besoin qu'on a d'augmenter son répertoire, et on travaille en conséquence. Mais les ignorans ne voyant pas la nécessité de changer d'état, restent ce qu'ils sont, et cependant ils pullulent tranquillement dans le monde, grossissent la tourbe de la canaille médicale, et augmentent le nombre des empoisonneurs privilégiés.

Telle est la constitution de la société actuelle : la
sottise ou la crédulité proclament à haute voix l'impudence et le charlatanisme, une tolérance aveugle
couvre les erreurs les plus funestes ; tout médecin
peut se jouer impunément de la vie de ses semblables, un diplôme répond à tout, la faculté a tout
prévu, l'université surveille ; enfin, l'humanité est
rassurée, et pourtant les victimes se multiplient. Si
par hasard un cri d'indignation s'élève quelque part,
mille considérations étrangères viennent soudain l'é-
touffer, et je tiens heureux le philantrope, si son
zèle indiscret ne lui est pas imputé à crime, s'il n'est
pas réputé jaloux chez ses concitoyens, et vision-
naire près de l'autorité.

Que penser en effet des successeurs d'Hippocrate,
tels qu'on les voit, si on les voit tels qu'ils sont? Ici,
un jeune homme jeté du sein de sa famille au milieu
d'une grande cité pour étudier l'art de guérir, se
livre aux dissipations nombreuses qui se présentent
de toutes parts ; son temps s'écoule ; il se présente
sur les bancs de réception ; des examinateurs indul-
gens veulent bien regarder le vide ou la nullité de
ses réponses comme un défaut d'élocution, plutôt
que comme un manque de savoir ; il est reçu, et s'en
retourne triomphant. La nouveauté, la mode, les
amis, les protecteurs, la renommée enfin, le proclament habile ; lui-même consent à passer pour tel,
et devenu de jour en jour plus hardi en dépit de ses
méprises et de ses bévues, il marche au milieu de
ses victimes qu'il accuse de ses torts, publie des
succès qu'il ne doit qu'au hasard, méprise les opi-

nions des hommes les plus instruits, tranche les questions les plus épineuses, prononce hardiment sur les cas les plus douteux, et on appelle cela un grand médecin.

Là, un homme blanchi par les années, mais nouveau pour les découvertes et le perfectionnement de son art, s'offense de tout ce qui est moderne, et blâme tout ce qu'il n'a pas conseillé : tête froide, systématique, orgueilleuse, qui ne change pas, pendant que tout l'univers change autour d'elle, un vieux médecin s'est fait une méthode de pratique plus ou moins heureuse, de laquelle il ne peut s'écarter, et dans laquelle il ne veut pas être contredit, par la raison qu'il a obtenu autrefois des succès et qu'il en obtient encore. Mais qu'un cas imprévu, une maladie rare ou une épidémie viennent exiger ses soins, il est hors de la vraie route, et il s'en éloigne davantage à mesure qu'il fait des efforts pour y rentrer; il tente ses dernières ressources, il emploie ses moyens les plus héroïques, rien ne lui réussit; tout, dans ses mains, devient inutile, ou plutôt tout devient dangereux. En vain la sollicitude d'un gouvernement, ou le zèle des savans, lui présentent alors des ressources à employer ou des essais à faire; mais trop avancé dans la carrière de la vie, il ne veut plus recommencer celle des études; ce serait pour lui un travail pénible; il ne se soucie plus de courir après des vérités nouvelles, et s'abandonne aveuglément à cette expérience tant vantée, et qui devient alors d'autant plus funeste, qu'elle ne tourne plus au profit de son instruction.

Que d'intermédiaires entre cette aveugle impé-
tuosité du premier âge qui en tout voit tout, em-
brasse tout l'univers, et cette orgueilleuse opiniâtreté de la vieillesse qui rapporte tout au siècle dernier et n'existe que dans le passé! cela ne serait rien,
si l'on n'avait à imputer à ceux qui se disent médecins que les travers de leur âge ; le temps en gué-
rirait bientôt les uns, et les autres, en recevant le
tribut de respect qu'on doit aux cheveux blanchis,
seraient sagement éliminés de ces conseils où il faut
réunir aux ressources de l'expérience et du savoir
toute la force et la pénétration du jugement. Mais
ces impudens nombreux qui spéculent sur la crédulité du peuple et sur la protection des grands,
ils affluent dans le monde, et quelque prévenue que
vous puissiez être contre eux, Clytia, vous ne les
distinguerez pas toujours; parce que, suivant les
besoins du lieu et du moment, ils prennent tous les
tons, se revêtent de toutes les formes, et sous le
terme générique de charlatans, on comprend une
foule d'hommes ordinairement empressés à vous
plaire, vous étonner, vous séduire, et toujours à
vous tromper.

Si ces hommes, quels que fussent leurs titres et
leurs noms, étaient, dans leurs divers systèmes de
jonglerie, réduits à se soutenir eux-mêmes par leurs
prestiges et leurs fourberies, tôt ou tard démasqués
ou anéantis dans l'esprit public par des revers inat-
tendus et mérités, ou par l'examen plus approfondi
qu'on ferait de leur capacité, ils cesseraient bientôt
d'être dangereux, et leur dernière ressource les con-

duirait sur des tréteaux, amuser une populace in-
sensée; mais soutenus par ceux même dont ils
menacent l'existence, de tels charlatans ont des
prôneurs, des amis qui sont par conséquent leurs
défenseurs : or, les égards, les convenances sociales
s'opposent à ce qu'on attaque des gens si bien ap-
puyés; bien plus, il faut souvent par condescen-
dance se laisser entraîner par le torrent, et même
applaudir à ceux que le bon sens désavoue et que
l'humanité répudie.

Il est donc ainsi établi dans le monde, que tel médicastre le plus dépourvu d'instruction trouve encore des admirateurs; c'est dans la société actuelle,
autant le privilége de la sottise que du mérite : on
attribue des qualités à celui qui n'en a pas; on prête
des talens à celui qui en a le moins, et la difficulté
d'avoir des panégyristes ne dépend plus que de celle
d'avoir beaucoup d'amis. Tel homme à qui, s'il était
examiné sur son savoir, on ne confierait pas seulement les fonctions du plus chétif barbier de village,
soutient la concurrence avec les docteurs les plus
vénérés, et si un reste de prudence ou de raison
existe encore chez ses protecteurs; si enfin la nécessité de s'expliquer clairement conduit ceux-ci à
avouer la médiocrité de leur protégé, on entend dire
dans les cercles : il n'est pas instruit, mais il est
zélé; comme si le zèle pouvait tenir lieu de savoir,
d'adresse, d'expérience, et comme s'il ne suffisait
que de vouloir être, pour être en effet tout ce qu'il
faut! Ah! zèle funeste et meurtrier! c'est justement
par là qu'un tel homme est dangereux, puisque

c'est par là qu'il multiplie ses victimes. Quest-ce donc si un hasard heureux le favorise au point d'obtenir un succès éclatant, un seul? Telle est la condition humaine, que dans les choses les plus difficiles et les plus épineuses, on voit quelquefois le hasard se présenter heureusement, confondre tous les plans de la sagesse, et anéantir toutes les ressources de l'instruction. Une cure suffit pour élever un médecin médiocre ; c'est une fortune d'autant plus flatteuse pour lui, que personne n'ayant raison de s'y attendre, n'exigeait de lui des succès quelconques ; car, dans le commerce de la vie, on tient peu de compte de ceux d'un homme habile , on y est habitué et l'on ne veille que sur ses fautes ; mais un ignorant qui obtient un succès ! c'est une calamité publique, c'est le présage d'une infinité de meurtres, mais c'est le commencement d'une réputation ; si toutefois cette réputation parvient jusqu'aux oreilles de quelques personnes plus réservées, elle ne les entraînera pas moins dans le torrent : c'est un ignorant, dit-on alors , mais il est heureux. Heureux ! ah insensés ! savez-vous ce que vous entendez par ce mot dans cette circonstance? être heureux, n'estce pas ici mettre la main dans l'urne de la loterie et en tirer un gros lot? que ne tentez-vous tous ce même jeu? peut-être seriez-vous tous aussi heureux, et par conséquent de bons médecins? O Clytia ! c'est là le comble de l'impertinence, et si j'en parle ici, ce n'est pas pour vous en faire des reproches , je vous ferais injure de vous croire si peu de jugement, mais c'est seulement pour vous faire voir qu'il n'y a dans le monde aucune sorte de sottise qui n'ait cours à son tour.

Vous vous garderez également de ces médecins de boudoirs, élégans parasites, coryphées des impertinens de société, qui, prenant l'art de plaire pour celui de guérir, se sont fait un code de gentillesse et d'amabilité qui leur tient lieu de toute les qualités qui leur manquent, et qui donnent quelquefois le change aux personnes frivoles et peu clairvoyantes. La plupart des femmes ne jugeant du mérite des hommes que par un certain degré de galanterie, croient que tout ce qui n'en a pas le ton et le langage est indigne de leur être offert, et que celui-là ne peut leur donner un salutaire conseil, s'il ne sait le leur présenter d'une manière agréable ; désabusez-vous, Clytia, si vous êtes dans la même erreur : il n'est sans doute point inconvenant de se faire bien venir de ses malades ; mais l'homme qui a pâli long-temps sur les livres, ou séché dans la méditation des œuvres de la nature, n'a ni le temps, ni l'envie de plaire, et, renfermé en entier dans le sanctuaire du temple d'Epidaure, il dédaigne les sentiers qui conduisent à celui de Gnide.

Un autre médecin assez semblable au précédent, et peut-être encore plus dangereux parce qu'il s'attaque à votre amour-propre, est le complaisant ou l'hypocrite. Il s'est aperçu que non satisfaite d'être belle, aimable et polie, vous voudriez encore paraître spirituelle et instruite, il vous tend des piéges en conséquence ; il provoque votre opinion, il ne la combat qu'autant qu'il est nécessaire pour vous engager dans la discussion ; vous dissertez donc, vous disputez, vous brillez et vous vous croyez habile. En vous séparant tous les deux, vous demeurez contente de vous-même et pleine d'estime pour lui, et lui il n'emporte qu'un profond mépris pour vos prétentions et un contentement secret de faire servir à sa cupidité les prestiges de son langage et la faiblesse de votre caractère. Que de femmes seraient humiliées, Clytia, si elles pouvaient lire dans l'ame de ceux dont elles veulent se faire écouter à titre de savantes ! quel coup terrible à leur amour-propre ! encore, si les malades n'étaient pas dupes de ces manéges de sottise d'un côté, et de fourberie de l'autre ! mais, hélas ! ils sont comme ces champs infortunés où la guerre porte ses ravages : les partis ennemis se battent et font la paix, mais les moissons sont détruites et les chaumières anéanties.

Mais à quoi vous servirait-il de vous dessiner les formes variées et nombreuses sous lesquelles le charlatanisme ou l'ignorance se déguisent ? la matière deviendrait aussi fastidieuse qu'inépuisable : traçons plutôt le portrait d'un vrai médecin, d'un médecin honnête homme, tel que nous pouvons le concevoir. La vertu et la probité n'ont qu'une manière d'être ; elles ont des caractères qui leur sont propres, et il est toujours aisé d'éviter ou de fuir tout ce qui ne s'y rapporte pas.

Le médecin qui doit obtenir votre confiance sans partage, et dont le choix ne peut vous occasionner des repentirs, est l'homme de bien par excellence, le savant sans orgueil, le sage sans ostentation, l'homme enfin qui peut se rencontrer dans tout autre profession que la sienne, mais qui a toujours pour maxime principale de sa conduite qu'il ne faut ni feindre, ni séduire, ni tromper. Son savoir ne peut être douteux suivant ce principe ; autrement il y dérogerait, et il ne serait pas conséquent qu'étant probe comme honnête homme, il devînt fripon pour être médecin; mais, dans tous les cas, lui-même s'obligerait à vous déclarer l'état de ses connaissances médicales dès qu'elles lui paraîtraient insuffisantes, ou seulement que vous désireriez connaître le degré d'estime qu'il lui faut accorder auprès d'un malade. A part cette circonstance, n'attendez jamais qu'il vous dise lui-même, ni ce qu'il est, ni ce qu'il vaut ; d'abord, parce que se voyant bien éloigné de la hauteur de la science, il n'oserait pas vous avouer la médiocrité qu'il se suppose, ni vous faire non plus de lui un portrait plus avantageux qu'il ne convient ; ensuite, parce que s'il se sentait supérieur à ses confrères, il ne voudrait pas user de ses avantages aux dépens d'eux, et que d'ailleurs il craindrait de perdre votre estime par une vaine ostentation de son mérite. Les ames d'une trempe délicate portent dans tout un certain ménagement et de certains égards qui sont comme la fleur de l'urbanité, de la générosité et de la modestie. N'espérez pas non plus qu'entraîné par le charme de votre conversation, ou par le désir de vous plaire, il livre aux traits de votre malignité le portrait de ses confrères ; il ne vous parlera jamais d'eux que vous l'y obligiez ; s'il les estime, il vous le dira sans peine ;

s'il les sent trop médiocres, il éludera des questions qui le mettent en opposition avec ses principes, parce qu'il n'a pas l'habitude de mentir, parce qu'il ne veut pas vous tromper, et que pourtant il ne voudrait nuire à personne; mais forcez-le, bientôt vous aurez compris à ses discours la gêne où vous mettez sa délicatesse, et il est de votre devoir de lui épargner l'embarras d'une pareille explication.

Dans la consultation, il sera combattu d'un côté par le devoir que lui impose votre confiance à faire prévaloir ce qu'il croit le plus avantageux, et de l'autre par les ménagemens qu'il a à garder avec ces mêmes confrères: plus ceux-ci lui sont inférieurs en mérite et en talens, plus il doit les ménager; coupable à leurs yeux de sa supériorité, il faut qu'il travaille à se mettre à leur niveau en apparence, et qu'il désarme l'envie à force d'égards et de modestie.

S'il n'est pas aussi ferme dans ces principes et aussi vertueux que je le suppose, c'est ici qu'il échouera : ou il sera banni de la société de ses pareils, parce qu'il heurte leurs intérêts ou leurs opinions, ou bien il rentrera dans la foule de ces médecins avides, pour qui leur noble profession n'est qu'un vil métier. Eh! sans un caractère particulier d'élévation et de sentimens, lui serait-il possible d'être autrement que ces esculapes à la mode, tels qu'on les rencontre dans le monde, même en lui supposant des talens? quelle prudence ! quelle présence d'esprit ne lui faut-il pas pour s'expliquer sans nuire à son malade ni à lui-même? Si l'exigeance du cas l'oblige à être d'un avis opposé à celui de ses confrères, il y a du danger pour lui à se prononcer trop ouvertement contre eux; ils se rappelleront éternellement l'offense faite à leur amour-propre, et cependant le malade rétabli aura perdu jusqu'au moindre souvenir des services qui lui ont été rendus; cela se voit souvent, cela se voit tous les jours. Trouvez là, Clytia, le motif de cette condescendence coupable des médecins les uns pour les autres dans les délibérations de cette nature; ils ont à se ménager réciproquement. Celui qui est instruit ou qui a raison, n'est pas plus avantagé dans cet accord que l'ignorant ou le maladroit; il suffit à celui-ci d'avoir été appelé pour que son opinion soit prise en considération aussi bien que celle des autres, sans que les droits de l'humanité puissent essentiellement prévaloir; c'est alors que, dans ce conflit de divers amours-propres, le savoir et l'ignorance se mettent aux prises, que les débats se terminent à la pluralité des suffrages; mais Dieu sait lequel l'emporte ordinairement. C'est cet esprit, ce système de ménagemens réciproques, qui font des consultations autant de complots funestes contre la vie d'un malade, parce qu'il est moins nécessaire, pour l'intérêt de chacun des médecins consultans, de secourir sincèrement celui-ci qu'on voit une fois dans la vie, que de s'entretenir d'amitié et de bienveillance avec des confrères qu'on rencontre tous les jours. Un malade est donc compté pour peu de chose, et par conséquent on ne s'inquiète pas beaucoup du succès de son traitement, et, quelle que soit l'issue de sa maladie, personne n'en est évidemment responsable; les fautes qui peuvent être commises devant être rejetées sur tous , cela suffit pour qu'elles ne soient imputées à personne en particulier.

Anathème soit tout homme qui met un instant en balance son intérêt propre avec la vie de son semblable. Cet accord, ces arrangemens, ces procédés sont affreux sans doute, mais cela existe pourtant. Si l'ingratitude des obligés fournit des excuses à leurs médecins, elle ne les absout pas de leur coupable égoïsme, et je ne vois plus dans la conduite de ceux-ci que des crimes prémédités, d'autant plus abominables, qu'ils se couvrent habituellement du voile de l'humanité, et qu'ils se commettent à l'abri de la confiance publique.

Oh que j'aime bien mieux ce charlatan effronté qui, avec son baume ou sa poudre, brave toutes les convenances et choque impudemment le bon sens ! il se donne publiquement des éloges, on n'y croit guère; il vante sa drogue, on n'y croit pas non plus; si on en achète, si on l'emploie, on est prévenu du hasard que l'on court, et quels que soient les événemens, on est réduit à s'accuser soi-même, et le mal qu'on se fait est à moitié reparé. Mais ce masque trompeur, cette politesse étudiée, ce ton élégant et facile, et cet air prévenant, avec lesquels un médecin se présente dans les cercles, et sans lesquels, dit-on, il ne peut se produire, c'est l'ouvrage de la société, c'est celui des femmes surtout : elles soumettent au joug de leurs fantaisies, de leurs caprices, de leurs modes, les choses les plus graves; la médecine est accommodée par elles aux formes et aux procédés qui leur plaisent ; tant pis s'il en résulte des erreurs funestes ; les intentions sont bonnes, les résultats sont fâcheux, et elles n'en continuent pas moins à poser elles-mêmes le miel sur les bords de la coupe empoisonnée.

Nous le savons, nous le sentons, et pourtant il nous faut toujours recourir à elles. Quand le médecin le plus digne de confiance sera choisi, quand toutes les ressources du crédit et de l'opulence environneront le lit d'un malade, il manquera encore une amie, une surveillante, une consolatrice ; c'est une femme qu'il faut encore, c'est un heureux intermédiaire qui met de l'harmonie et de l'ensemble dans les soins qui doivent être rendus ; c'est un objet important sans lequel tout n'est que dégoût, ennui et confusion.

Telle est donc la nature de l'homme, que dans les momens les plus orageux de sa vie, il réclame plus que jamais la tendre sollicitude des personnes de votre sexe ; une femme porte avec elle un baume consolateur ; sa voix douce et compatissante rappelle encore l'espérance, lors même qu'il n'y a plus à espérer, et toujours, ou accablé de vieillesse, ou souffrant ou infirme, l'homme attend du sexe qui prit soin de son enfance, l'inappréciable avantage de vivre encore ou de souffrir moins.

Oui, Clytia, sœur, fille, épouse, mère, la nature et le ciel, sous ces noms précieux, vous avouent la bienfaitrice et la consolatrice des malheureux, et quand nous-mêmes déclarons vos soins insuffisans pour la guérison de nos maux, nous ne pouvons nous empêcher d'y recourir ou de les appeler autour de nous ; un attrait particulier, un instinct heureux, nous fait de votre présence un besoin continuel, et si ce n'est alors l'effet du sentiment qui rapproche un sexe de l'autre, c'est toujours celui d'une confiance illimitée dans vos procédés tendres et généreux.

Mais, quelle trahison serait-ce à vous, si dans cet abandon universel où nous plongent les misères de l'humanité, si dans cet état d'inquiétude et de douleur qui n'inspire que le dégoût et fait naître l'éloignement de tout être animé, quelle trahison serait-ce, si, livrés à vos soins, vous cherchiez à contenter vous-même cet espèce d'amour-propre si naturel aux femmes, celui de nous traiter, de nous médicamenter à votre gré, c'est-à-dire de hasarder notre vie, ou même de la compromettre par des procédés incertains, douteux, inconvenans, et par conséquent dangereux ! N'est-il pas vrai que le médecin le plus habile, le plus savant, le plus expérimenté, n'agit jamais qu'avec une sorte de crainte et d'incertitude, et que les résultats de son expérience ne servent qu'à l'éclairer sur la multiplicité des dangers : quel médicament ne serait pas suspect dans vos mains ? Ah ! quand d'affreuses douleurs nous arrachent les cris du désespoir, quand une fièvre dévorante, en portant le trouble dans notre cerveau, nous enlève prématurément à la connaissance de nos amis, quand enfin le froid glacial de la mort arrête dans leurs canaux les sources de la vie, je n'invoque plus votre pitié, Clytia : femme, est-il besoin de tant de maux pour vous attendrir? Je n'ai plus le sentiment de mon existence, et la dernière étincelle de ma vie, prête à s'échapper, va disparaître sous vos mains; une imprudence suffit.....; mais malheur à vous, si vous êtes réduite à justifier vos démarches et à consoler votre cœur par le raisonnement des probabilités et par la démonstration de l'impossibilité à me ramener à la lumière!

Ce n'est donc pas à vous à calculer les effets d'un remède ou les ressources de l'art, et quand, pour la recherche d'un docte, d'un sage, une grande responsabilité pèse sur vous, comment pourriez-vous, sans crime, agiter vous-même au lit d'un malheureux les terribles et effrayantes questions de la vie ou de la mort?

Il est très peu de maladies qui ne soient susceptibles de guérison, très peu, même parmi celles qu'on nomme mortelles. En vain l'orgueil humain, appuyé sur l'expérience, a prétendu plus d'une fois connaître le point où la nature impuissante et la médecine inutile laissaient à la mort la liberté d'exercer son empire; c'est alors que cette même nature, féconde en ressources, a arraché des victimes abandonnées; c'est alors qu'elle a trompé tous les calculs, et qu'elle a encore appris aux hommes à douter, là où ils avaient de bonnes raisons de ne plus croire à la puissance de leur art.

Ainsi, cette fièvre contagieuse du levant dont le nom seul inspire l'effroi, ces coups subits et invisibles qui privent du sentiment et qu'on a si justement comparé à ceux de la foudre, ces dilatations extraordinaires des tubes cartilagineux qui portent avec le sang la chaleur et la vie, ces tumeurs insensibles d'abord, puis cruellement douloureuses, et qui en s'ulcérant semblent s'aggraver des remèdes les plus doux, se guérissent pourtant d'eux-mêmes, sans que notre faible raison puisse s'en rendre compte : on en a vu des exemples. L'effet d'une puissance conservatrice s'y manifeste indépendante des connaissances humaines ; les théories en sont anéanties, l'expérience en est déroutée, le savoir ne s'y distingue plus de l'ignorance, l'audace du charlatanisme s'en accroît, les sarcasmes de l'incrédulité se justifient, et l'on dirait enfin que la médecine est étrangère aux miracles de la nature.

CHAPITRE III.

DES DIVERSES CLASSES DE MÉDECINS.

MAIS quand tout l'édifice de la science semble renversé par ces coups surprenans d'une puissance surhumaine, le vrai médecin apparaît encore, au milieu de l'étonnement universel, calme et assuré, parce que son génie a tout prévu, et que les plus étranges mouvemens des forces médicatrices, loin de bouleverser ses idées, n'ont fait que raffermir son expérience et renforcer sa doctrine; rien ne le surprend dans l'immensité de ses conceptions, et il est grand médecin, parce qu'il est homme supérieur; certes, tout le monde n'est pas en état de s'en apercevoir.

Ce n'est donc pas par des succès constans dans une marche régulière de faits toujours les mêmes que vous le distinguerez, parce qu'alors il ressemble à tous les médecins qui vous entourent, et que le sentier de la pratique, une fois tracé, il est presque indifférent que ce soit lui ou le premier venu qui marche dans l'ordre commun des choses, et prête à la nature des secours dont souvent elle pourrait se passer; c'est ainsi que dans certaines affections

affections même effrayantes , parce qu'elles sont vives , dans certaines inflammations aiguës , par exemple , on voit très ordinairement des impudens qui se vantent, ou des sots qui sont vantés, justifier assez bien les louanges données à leurs travaux, et établir ainsi dans le monde une sorte d'égalité entre les enfans , légitimes ou non , du père de la médecine; de telle manière que Sydenham ne guérit pas mieux une esquinancie simple que M. Anichon, et que le public , en sa qualité de mauvais juge, n'est pas obligé de se prononcer dans ce cas , plus favorablement pour l'Hippocrate moderne que pour le butor du coin de la rue.

Il faut donc que des circonstances particulières , disons plutôt le hasard , place un habile homme dans la situation qui convient à la manifestation de sa supériorité , pour que justice lui soit rendue et que la place de l'un ne soit pas la place de tous. Eh que d'obstacles encore à ce développement intégral de la vérité ! qu'une meurtrière épidémie ravage le coin d'une province, ce qui arrivera d'autant mieux qu'elle a mis hors de leur routine tous les médicastres des cantons voisins , le savant modeste va bien donner un plan de traitement qui s'opposera efficacement aux progrès du fléau, et ramènera dans les lieux de la désolation, le courage, l'espoir et la santé ; mais ce plan , ce moyen de salut ne fut point donné comme un secret quand il fut offert à l'humanité ; et, devenu dès-lors le patrimoine des charlatans qui le soumettent à leur habituelle exploitation, il n'est plus possible d'en distinguer dans la foule l'auteur et les plagiaires , et d'offrir au demi-dieu , sauveur de tous , des hommages qui peuvent dans la confusion s'adresser à vingt fripons déhontés.

Jugez donc les hommes, moins d'après ce qu'ils font , que d'après ce qu'ils peuvent faire , parce que les objets n'étant pas ici à votre portée, ce qui est le premir obstacle , vous avez encore à lutter contre les manœuvres de l'intrigue et les prestiges de l'imposture , autres obstacles aussi nombreux que variés et que vous ne pouvez jamais prévoir. En médecine , les résultats sont patens , il est vrai, mais les causes efficientes sont mystérieuses, et sont, en dépit des dogmes les plus positifs , sous l'empire d'une démonstration arbitraire , attendu que ce ne sont pas toujours les savans qui pérorent dans le monde et qui font l'application immédiate des bienfaits de leur art , et que ce ne sont pas non plus les philosophes qui parlent toujours de propager la vérité ; mais bien certains individus qui , se souciant fort peu de la gloire et d'un nom immortel , s'occupent d'intérêts matériels , sinon plus honorables, au moins, selon eux, plus solides , et qui ne font par conséquent de la médecine qu'un art industriel, enflé d'un pathos scientifique propre à amuser les badauds et à gruger les bonnes gens.

Assurément, vous ne conprendrez rien aux événemens médicaux les plus évidens ; car dans le monde les plus grosses sottises même de la pratique médicale sont, pour le maintien des réputations usurpées , présentées à l'aide d'une certaine rhétorique,

comme des choses arrivées par la puissance du
sort et non par la maladresse d'un homme ; une
attention complaisante accueille les impudentes explications de celui-ci , et dans l'obscurité des faits
que , grâces à ses soins , on ne sait plus alors à
qui ou à quoi attribuer , un écho bienveillant répète de toute part le jugement d'absolution par
cette formule bannale : le malade a tort.

Or, quand vous en serez venue à sanctionner ainsi
les actes les plus répréhensibles et peut-être même
les plus criminels dans l'exercice de la médecine ,
il sera bien difficile de vous faire goûter l'avantage
de vous confier à un vrai médecin , et par conséquent de vous faire sentir la nécessité de distinguer
celui-ci de l'empirique ; les moyens , ma chère
Clytia , les moyens manquent entièrement et lorsque nous vous avons démontré quelque chose
dans un sens, il ne serait point étrange de vous
exposer tout le contraire et de chanter la palinodie ;
les faits même les plus positifs et qui selon leur
apparence pourraient être soumis à votre examen,
serviront précisément à vous égarer ; parce que ,
lors même que vous serez certaine de ce que vous
voyez, des causes, inappréciables pour vous, déter-
mineront des effets auxquels vous étiez loin de
vous attendre, et vous feront porter un faux jugement , lequel frappera de réprobation un médecin
honnête ou servira à l'exaltation du nom d'un faquin : tel serait, pour servir d'exemple, le cas où
deux individus , égaux d'âge et en apparence de
constitution , se trouveraient atteints d'une même

affection , et enfin , si l'on veut , pour rendre la chose plus frappante , d'une fracture avec toutes les conditions égales dans la nature de cet accident. L'honnête médecin appliquera l'appareil contentif selon l'art , et de son côté son indigne compétiteur en fera autant et même fera aussi bien que lui ; car dans les choses médiocres , il n'est pas dit que le docteur Sangrado n'opère pas aussi bien qu'un Desault ou un Petit ; en conséquence , le traitement sera encore ici égal ; eh bien , le malade du frater sera guéri à l'époque déterminée , tandis que celui du médecin restera dans un état stationnaire ou plutôt ne guérira pas ; et par quelle cause ? le public n'ira pas en faire la recherche , mais il prononcera que le docteur Sangrado est plus habile que tous les grands hommes dont nous honorons la mémoire et dont nous suivons les préceptes. Il n'y a certainement là rien à répondre ; un voile épais dérobe la vérité , et c'est en confidence qu'on apprend de l'individu non guéri qu'un vice particulier, un virus caché , le ronge depuis long-temps et s'oppose à la consolidation de l'os fracturé.

Il est vrai que, dans la supposition contraire, le malade incurable peut tomber dans les mains de Sangrado, et faire éprouver à celui-ci le désavantage d'un non-succès qui ne doit pas lui être attribué ; il y aurait de l'injustice à surcharger ses iniquités des fautes du malade. Mais dans cette supposition , comme dans toute autre , dis-je , le Sangrado n'est pas dupe ; il est toujours sur son terrain et sa tactique ne change pas : promettre sans cesse , exécuter tant bien que mal, prononcer d'une manière ambiguë , assurer suivant le besoin , et pour le dénouement , laisser à sa fourberie le soin de s'appliquer le mérite d'une prédiction heureuse , si le hasard le favorise , et de rejeter sur les assistans et sur le malade lui-même, les effets de sa maladresse , quand l'événement ne répond pas à ses vœux ; c'est bien là où l'on dit, et l'on doit le dire souvent : le malade a tort.

Voilà donc deux classes de médecins qui se partagent le domaine de leur art ; l'une, peu nombreuse, composée d'hommes sages , studieux , n'osant prononcer sur des cas simples en apparence , et faisant, par leur prudente incertitude , tourner , même à leur détriment, l'opinion de leur clientelle, tant leur délicatesse est extrême ; l'autre , composée d'hommes avides , abjects , ignorans, ne concevant pas même comment on peut étudier après avoir obtenu un diplôme , et comment on peut se faire partisan de la vérité , lorsqu'il est notoire et constant que pour obtenir ce qu'on appelle ordinairement la vogue, il faut continuellement tromper.

Que ces derniers continuent leur infâme carrière, et , par dérision de nos beaux discours philantropiques , qu'ils se joignent au concert de louanges adressées au siècle des lumières , qu'ils fortifient de tout leur babil , les flagorneries académiques d'après lesquelles chacun se sait gré de vivre à une époque si glorieuse : l'illusion cesse pour l'homme de bien quand , au milieu des ravages de la fatale faux , il ne retrouve plus les actes consolans d'une vraie sagesse , et quand, par la force des circonstances , il est obligé de reconnaître que tel grand homme de son département , que tel savant de son quartier, est le plus souvent dépourvu d'instruction, de jugement et d'expérience , et surtout de cette première des qualités, de cette franchise , de cette sincérité, exigibles dans tous les états de la vie , et qu'ici nous appellerions la probité médicale.

Quand donc des morts funestes et inattendues jettent la consternation dans les familles et vous arrachent l'aveu tardif de l'impéritie de vos médecins, un reste de faiblesse, et , que sais-je , peut-être une crainte secrète de rencontrer parmi eux des amis qu'il serait dangereux pour votre cœur de proscrire, vous font contester sur le nombre des ignorans à éliminer du conseil , vous n'en voulez voir que très peu , et moi, Clytia , j'en vois un très grand nombre ; et dans l'indignation que fait naître en moi la conduite médicale de tels ou de tels que vous appelez mes confrères, je souhaite ardemment que le souverain arbitre, purgeant la terre de tous les fléaux qui l'assiègent , y comprenne la race entière des médecins, afin que plus tard , reproduite par le besoin , mais organisée suivant le but qu'elle doit atteindre, on n'entende plus répéter ce sage , mais inutile vœu : Que la médecine vienne donc sans le médecin.

Après cet aveu que ma conscience m'arrache en dépit des convenances , vous exigerez de moi la démonstration de tant de dangers , afin de justifier la méfiance que j'ai fait naître dans votre esprit. Certainement, Clytia, je le répète, vous n'êtes pas en sureté, il n'y a pas toujours de votre faute, et il y aurait ici de la fatalité, si je ne trouvais dans les institutions qui consacrent l'exercice de la médecine, une partie du principe meurtrier contre lequel je déclame.

La législation actuelle ne considère l'ensemble des combinaisons du savoir, de l'expérience et de ce qu'on appelle le génie médical, que comme le résultat d'une étude vulgaire aidée d'une intelligence commune; elle rabaisse l'art pour le protéger contre les charlatans, ou plutôt elle transige avec eux; elle détruit la science en la rendant moins nécessaire au médecin; elle diminue les conditions exigibles pour l'exercice de cet art sublime; en un mot, elle le divise, l'affaiblit et le détruit.

Cependant parmi nous, quelle sécurité ne règne-t-il pas dans les relations des médecins avec leurs malades? tout le monde présume bien de l'état des choses, on s'en rapporte à la loi; et quelle loi? Serait-ce celle qui consacre une distinction extravagante et partage l'art indivisible d'Hippocrate entre plusieurs classes de médecins, dont l'une, supérieure, exigerait de ses membres, sous le nom de docteurs, une connaissance universelle et approfondie de toutes les sciences médicales; tandis que l'inférieure serait bornée à quelques préceptes généraux dont la source ne serait pas même vérifiée, puisque l'éducation médicale des officiers de santé est aussi bien attribuée aux docteurs en particulier qu'à la première faculté du monde.

Tout cela veut dire, Clytia, que la loi a plus songé

aux médecins qu'aux malades ; elle a donné au premier venu toutes les facilités possibles pour exercer
un art difficile , indépendamment de l'instruction ;
mais, comme si à ses yeux les malades étaient coupables de l'être, elle les a abandonnés aux chances
du hasard et à la conscience de ceux qui peuvent
en avoir.

Par une prévoyance singulière , elle a défendu à
une classe de médecins les opérations graves ; ô
législateurs ! savez-vous bien ce que c'est que de
faire une opération grave ? savez-vous bien que pour
plonger un fer tranchant dans le corps vivant de
votre semblable , il faut une fermeté de caractère
qui ne s'obtient que par la connaissance solide de
l'art , que par la persuasion intime d'une guérison
à espérer ou d'une existence à prolonger, que par
une méditation préliminaire de toutes les conséquences ? travaux, soins, études, vous dispensez les
médecins subalternes de tout cela , et vous ne vous
doutez pas de l'inutilité de la défense ? Quel est celui
d'entre eux qui oserait répandre le sang sans s'être
préalablement rendu compte de ce qui doit s'ensuivre ? tantôt vous regardez les médecins inférieurs comme des assassins qu'ils faut prévenir , tantôt
comme des ignorans qu'il faut tolérer ; vous leur
défendez le mal qu'ils ne feront pas et vous vous
taisez sur celui qu'ils font tous les jours. Est-ce
que dans les convenances sociales il est plutôt per-
mis d'être empoisonneur que meurtrier ? et croyez-
vous qu'une potion soit moins à redouter qu'un coup
de bistouri ! Si de vrais médecins eussent rédigé le

texte de votre loi, n'eussent-ils pas eu présente à la mémoire la difficulté infiniment plus grande de bien traiter une maladie interne que d'amputer un bras ? une telle distinction, une telle réserve vous assimile au vulgaire le plus grossier, parce que votre jugement a été porté d'après la première impression faite sur vos sens, et non d'après les profondes réflexions que font naître chez tout homme instruit les paroles éternelles de l'oracle de Cos. Une guérison opérée sous vos yeux, à l'aide de la main, vous a plus frappée que celle qu'on obtient par les combinaisons des facultés intellectuelles ; et attendu que le mystère qui accompagne l'action d'un médicament sur des organes cachés, favorise malheureusement les procédés extravagans et dangereux, vous en avez conclu que la médecine n'était qu'un charlatanisme, que la santé se recouvrait par hasard, qu'il n'y avait rien de certain que la main-d'œuvre, et personne d'habile que celui qui se sert de l'instrument, si ce n'est peut-être celui qui l'a fabriqué ; enfin, vous avez placé le frère Jacques au-dessus d'Hippocrate.

Voilà au moins l'explication la plus raisonnable qu'on peut donner, des dispositions législatives qui distinguent la classe des docteurs de la classe des subalternes, et qui à contre-sens permettent à ces derniers ce qui est hors de leur portée et leur défendent ce qu'ils ne feraient pas.

Mais, ô Clytia, mes avertissemens pour le choix d'un médecin vous seront quelquefois aussi inutiles que votre propre sagesse ; on ne vous consultera pas dans certains cas pour désigner celui qui doit disposer de vos jours , et votre raison éclairée ne rectifiera pas ce que nos codes ont de défectueux ; si votre santé ferme et constante vous autorise à braver la race funeste de ceux qui saignent et purgent sans dire pourquoi , ô malheur ! un cruel destin vous poursuivra sans relâche , un infâme médicastre vous atteindra encore ; et son avis fatal , prononcé au nom des lois , fera couler un sang que vous avez cru hors de danger , parce que sa lancette n'avait pu le répandre.

Qu'une voix animée par un zèle dangereux ou par une vengeance cruelle , vous accuse à l'occasion d'une mort dont la cause est douteuse , d'un crime aussi lâche qu'atroce , et que dans l'incertitude les tribunaux , discutant votre culpabilité ou votre innocence , invoquent pour prononcer l'avis d'un médecin , que ferez-vous alors, que deviendrez-vous ? votre innocence n'est plus , pour vous et les vôtres, un motif de sécurité ; c'est sur le médecin que vous tournez les yeux ; pour la première fois de votre vie , vous cherchez dans votre mémoire quels peuvent être ses titres à la confiance publique , et vous tremblez de reconnaître la source véritable de son instruction et les terribles conséquences qui peuvent en découler.

Je viens de vous supposer prévenue d'un crime et ne recherchant la preuve de votre innocence que dans le rapport légal d'un médecin , faute de pouvoir la trouver ailleurs ; mais je veux dans une hypothèse contraire vous établir accusatrice et vous faire demander la vengeance qu'un tribunal judiciaire seul peut accorder. Le désavantage est encore pour vous, et vous apprendrez qu'en médecine il est aussi dangereux d'avoir affaire à un malhonnête homme qu'à un ignorant.

De toutes les proffessions, celle de médecin conduit le plus facilement et avec le plus de sécurité dans la route des plus grands crimes : on tient la vie des hommes, et mille prétextes sont prêts à servir la cupidité, la jalousie, l'ambition et les passions même d'autrui ; tous les moyens se présentent à toute heure et en tous lieux, et personne n'est témoin des infâmes manœuvres et des actes criminels que couvre le nom sacré de la médecine. Le poison le plus funeste n'incrimine pas ici la main qui le présente ; un scélérat peut effrontément envisager l'autel de Thémis et répondre insolemment aux accusations de l'humanité : Je n'ai à répondre qu'à moi seul de mes actions.

Il est donc au-dessus des lois celui qui, ami de votre ennemi, acheté au prix de l'or pour assouvir une vengeance particulière ou assurer un héritage trop attendu, s'acquitte enfin de l'infâme engagement qu'il a pris et qu'il peut remplir sans danger comme sans reproches ! Puisque telle est la constitution de la pratique médicale que chacun y est son propre arbitre et n'est jugé que par sa conscience, vous n'avez rien à réclamer contre cet empoisonneur médical, à quelque titre qu'il agisse ; vous n'aurez rien pour justifier vos plaintes, pas même le poison dans le corps de la victime, car il se moquera de vous et de votre poison : l'ouverture du cadavre ne prouvera rien, et si vous le voulez, il ne reniera pas même sa drogue, mais il vous accusera de calomnie ; car enfin il a pour lui l'usage, le droit, les lois même ; il est médecin, son diplôme le prouve, et au besoin son ignorance, moyen heureux devant lequel toutes les accusations viennent échouer, son ignorance l'absoudrait du crime qu'on lui impute, parce qu'il sacrifierait la vanité de l'instruction au besoin de la défense, et vous ne pourriez le juger que sur l'intention ; là je vous défie de l'atteindre.

Mais je suppose encore que, dans le cas où, connaissant toutes les difficultés de l'investigation, il pousse l'audace à nier le poison et à braver les mandataires d'un tribunal par une démonstration ironique de leur ignorance et par l'assurance insolente de ses assertions : certes, le doute règne dans un pareil cas et il laisse autant d'avantages à l'accusé qu'à l'accusateur ; si vos physiciens et vos médecins légistes prennent un ton égal d'assurance et certifient ici sur la foi du serment ce qu'ils n'entrevoient que comme des conjectures, ils ne valent pas mieux que le prévenu, et alors, criminels pour criminels, autant vaut, pour l'honneur de la société, laisser en paix un empoisonneur non convaincu, que de susciter des faussaires matériellement coupables.

La chimie médicale, à l'aide de ses progrès rapides, a mis au jour une effrayante vérité ; elle a dévoilé un tissu de méprises et de meurtrières assertions dans tout ce qui tient à la jurisprudence de l'art de guérir, en même temps qu'elle a démontré, par l'immensité des études qu'elle exige, l'impossibilité d'y porter remède dans l'état actuel des choses ; et pour comble de mal, elle a mis les médecins dans la pénible alternative ou de fausser leur serment, ce qui est conforme à leur intérêt, ou d'avouer leur ignorance, ce qui amène la perte de leur existence sociale, et ce qui entraîne pour eux les conséquences les plus malheureuses.

Faut-il donc s'écrier contre le progrès des lumières ! cependant le mal est certain, et avant l'époque heureuse de tant de découvertes, un médecin pouvait, sans crime comme sans remords, donner une opinion sanctionnée par la barbarie de son siècle ; et sa conscience était libre, parce que l'instruction était bornée ; mais aujourd'hui il y a une opposition formelle d'intérêts particuliers dans l'exposition de la vérité, et rien dans les lois, dans l'opinion publique, qui puisse balancer ce désavantage. Et je ne vois pas même comment, avec de bonnes intentions, il serait possible de rassurer les familles sur l'avenir, en mettant à l'abri l'honneur ou la réputation d'un médecin ; on a démontré, les procédés sont décrits, les faits sont patens ; en un mot, la science existe et la publicité de ses résultats ne permet plus de les ignorer. Cependant l'habile praticien qui compte quarante années de succès, et n'a entendu que les leçons des Priestley, des Rouelles, des Macquer, leçons suranées et inutiles qui n'atteignent pas le but ; celui qui, plus jeune, étudia les découvertes de Lavoisier et les écrits de Fourcroi, et qui depuis vingt ans s'est retiré pour donner ses soins à une nombreuse clientèle : ils sont tous les deux en arrière de l'art, et tous les deux sont dans une position étrangère aux questions médico-légales qu'ils peuvent être appelés à résoudre. Celui qui, plus jeune encore, sortant des bancs de l'école, muni d'un diplôme, s'avance dans le monde, ou avec la confiance qui appartient au demi-savoir, et dans ce cas n'hésite pas à prononcer, alors son avis est celui d'un sot; ou avec une prudente réserve, partage du vrai mérite, et il sait qu'il ne sait rien, ou tout au moins que le peu de lumières qu'il a acquis, l'a éclairé sur l'immense distance qu'il y a de lui à ces maîtres habiles dont la vie entière a été consacrée à approfondir une seule branche de l'art, pendant que lui, écolier, n'a fait que l'effleurer un instant; il sait qu'il faut l'habileté et le grand usage des manipulations chimiques d'un Orfila pour reconnaître dans le tissu de nos organes la présence des substances vénéneuses quelquefois décomposées; il sait qu'il faut toute la sagacité d'un Dupuytren pour constater la différence d'une blessure faite par la main d'un suicide ou par celle d'un assassin ; il sait qu'il faut le grand talent de l'observation et la perspicacité d'un Pinel pour prononcer si tel acte d'un individu a eu lieu par sa propre volonté ou s'il a été déterminé par une impulsion étrangère ; il sait encore qu'on a vu ces mêmes professeurs, ainsi que les Chaussier, les Hallé et autres, ne pas oser donner des conclusions dans des cas d'infanticide et de suffocation, tandis qu'un ignorant prononce avec certitude, précisément parce qu'il est ignorant (1).

(1) Depuis quelque temps on était assez d'accord sur

Mais nous sommes loin d'avoir signalé toutes les imperfections de nos institutions réglementaires ou, si l'on veut, du code moral de la médecine; des articles spéciaux consacrent les formes que le charlatanisme veut prendre; et, en dépit de l'indivisibilité de l'art de guérir, une foule avide s'empresse autour de vous sous des noms différens : dentistes, oculistes, pédicures, bandagistes, accoucheurs, opérateurs et autres gens qui s'annoncent avec un talent particulier dont le secours pourrait être invoqué au besoin, s'ils ne vous présentaient sans cesse le danger d'étendre plus loin leurs attributions et s'ils n'étaient pas dans l'habitude de vous offrir, à propos d'une dent, des remèdes pour tout le reste du corps : tels il sont faits; aucun ne se récuse dans quelque maladie que ce soit, et c'est en vain qu'on leur opposerait la fameuse repartie du peintre grec : *Ne ultrà crepidam;* elle ne serait pas comprise de cette vile canaille à qui nous ne devrions pas même reprocher l'ignorance de la langue de Celse, si la connaissance de la langue maternelle faisait supposer en eux la moindre éducation.

D'innombrables maladies nous menacent à toute heure et à chaque pas; les méprises et l'impéritie

l'insuffisance de la docimasie pulmonaire dans les cas d'infanticide; mais ce n'est que très récemment que M. Esquirol a prouvé par des faits, combien les signes de la strangulation avant la mort pouvaient induire en erreur les médecins, même les plus instruits dans la jurisprudence médicale. Au reste, les situations particulières dans lesquelles nous plaçons ici les médecins relativement à leur art, ne sont que des exemples à l'appui de nos principes. Pouvons-nous tout dire?

de certains médecins nous menacent encore davantage, et pourtant nous n'en sommes pas encore quittes. Le pharmacien, par sa vanité et sa suffisance, vient quelquefois se joindre à l'imminence de tant de dangers ; il ajoute à l'ordonnance du docteur les résultats de son opinion : et on croit dans le monde qu'un malade doit guérir !

Oui, une situation plus malheureuse que toutes celles qui peuvent se supposer, est celle d'un malade placé dans le conflit de deux amour-propres : celui du médecin et celui de l'apothicaire : ici toute prudence humaine est en défaut, et mon avertissement n'est qu'un fanal inutile qui éclaire les dangers et n'en garantit pas.

Un pharmacien aujourd'hui a un sirop et des tablettes composés par lui, et dont tout médecin habile doit être nécessairement le prôneur ; car de grands succès ont établi l'efficacité de ces compositions , et il y aurait de la mauvaise grâce, et même de la jalousie, de ne pas convenir des miracles opérés dans tout le quartier par les vertus du sirop et des tablettes. Par conséquent le pharmacien doit être ou croit être un savant ; les rapides progrès des sciences naturelles ont élevé les hommes qui les cultivent au-dessus de ceux qui jadis n'étaient que les aveugles exécuteurs de l'empirisme, et tout apothicaire ignorant en prend occasion de méconnaître les devoirs des apothicaires qui, du temps de Guénaud et de Chirac, les assujétissaient à l'exécution exacte des prescriptions médicales de toute espèce, en dépit des talens physico-barbaro-chimiques des siècles derniers.

Maintenant donc que l'instrument abhorré de Pourceaugnac est relégué au galetas conjointement avec les œuvres de Charas et de Lemery, ce développement des lumières du siècle s'étend par la main de celui qui pile des drogues jusque sur les ordonnances du médecin ; en un mot, le pharmacien corrige, rectifie lui-même la formule déjà suspecte qu'il était dans ses attributions d'exécuter aveuglément, et pour comble d'horreur, il retire de son imprudente hardiesse une satisfaction telle, qu'il est étonné de la confiance accordée aux médecins tant qu'il existera des apothicaires.

J'ai vu le mal ; c'est pour cela que j'écris; j'ai vu les victimes, c'est pourquoi j'en parle, et encore ne suis-je pas réduit à me citer en témoignage pour ne pas être taxé d'exagération.

Honneur soit à l'époque où se perfectionnent les sciences qui tiennent à l'art de guérir ; honneur soit aux noms immortels des Fourcroy, des Parmentier, des Cadet, des Vauquelin et de mille autres ! mais méfiez-vous, Clytia, de ces hommes qui sortent de la sphère où leur profession devrait les contenir et surtout de ceux qui, se laissant amorcer aux appâts d'une réputation illustre, tiennent en même temps aux rétributions accordées au débit de leurs drogues, composent des mémoires de savans et des comptes d'apothicaires, courent ainsi après la gloire et l'or, et n'attrappent le plus souvent que l'un des deux.

Il ne faut pas cependant voir toujours la cause du mal chez autrui, il ne faut pas être tellement prévenu contre son prochain qu'on se croie soi-même exempt de reproches. Les femmes à qui nous nous adressons, à qui nous devons tant de reconnaissance pour tant de soins aussi délicats que désintéressés; les femmes, si influentes sur nous, ont souvent aussi des torts graves; elles concourent à multiplier des distinctions inutiles et toujours dangereuses et quelles fondent sur l'habileté supposée d'un médecin dans telle partie plutôt que dans telle autre. Ah, ne vous plaignez pas quand on vous trompe, Clytia, c'est vous qui l'exigez; pourquoi, par exemple, quand votre sexe qui est fréquemment en guerre avec le nôtre pour obtenir la palme de mille sortes de gloire que vous nous disputez avec avantage, pourquoi, dis-je, ne vous acquittez-vous pas seule de la tâche d'enfanter courageusement, sans vous entourer de ces ridicules auxiliaires qui, sous le nom d'accoucheurs, tiennent aux hommes par le sexe, aux commères par l'afféterie et le patelinage, et ne sont souvent dans la société qu'une espèce de médecins amphibies dont il est impossible de déterminer les attributions ?

Un accoucheur a secondé votre délivrance, par conséquent il est dit qu'il vous traitera des maladies qui s'ensuivent et même de toutes les autres; par conséquent aussi il faut qu'il traite vos enfans; par conséquent encore, il doit guérir et votre mari et vos domestiques ; il ne tient pas à vous que tout le monde n'accouche pour éprouver ses talens.

Et pourtant un tel homme supporterait-il un examen sur son instruction? discuterait-il lui-même, en présence d'un vrai médecin, les principes de cet art qu'il professe et qui honore la mémoire des Levret et des Mauriceau ? certes, il a soin d'éviter toute espèce d'engagement de cette nature, et trop certain d'obtenir un triomphe auprès de vous dans le tête-à-tête, il compte sur son habileté à entretenir dans votre esprit la crainte des dangers et à renouveler, suivant le besoin, vos pusillanimes douleurs.

Jetez sur vous un coup d'œil, Clytia, et reconnaissez que la même main qui développa vos organes pour porter un enfant pendant neuf mois, les disposa aussi pour le mettre au jour avec plus de douleurs que de dangers ; et si des cas malheureux frappèrent votre imagination parce qu'ils nécessitèrent l'application de moyens violens, ils tenaient à des défauts de conformation ou à des états maladifs qu'on a dû prévoir, et par conséquent sur lesquels on a dû vous rassurer.

Cessez donc de réclamer des secours que votre situation n'exige pas, que la pudeur vous défend, et que le bon sens désavoue ; la nature vous apprit assez que dès l'instant où un germe précieux se développa dans votre sein, vous n'eûtes désormais plus besoin d'aucun homme. (1).

(1) Il faut l'avouer ; jamais le démon du mal ne poussa plus loin le raffinement du charlatanisme, que dans l'art de rendre nécessaire la main d'un homme, là où la nature et les bienséances ne réclament tout au plus que celle d'une femme. La dépravation de quelques dames oisives et opulentes profita dans l'origine du privilége qu'ont les médecins de faire des visites confidentielles pour leur imposer le double rôle de sigisbés et d'accoucheurs ; le charlatanisme tira parti de la circonstance, et, depuis ce temps, les honnêtes femmes, dupes de ces désordres, croient que des soins ridicules sont de nécessité, par la crainte qu'on

Pourquoi nous donneriez-vous des exemples de faiblesse et de crédulité, puisque dans nos malheurs c'est de vous que nous recevons les paroles d'encouragement, de consolation et d'espoir ? C'est à vous qu'est confiée l'exécution des oracles de Cos ; c'est vous que vos enfans invoquent dans la douleur, c'est sur vous que votre époux se repose du soin de sa santé et de sa vie ; c'est enfin vous que consultent vos serviteurs et tous les malheureux, quelles que soient leurs peines ; pourquoi donc, avec tant de titres au respect et à la reconnaissance des hommes, ne marcheriez-vous pas la première dans la voie de la vérité, et ne donneriez-vous pas l'exemple de la prudence et de la réserve ? Faudrait-il donc que les trompeurs s'adressassent toujours à vous, si ce n'est que vous aimeriez à être trompée et que, parce qu'on vous accuse de légèreté et d'inconséquence, vous vous croiriez obligée de déférer à ces impertinentes assertions et de justifier ces absurdes calomnies ?

Conservez le rang honorable qui vous est assigné dans l'ordre social, remplissez les devoirs que l'humanité vous impose, commandez par l'ascendant d'un esprit subtil et délié, uni à un jugement droit,

leur inspire sur leur état, et par l'effet de la mode qui n'entend pas raison. L'accouchement n'est pourtant qu'une opération naturelle où les femmes déploient plus d'adresse et d'intelligence que les hommes ; témoins les sages-femmes sorties de l'hospice de la Maternité, lesquelles par leurs instructions font honte à cette espèce de médecins qui sont accoucheurs tout comme ils seraient arracheurs de dents.

précieux apanage de votre sexe ; faites revivre ces hautes qualités que les livres saints célèbrent dans la femme forte, et dont l'histoire nous a conservé tant de beaux exemples pris surtout parmi ces Romaines qui commandaient à leurs maris, pendant que leurs maris commandaient à toute la terre. Certes, les Romains au siècle de Scipion n'étaient pas amis des balivernes ; et parmi eux jamais la fille de Caton ne se fût illustrée par la migraine, ni la mère des Gracques par des vapeurs.

CHAPITRE IV.

DES RELATIONS DES MÉDECINS AVEC LA SOCIÉTÉ EN GÉNÉRAL.

La plupart des conseils que je vous ai donnés jusqu'à présent pouvaient être entendus des médecins comme de vous et de vos malades, et si les premiers ont pu quelquefois se trouver atteints des traits échappés à ma plume, il leur reste l'alternative, ou de se rendre à mes avis s'ils ont des torts, ou de ne voir dans mes déclamations que les effets d'un zèle qu'ils approuvent sans doute et qui fait alors toute la récompense à laquelle j'aspire. Si enfin à ces mêmes médecins je laisse entrevoir la nécessité pour eux d'un caractère élevé et généreux, à vous, Clytia, j'ai un autre langage à tenir; or, il ne vous suffit pas que votre docteur remplisse auprès de vous les nobles engagemens auxquels son rôle l'appelle, vous êtes liée par la reconnaissance et il est de votre devoir de chercher à découvrir sous quelle forme elle doit se manifester.

Ce n'est donc pas assez pour vous d'avoir un bon médecin, il ne s'agit donc pas seulement de le rendre dispos à tous les jeux de votre imagination malade; croyez-moi, quelque aimable que vous soyez,

celui qui est soumis par sa profession à entendre à
toute heure le recit de vos peines et de vos souffrances, a quelque droit de trouver les charmes de
votre conversation et le bonheur de votre présence
au-dessous de ce qu'ils sont réellement, et par conséquent des raisons bien plausibles pour ne pas en
être toujours satisfait ; si sa politesse et ses égards
pour vous ne se démentent jamais , si vous n'apprenez pas de lui le devoir que vous imposent alors
vos indiscrètes fantaisies et même vos douleurs les
plus légitimes , n'ayez pas tellement bonne opinion
de vous-même que vous croyez d'une compensation
égale, l'honneur de vous rendre service, et l'importance de ses travaux. Vous lui devez encore une
honorable rétribution , car lorsqu'il veut exercer sa
profession pour le seul amour de l'humanité et pour
le seul plaisir d'être utile , il peut parmi les indigens donner essor à ces sentimens de générosité ,
sans s'assujettir aux caprices de qui que ce soit , ni
sans porter atteinte à son indépendance. Or , vous
savez très bien que quelques charmes qu'aie la
bienfaisance pour un cœur généreux , on n'aime
pas à être l'esclave de ses bonnes actions ; d'ailleurs , vous ne devez pas avoir des relations avec
vos médecins à titre de bienfaisance gratuite , et
ceux-ci n'aimeraient pas non plus à être gênés par
les convenances, ni dupes des égards qui vous sont
dus.

Cependant on n'en est pas moins très injustes pour
nous dans le monde; on n'examine pas nos rapports
avec tous les hommes en particulier ; il suffit que

nous ayons les moyens de leur porter des secours à tous, pour que réellement on nous croie forcés de leur être utiles dans quelque circonstance que ce soit ; ni notre repos, ni notre santé, ni notre existence, ne tiennent plus à aucune considération; il suffit qu'on nous ait arbitrairement imposé telle tâche, pour que nous soyons, à quel prix que ce soit, tenus de la remplir.

Tel est le public. Si au moins il avait assez de lumières et d'impartialité pour juger convenablement les services que nous lui rendons, et si en l'accusant d'ingratitude, nous ne pouvions pas lui reprocher des insultes faites à notre amour-propre, quand il ne distingue pas le mérite de tel acte de notre art, ou tel succès dû au talent, de tel autre dû au hasard ou à la nature, nous éprouverions toujours la satisfaction secrète d'être reconnus et estimés suivant nos œuvres. Mais point du tout; il ne regarde les plus brillans succès que comme des conséquences nécessaires ou des résultats obligés de nos travaux ; il exige impérieusement des soins qu'il ne peut, ni ne se soucie de récompenser, et semble encore menacer de sa réprobation tout ce qui, dans les chances même les plus défavorables, ne serait pas entièrement conforme à ses désirs.

Et on voudroit qu'un médecin fût désintéressé(1), et on voudroit lui faire un devoir d'un dévoûment gratuit aux fantaisies de qui que ce fût ! Contem-

____

(1) On a raison sans doute ; mais c'est la vertu seule du médecin qui peut l'établir juge sur cet article, et lui faire apprécier les motifs de la conduite qu'il a à tenir.

porains barbares dans un siècle de lumières ! quelle serait donc la récompense de celui qui vous console dans vos malheurs, qui vous rappelle à la vie au moment où, excepté vos héritiers, tout le monde vous abandonne ? Gens soi-disant comme il faut, serait-ce l'honneur de vous être utile ? Votre insultante protection ou votre capricieuse amitié dédommagerait-elle de vingt ans de travaux et de méditations, et des espérances, quelles qu'elles fussent, seraient-elles bien assises sur une faveur ou des promesses qu'une fantaisie, un caprice, un revers inattendu, peuvent renverser ? Non, non, vous sentez que rien en vous ne peut répondre convenablement aux soins que vous avez reçus ; un peu d'or vous allége mieux du poids de la reconnaissance, et du moins vous vous croyez quittes de tout, quand vous avez marchandé et payé mesquinement nos succès. Gens du peuple, qui assimilez toutes les professions les unes aux autres, ou qui ne les distinguez que par l'importance de leurs bénéfices, que peut-on espérer de vos lumières et de vos sentimens ? Prêts à louer un faquin ou à diffamer un honnête homme, vous n'attendez qu'une première impulsion pour vous diriger contre celui-ci, ou en faveur de celui-là. Le sage qui vous aura secouru de ses lumières et même de sa bourse, sera souvent la première dupe de votre inconstance et de votre aveuglement ; il faut qu'il trouve sa récompense dans son cœur, et, victime volontaire de l'humanité, heureux encore s'il ne reçoit de vous en retour de ses soins quelque tribut de grossièreté et d'ingratitude.

Oui, heureux celui qui échappe aux expressions de l'ingratitude, lors même qu'il a le plus de droit à la reconnaissance ; mais plus heureux encore celui qui a assez de force dans l'ame pour s'élever au-dessus des faiblesses et des sottises des hommes, et assez de générosité pour les secourir sans espoir de retour; certes, son rôle est sublime! Il en est pourtant au monde de ces sages qui remplissent modestement la glorieuse mission que le ciel leur confie ; je parle de leurs honoraires, mais, Clytia, c'est leur faire offense, et je devrais plutôt révéler le mystère des plus nobles actions ; ils ne sont quelquefois que les dispensateurs des deniers qu'ils reçoivent, et ils ont une répartition à en faire : les conseils qu'ils donnent, trop souvent inutiles aux indigens, parce qu'ils manquent des moyens d'exécution, ces conseils, d'une main cachée, ils les font suivre d'une portion du pécule que de l'autre main ils retirent de l'opulence et de l'égoïsme ; c'est un secret. Si par hasard une indiscrétion le laissait pénétrer jusqu'à vos oreilles, abstenez-vous religieusement d'en parler ; ces gens de bien n'ont pas besoin de vos applaudissemens ; ils remplissent un devoir dont l'étendue et le but vous échappent; ils jouissent d'une récompense qu'eux seuls peuvent apprécier, et c'est pour eux que l'oracle de Cos prononça : *Medicus enim philosophus deo æqualis habetur.*

Que de témoignages de leurs sublimes actions et de leur mérite éminent sont enfouis dans l'ombre et perdus pour l'admiration des siècles ! C'est qu'il n'y a pas là de l'ostentation et de la forfanterie ; voyez-

les dans les tristes asyles du malheur et de l'indi-
gence, observant d'un œil attentif les écarts de la
nature ; voyez-les quand la nuit a mis fin à leurs
fatigantes études, se concentrer dans un réduit paisible et dérober au sommeil des heures destinées à
déposer sur le papier les observations précieuses de
la journée. Voyez-les dans leurs relations avec leurs
contemporains : leur mérite peut bien ne pas vous
rester inconnu, malgré leur modestie ; mais encore
faut-il que vous en ayez vous-même du mérite,
pour reconnaître le leur ; l'un pendant qu'il éclair-
cit une des questions les plus épineuses de la médecine légale, reçoit à l'improviste la visite de Joseph II, de ce souverain éclairé qui aimait à sur-
prendre les hommes de génie dans leur négligé et
leur indépendance ; un autre, avec la candeur de
l'enfance et la simplicité d'un grand homme, trace
le système physique et moral de la femme, et
semble ignorer qu'il est un grand écrivain ; un troisième, ardent et infatigable pour les progrès de
son art, refuse d'aller voir un grand seigneur atteint d'une indisposition, parce que dans le même
instant il observe une maladie rare sur un mendiant;
un autre encore, pénétré des devoirs de sa profession,
répond à l'apostrophe insolente du cardinal Dubois :
« Monseigneur, tous ces gueux-là sont des cardinaux
pour moi. »

Tous jugent l'homme égal de l'homme, parce
qu'ils ont reconnu dans son organisation la même
empreinte d'une main créatrice, et qu'ils possèdent
des moyens de conservation également applicables

aux pauvres et aux puissans. Mais que ne s'est-il pas passé plus récemment sous nos yeux? Un fléau, cent fois plus funeste aux humains que ne le fut jamais le souffle empesté de l'orient, moissonne avec une rapidité effrayante la population entière d'une contrée du midi ; et pour accroissement de malheurs, l'art secourable, l'art divin d'Hippocrate, se trouve ici en arrière de la maladie, parce que celle-ci est nouvelle dans nos climats, et que nous manquons de données positives pour la combattre : cependant une foule de médecins de divers âges veulent marcher vers ces lieux de désolation, et il faut que le gouvernement en restreigne le nombre. Quand l'Europe en guerre était couverte du sang de nos braves, ils partageaient les dangers pour étancher ce sang ; une profonde paix a rétabli le calme universel, et cependant les dangers n'ont pas fini pour eux : ils se présentent courageusement au devant de la plus épouvantable des épidémies ; leur sort est de vivre et de mourir pour la conservation de leurs semblables. Certainement de tels médecins ne sont pas de ceux-là qui spéculent sur les variations atmosphériques pour le débit de leurs pillules.

Persuadez-vous donc bien, Clytia, que dans vos cercles vous ne rencontrez pas toujours le mérite et le savoir qui seuls devraient y figurer ; mais que le plus souvent vous n'y trouvez que petitesse, suffisance, égoïsme et intérêt ; et comme on y a l'habitude des transactions les plus honteuses, vous ne vous apercevez pas de ces désordres, et croyez au contraire que tout est pour le mieux ; il règne là

une douce tolérance où on laisse vivre le charlatanisme, et avec lui tous les vices qui le suivent ordinairement : toute la société est à l'unisson : médecins et malades ont les mêmes sentimens : si du côté
des premiers il y a peu d'attention, de sensibilité et de
lumières, du côté des autres, en revanche, on trouve
peu d'estime et de reconnaissance, et tout est com-
pensé. Ce n'était pas ainsi qu'à l'époque où Hippocrate refusa les présens du grand roi de l'Asie, pour
se consacrer au service de sa patrie, on traitait les
asclépiades et leur art sublime. Un homme sauvé !
c'était un événement heureux, une victoire rem-
portée, et une branche de laurier était décernée à
celui qui démontrait ainsi les effets d'un art qu'on
disait venir des dieux, et dont avec moins de préceptes et d'appareil qu'aujourd'hui on célébrait digne-
ment le magique pouvoir.

Mais enfin, dans l'état de la société actuelle, il
est sans doute encore des hommes habiles et instruits; et si vous ne les reconnaissez pas toujours,
c'est qu'ils ne viennent point vous chercher : ils
sont au siècle présent comme dans les âges passés,
ordinairement ennemis de la brigue; et il est difficile
de les rencontrer sans une espèce de fierté d'ame et
d'indépendance de caractère, qui est comme la vertu
particulière des hommes supérieurs : or, vous avez
trop de bon sens pour croire que de tels gens
aillent, afin d'obtenir vos faveurs, se confondre
dans la foule qui vous environne et qu'ils méprisent.

Ne vous rebutez donc pas s'ils mettent peu d'empressement à rechercher votre approbation, et si

quelquefois dans l'exercice de leur art, ils s'abandonnent à l'oubli des distinctions sociales; cela doit
être, parce que les soins dus à l'humanité passent
avant les ménagemens exigés par l'amour-propre,
et que la vie étant également précieuse pour tous,
il convient de sauver l'individu avant même de savoir son nom. Cela est peu flatteur ; mais un vrai
médecin se satisfait souvent de son propre mérite,
et dans la presque certitude de ne rencontrer dans
vos suffrages que les effets d'une bienveillance bannale, offensante ou mal motivée, il a plutôt fait
de chercher une récompense assurée, digne de lui,
et qu'il trouve toujours dans les succès de son art
et la bonté de son cœur.

Distinguez donc, pour votre intérêt même,
l'homme instruit et prudent ; car votre situation
n'est point égale à la sienne dans les chances délicates qui compromettent à toute heure et à chaque
pas, une vie qui vous est chère : le savant modeste
peut perdre votre confiance, ignorer même que
vous existez et continuer glorieusement sa carrière
en dépit de l'envie ; tandis qu'un époux chéri ou
un fils adoré, livré à des mains dangereuses, peut
emporter avec lui dans la tombe vos vœux, votre
espoir, votre bonheur, et ne vous laisser que le
douloureux héritage de larmes intarissables et de
regrets éternels.

LA
NOUVELLE AGNODICE,

OU

PRÉCIS DE MÉDECINE.

DEUXIÈME PARTIE.

MÉDECINE GÉNÉRALE.

Avant que d'entrer dans le détail des maladies nombreuses qui affligent l'humanité, il convient de se former au langage de la science et de s'habituer aux méthodes usitées pour s'entendre. Cette partie de la médecine, qu'on désigne ordinairement sous le nom de pathologie générale, est, pour ainsi dire, le vestibule du temple d'Épidaure ; c'est par là qu'il faut se présenter pour être initié dans les mystères de l'art qui apprend à conserver la vie.

Lors même, Clytia, que dans cette seconde partie, je vous aurai instruit de mon mieux, beaucoup de définitions et de mots vous manqueront encore pour être au courant et entendre avec fruit tout ce que je vous dirai par la suite. Il aurait fallu avant tout être instruite dans les sciences anatomiques, physiologiques et chimiques ; c'est dire en peu de mots, que vous ne pouvez pas espérer d'acquérir un grand fonds de doctrine, puisque les premiers élémensde la science vous ont manqué.

Avant d'expliquer ce que c'est que maladie, il serait dans l'ordre d'exposer ce qu'on entend par santé. Ici, comme dans beaucoup d'autres cas, il est plus aisé de sentir que de se faire entendre, et les diverses définitions des plus célèbres médecins, nullement semblables entre elles, augmentent notre embarras. La santé consiste dans l'exercice libre et aisé des fonctions utiles à la vie, selon les uns; dans l'équilibre des solides et des fluides, selon les autres; dans la liberté et l'égalité de la circulation, d'après Pitcairn ; dans la fermentation égale des fluides, suivant Willis ; dans la circulation des humeurs et le ton convenable des fibres, selon Duret ; enfin, Galien veut que la santé soit définie un juste tempérament des qualités premières, et Asclépiade une juste proportion entre les pores et les fluides.

Dans ce conflit d'opinions diverses qui peuvent aisément se multiplier , nous vous ferons remarquer que la santé ne peut être raisonnablement considérée que comme un état relatif aux diverses circonstances de tempérament, d'âge, de sexe, de profession, de lieu, etc. Ainsi, un tempérament décidément sanguin ne peut constituer une santé parfaite , parce qu'il entraîne avec lui une disposition aux inflammations et aux hémorragies ; ni un tempérament bilieux, parce qu'il conduit aux fièvres ardentes , aux embarras gastriques ; et ainsi des autres.

L'état de maladie semblerait plus aisé à définir, en ce qu'il consiste toujours dans le dérangement de quelques-unes des fonctions de l'économie animale ; mais encore il existe quelquefois des dérangemens dans les corps difficiles à apprécier, en ce qu'ils ne leur portent point un préjudice sensible. C'est là une des difficultés de la science ; elle tient à la grossièreté de nos organes scrutateurs et à notre défaut de sagacité. Les leçons et les livres sur ces points délicats deviennent insuffisans ; et combien de médecins parmi nous, qui, versés dans les sciences naturelles, possédant les écrits sublimes d'Hippocrate et nourris de sa doctrine , tombent encore dans des fautes grossières que n'eût point commises ce grand homme !

L'étude des maladies se compose généralement : 1.º de la recherche des causes qui ont pu les produire; 2.º de l'ordre à conserver entr'elles pour les classer suivant leur affinité ou leur ressemblance ; 3.º des symptômes ou effets apparens des maladies; 4.º des signes ou moyens de les reconnaître individuellement ; 5.º des changemens ou mutations qui arrivent entr'elles. C'est ce qui constitue la matière des cinq chapitres dont nous allons nous occuper.

CHAPITRE PREMIER.

ÉTIOLOGIE OU CAUSES DES MALADIES.

La recherche des causes des maladies a toujours été le prétexte des mille et une révolutions qui ont tour-à-tour bouleversé l'empire de la médecine; et dans l'histoire de l'art nous voyons que, malgré des travaux précieux et des découvertes utiles qui eussent dû en fixer les principes, chaque âge se décorant du nom de siècle des lumières, produit de nouvelles extravagances, jusqu'à ce que l'âge suivant s'en dépouille pour en enfanter d'autres.

Dès qu'un médecin a l'imagination vive, l'esprit inquiet, une ambition démesurée, un amour désordonné pour la gloire ou une grande réputation, il se lasse de la lente carrière de l'observation, s'ennuie des patientes recherches, se dégoûte des vastes études, et finit par se révolter contre les leçons sévères et monotones de la sagesse; alors, il n'hésite plus sur le titre qu'il doit prendre, ni sur le rôle qu'il doit jouer : c'est Paracelse, astre nouveau éclairant le monde; mais les expressions varient suivant les temps et les lieux, le fond seul reste le même : merveilleux, clinquant, mensonges, assemblage hétérogène de faits évidens, cousus avec art, explications physiques ou métaphysiques de tous les phénomènes, médications simplifiées, création d'un langage scientifique; dès-lors la nouvelle doctrine médicale, fondée à jamais pour le bonheur des hommes, fait époque suivant les adeptes dans les fastes de la raison, et, suivant les esprits calmes et réservés, dans les annales du charlatanisme et du délire.

La multitude a besoin d'être trompée pour être conduite, a dit un philosophe, et soudain la multitude des médecins, gens à la mode, esprits légers, mobiles, rebutés par les difficultés de la science, séduits par la nouveauté d'une étiologie qui simplifie leur art, qui flatte leur paresse et leur promet des succès faciles; cette multitude, dis-je, prise surtout parmi les jeunes gens, se lance sur les pas du sectaire, et désormais aveugle autant qu'ignorante elle ne jure plus que sur la parole du maître. Le divin Hippocrate, dont les autels ont été mille fois rélevés par la sagesse, après avoir été mille fois renversés par l'impudence et la folie, Hippocrate est encore inconnu; ce n'est plus qu'un timide empirique, possesseur d'une gloire mal acquise; Arétée, Aurélianus, Trallianus, Sydenham, Boerhaave et autres, ne sont plus que de stupides esclaves de la routine et de serviles imitateurs du patriarche de Cos.

Telle est la marche des choses, lorsqu'il s'élève une secte de médecins étiologistes, c'est-à-dire d'hommes qui réduisent l'art à deux ou trois principes, avec lesquels ils expliquent tous les secrets de la nature, indépendamment de l'évidence; et ce n'est qu'après quelques lustres, ou seulement quelques années que le roman médical, terminé toujours par les meurtres et les empoisonnemens d'une pratique malheureuse autant qu'imprudente, est rejeté avec mépris, et de nouveau les philantropes reprennent le sentier pénible, mais sûr de l'observation et de l'expérience.

Néanmoins, on remarque que les esprits les mieux faits conservent encore dans le cahos des causes premières, une certaine tendance à reconnaître un principe spécial des maladies, sans s'écarter essentiellement de la route tracée par Hippocrate ; ainsi Galien se livre à la doctrine des quatre humeurs, Baglivi ne voit que le spasme et l'atonie, Bordeu les affections du centre gastrique, Sydenham l'ébullition et la despumation, Deidier un vice dans la circulation, Cullen un certain collapsus, Charles Pison ne voit que sérosité, Botal une surabondance de sang, Vieussens et Chirac la fermentation des liquides, Schneider le phlegme, Stoll attribue tout à la bile ; enfin l'acidité, l'alkalescence, l'acrimonie, l'irritabilité, l'oxigénation, la carbonisation, ont été autant de termes employés pour désigner les premières altérations de la machine animale.

Au reste, l'étiologie offre un sujet extrêmement vaste et difficile à saisir. Toute la nature agit sur nous, tous les êtres de son domaine ont quelque influence sur notre corps, et notre corps porte encore au dedans de lui des causes de destruction. Fussions-nous aussi sages, aussi modérés dans nos passions et nos besoins, que les moralistes peuvent le désirer, il est des vices de conformation, des vices acquis, des vices héréditaires qui nous minent à la longue; et si la médecine se présente, ce n'est pas pour empêcher un sort inévitable, mais pour prolonger seulement une carrière plus ou moins chargée de douleurs et d'infirmités.

Cependant, toutes les causes premières, plus ou moins réelles ou systématiques, ne sont que préparatoires ou disposantes aux maladies; ce sont les causes prochaines ou efficientes dont l'influence peut être mieux appréciée, et dont nous allons préférablement nous occuper.

L'air trop pesant, trop léger, trop chaud, trop sec, trop humide, affecte plus ou moins les poumons délicats, et enfante des affections de poitrine. Il diminue ou supprime par ses qualités la transpiration et les sueurs, de là des répercussions extrêmement graves; il se charge de vapeurs malfaisantes, des miasmes putrides, de là les fièvres pestilentielles; enfin, il n'est personne qui n'ait éprouvé les effets du vent du midi, chargé de nuages et d'électricité, et qui, malgré une santé robuste, ne s'en soit trouvé plus ou moins affecté.

Les alimens, par leurs qualités plus ou moins mauvaises, sont des causes fréquentes et graves des dérangemens du corps : les corrompus sont les plus dangereux; les salés produisent la sécheresse et l'irritation; les acides affaiblissent l'estomac, disposent à la goutte et aux rhumatismes; les huileux relâchent les viscères et disposent aux empâtemens; les aromatiques disposent aux inflammations; les sucrés enfantent les rapports acides, les vomisse-mens et les diarrhées ; les farineux engendrent les vers et les flatuosités, et ainsi des autres, bien entendu qu'il ne s'agit que de leur long usage ou de leur excès. On pèche aussi par la quantité de la nourriture ; trop petite, on tombe à la longue dans le marasme ; trop considérable, on meurt encore plus promptement. L'expérience a appris qu'un excès d'aliment solide équivaut à un empoisonnement ; nous disons solide, parce qu'on a aussi remarqué que les excès de boisson sont moins dangereux, et que les ivrognes vivent plus long-temps que les gourmands.

L'examen des poisons, comme causes des maladies, tient de près à celui des alimens ; souvent ces derniers sont délétères ou vénéneux, par défaut de préparation ou leur mauvaise qualité : les champignons et toutes les solanées sont dans ce cas. Les poisons agissent ou très activement ou très lentement ; les uns sont corrosifs, d'autres narcotiques, d'autres enfin n'agissent que mécaniquement ; à cet égard il y a une grande différence entre l'arsenic, le sublimé, l'opium et le verre pilé.

D'aliment à poison et de poison à médicament la chaîne est naturelle, parce que les substances n'acquièrent justement leurs titres que d'après leur emploi : or, les médicamens sont aussi des causes de maladies.

Ainsi les vomitifs produisent quelquefois le hoquet, les mouvemens convulsifs, l'amaurose et l'apoplexie. Les purgatifs enfantent la colique, le ténesme, l'amaigrissement et la dyssentérie. Les cantharides portent leur atteinte sur la vessie. Les aromatiques stimulans causent la toux. Les astringens répercutent de l'extérieur à l'intérieur, quand on en use en topiques. Les remèdes les moins actifs produisent quelquefois des effets inquiétans : on a vu le nitre, seulement à la dose d'une once, causer des vertiges, des défaillances et des douleurs d'estomac.

Les moyens de précaution pour se maintenir en bonne santé, sont quelquefois même nuisibles ; ainsi les bains affoiblissent et disposent aux fièvres intermittentes ; ainsi la saignée produit un effet analogue. Willis avoit remarqué que ceux qui suspendent l'habitude de se faire saigner lorsqu'ils l'ont contractée, sont sujets à la fièvre ou à un excès d'embonpoint.

Les passions de l'ame ne sont pas des causes morbifères moins actives que les précédentes. Quel est celui qui n'a jamais éprouvé des chagrins, et qui n'a pas ressenti leur pénible influence ! Les affections violentes et subites sont les plus dangereuses : on a vu des personnes mourir sur-le-champ de joie, ou de frayeur ou de colère, d'autres devenir insensées ou languir le reste de leurs jours.

Les excès dans l'exercice ou le travail épuisent rapidement et disposent surtout aux fièvres putrides et malignes ; ces maladies sont alors d'autant plus funestes qu'il n'y a plus dans le corps que des humeurs âcres, dissoutes, un sang appauvri et des fibres affaiblies. Les effets d'un trop long repos sont

plus lents, mais ils finissent par conduire aux maladies chroniques et nerveuses.

Si, en médecine, on rencontre des choses inintelli-
gibles à force d'être profondes, il en est d'autres
si vulgaires et si communes qu'elles sembleroient
indignes d'occuper une place dans un livre quelconque. En effet, qu'avons-nous dit jusqu'ici sur
les causes des maladies, qui ne soit pas connu de
tout le monde ? et cependant qu'y a-t-il de plus
difficile à apprécier que la vraie cause d'une maladie selon les grands maîtres ? Une pleurésie se manifeste ; est-ce la faute de l'air trop froid, ou des
poumons trop irritables, ou d'un sang trop ardent,
ou d'une irritation étrangère, ou d'un violent exercice, ou d'une boisson glacée, ou de tout autre ; on
ne manque pas de l'attribuer à quelque chose, mais
le difficile est de rencontrer juste, et la sollicitude
de beaucoup de médecins ne va pas jusque-là.
Pourtant on ne guérit bien d'une maladie que lorsque sa cause est préalablement connue, et, sans cette
condition, tout succès qu'on obtiendrait devrait
être attribué au hasard, ou tout au moins aux seules
forces de la nature.

La veille prolongée dispose aux affections des
nerfs et du cerveau par la trop grande activité qu'elle
leur donne. Le sommeil trop long-temps continué
produit des effets contraires ; il engourdit le corps
et fait surtout sentir son influence par l'affaiblissement des facultés intellectuelles.

Il tombe sous les sens que tout ce qui s'écarte de
l'ordre prescrit par la nature pour la conservation

de la santé, enfante nécessairement des dérangemens ; tout ce que nous disons paraîtrait tellement
superflu pour l'instruction publique, que ce ne serait pas la peine d'en parler, si notre but n'était pas
de préparer à la connaissance des maladies, en rap-
prochant dans la mémoire les causes et les effets.

On sait que les sécrétions et les excrétions doivent
se faire dans une juste mesure ; ainsi la sécrétion
trop abondante de la salive, la retenue trop long-
temps continuée de l'urine, la suppression de la
transpiration, produisent des accidens plus ou
moins graves, qu'il est plus aisé de prévenir que
de calmer.

On doit encore placer au rang des agens morbifères toutes les substances étrangères renfermées
dans le corps, telles que pierres, vers, pus, etc.
L'expérience apprend, il est vrai, qu'il est des personnes dont la vessie renferme des pierres, et les
intestins des vers, sans que leur santé en soit sensi-
blement altérée. Tout cela dépend encore de mille
circonstances qu'il serait trop long de vous expliquer.

A toutes ces causes sensibles des maladies, s'en
joignent d'autres qu'il est plus aisé de présumer que
d'apprécier ; tant il est difficile, en médecine, de se
rendre compte de ce qui se passe sans s'exposer à
errer parmi les hypothèses ! Car si, dans l'art de
guérir, beaucoup de choses sont obscures, il n'est
rien pourtant qui n'ait été expliqué plus ou moins
mal, plus ou moins bien, et rien à quoi l'on puisse
se fier, si l'expérience n'achève la démonstration
que le raisonnement commence.

Parmi les parties solides du corps, la fibre musculaire peut être plus ou moins sèche, tendue,
molle ou relâchée; les nerfs plus ou moins sensibles; les vaisseaux plus ou moins dilatés, resserrés,
obstrués; les organes et les viscères peuvent être
aussi viciés de plusieurs manières; les os peuvent
être trop mous comme dans les enfans, de là une
disposition au rachitis; ils peuvent être trop secs
ou cassans, comme dans les vieillards, et de là la
fréquence des fractures.

Les fluides peuvent avoir aussi un grand nombre
de mauvaises qualités : un sang trop tenu dispose
aux hémorragies, parce qu'il passe trop facilement
à travers les méats et les pores; un sang trop épais
conduit aux obstructions, parce qu'il ne coule pas
facilement. La lymphe et toute la masse des humeurs peuvent contracter des qualités acides, alkalines, amères, putrides, muriatiques*, etc.

Enfin nous revenons à un avertissement qu'on ne
saurait trop répéter. Les mauvais conseils, en médecine, sont les causes les plus dangereuses des maladies, parce qu'ils accroissent les effets des causes
matérielles déjà existantes, c'est-à-dire, qu'à un
mal déterminé on en ajoute un autre dont on ne
peut calculer l'étendue, et auquel il n'est pas toujours facile de s'opposer; nous laissons aux chefs
de famille le soin de calculer le nombre et la nature de ces mêmes causes : nous nous contentons
d'éveiller leur sollicitude. Notre tâche ne peut s'é-
tendre plus loin.

CHAPITRE II.

NOSOLOGIE OU CLASSIFICATION DES MALADIES.

En supposant qu'on ait une connaissance suffisante des maux de toute espèce qui affligent l'humanité, il vient naturellement dans l'esprit de les comparer entre eux , d'examiner leurs rapports réciproques, et de leur assigner dans la mémoire ou sur les livres telle place ou telle autre ; c'est la marche de l'esprit humain quand il veut conserver ou propager les connaissances qu'il a acquises ; en un mot, il est ici question de la disposition méthodique des maladies suivant leur analogie entre elles , afin de les reconnaître au besoin et d'en tirer des conséquences pour celles qui ne seraient pas encore connues, ou dont le caractère ne serait pas bien développé. Vous voyez, d'après cet aperçu, en quoi la nosologie importe à la guérison de nos infirmités ; elle est , il est vrai , un objet de convention qui peut varier à l'infini et qui varie effectivement, tant que cela entre dans l'esprit des auteurs. On en a la preuve dans le grand nombre de méthodes ou de systèmes nosologiques qu'il serait trop long de rapporter, mais dont les principaux sont ceux de Sauvages , de Linné , de Vogel , de Macbride, de Sagar, de Vitet, de

Cullen et de Pinel. Tous ces auteurs déclarent saisir les principaux accidens d'une maladie , ou les plus saillans pour la reconnaître et la placer dans le rang qu'elle doit occuper ; mais presque tous diffèrent entre eux par la nature de ces mêmes accidens ou des symptômes qui doivent servir de point de comparaison et de ralliement. Ainsi , il est question de classer une tumeur inflammatoire ; la placera-t-on dans une classe qui sera celle des inflammations ? la mettra-t-on dans la cathégorie des tumeurs humorales ? la placera-t-on parmi les maladies sanguines ? sera-t-elle mise au rang des douleurs , ou dans quelqu'autre ? cependant , sous ces diverses dénominations , les médecins reconnaissent la même maladie , la traitent souvent de la même manière , et obtiennent souvent des succès semblables.

C'est ce qui fait que des esprits superficiels conçoivent difficilement la nécessité de la nosologie , parce qu'ils supposent que l'évidence d'une maladie suffit pour entreprendre son traitement ; mais c'est cette évidence même qui les trompe quelquefois , parce qu'il y a plus de signes communs que d'individuels dans les maladies , et que dans bien des cas on ne peut juger que par analogie , par comparaison , par raisonnement , et qu'enfin on est obligé de se servir d'une affection déterminée et bien connue pour en tirer des inductions à l'égard de celle qui se montre pour la première fois ; c'est ainsi qu'on en agit dans la plupart des épidémies.

La méthode nosologique des anciens était extrêmement simple ; on voit qu'elle se réduisait le plus souvent à la grande division des maladies en trois classes : les aiguës, les chroniques et les nerveuses.

Indépendamment des divisions et subdivisions employées par les modernes, telles que classes, ordres, espèces et variétés, ils ont établi une foule d'autres distinctions qui peuvent varier à l'infini suivant les temps, les lieux et les circonstances ; ainsi il y a des maladies héréditaires, des congénères, des adventives ; elles peuvent être primitives, secondaires, pandémiques, endémiques, sporadiques, intercurrentes, tempestives, vraies, fausses, internes, externes, idiopathiques, sympathiques, aiguës, chroniques, continues, intermittentes, exacerbantes ; elles peuvent se trouver régulières, irrégulières, bénignes, malignes, graves, légères, curables, incurables, salutaires, mortelles, etc., etc. La plupart de ces mots vous sont déjà connus ; mais méfiez-vous de votre amour-propre, et ne croyez pas que pour connaître des mots en médecine on ait des titres suffisans pour se croire instruit.

Il est encore d'autres noms de maladies qui sont tirés du principe ou du vice qui les a produits ; ainsi on dit : affection sanguine, bilieuse, lymphatique, squirreuse, dartreuse, arthritique, etc., etc. On trouve dans les classes étiologiques de Sauvages 56 maladies bilieuses, 147 maladies purulentes, 81 maladies miasmatiques, et ainsi des autres.

Tout ce que nous venons de dire ne constitue pourtant que la nomenclature générale de la pathologie, et devient très insuffisant quand il s'agit de déterminer une maladie pour lui appliquer un traitement ; il faut donc encore connaître son nom particulier et ses caractères spécifiques : sans cette condition on fait des méprises continuelles, on rencontre des doubles sens, on acquiert des idées fausses, et la médecine n'est plus alors qu'un labyrinthe obscur dont il est impossible de sortir.

Eh bien, ces noms particuliers, ces caractères spécifiques, ne sont pas toujours clairs. La saine logique trouve encore des motifs de censure dans cet ouvrage même, ce chef-d'œuvre de sagacité, d'érudition et de sagesse, cette nosographie philosophique qui pourtant est un des livres classiques de la médecine ; quelles erreurs n'infectent donc pas les autres ?

Les noms, dans les auteurs, sont quelquefois si barbares, si étranges, qu'il ne conviendrait pas, d'après leur énumération, de se former une idée de nos maladies. Beaucoup de termes sont vagues, ou désignent plusieurs affections à la fois ; ainsi l'épilepsie est aussi appelée mal sacré, mal d'Hercule, mal de St Jean, mal caduc, mal divin et hautmal. La syphilis, qu'on appelle mal de Naples, règne pourtant en France, en Allemagne et en Angleterre. La colique de Poitou, ou la colique des peintres, est fréquente en Moravie et en Hongrie, et attaque aussi les fondeurs et les plombiers. La chlorose, ou maladie des vierges, attaque quelquefois les courtisanes, les femmes mariées, et même les hommes. La fièvre quarte d'automne règne également dans le printemps, l'été et l'hiver. Les noms propres, les noms attribués sans contestation et sans ambiguité aux maladies, ne servent pas mieux à les faire connaître ; ainsi la phthisie au troisième degré, et l'apoplexie forte , sont mortelles , tandis que la phthisie au premier degré et l'apoplexie faible sont susceptibles de guérison ; une gale ancienne , une ophtalmie invétérée, sont bien différentes d'une gale et d'une ophtalmie récentes. Existe - t - il , par exemple , une affection plus commune que celle qu'on rapporte ordinairement au cerveau, et qu'on nomme mal à la tête ? et pourtant y en a-t-il une qui soit plus différente d'elle - même aux yeux des médecins ? Quand elle est ancienne et opiniâtre, on présume qu'elle tient à une affection locale et on lui donne le nom de céphalée : or, Sauvages compte sept espèces de céphalées causées par la syphilis , l'acrimonie , la goutte, la mélancolie, la fièvre, la sérosité, etc. ; si elle est changeante ou passagère, on la dit symptomatique, et on l'appelle céphalalgie ; Sauvages en fait treize espèces , produites par la pléthore , les suppressions , la fièvre, les saburres, la grossesse, les inflammations, etc. Lorsqu'elle n'occupe que la moitié de la tête, et qu'elle est périodique, c'est la migraine; si elle se renferme dans un petit espace de la tête, on la nomme œuf ; on l'appelle clou lorsqu'elle est absolument fixe et pongitive, ainsi qu'on l'observe chez les femmes hystériques; enfin Sauvages , en comprenant la migraine , l'œuf et le clou hystérique sous le même genre , en fait dix espèces. Si l'on vient au traitement particulier de ces maux de tête , les différences ne sont pas moins grandes ; la céphalée dépend d'une légère inflammation du cerveau ou de ses méninges, et ne se dissipe que par la diète, la saignée, les sangsues et les lavemens ; la céphalalgie dépend presque toujours des affections des viscères du bas-ventre, et surtout de l'estomac, et se guérit souvent par l'émétique ; enfin on traite la migraine par les bains et les calmans, et quelquefois elle ne se guérit que par des moyens opposés. Indépendamment de ces indications générales de traitement, combien de remèdes particuliers à qui on a souvent mal-à-propos prodigué l'épithète de spécifiques ! Certes, ce n'est pas sous ce rapport qu'on parviendra à mettre de l'ordre et de la méthode dans la pratique médicale.

Baglivi présumait que le plus grand nombre des maux de tête dépendaient d'une grande susceptibilité nerveuse ; aussi il employait beaucoup les narcotiques, et surtout la poudre de Guttete. Dolœus avait une grande confiance dans les cathartiques et le laudanum. Chesnau disait qu'un petit emplâtre de feuilles de renoncule écrasées et appliqué sur le point le plus douloureux de la tête après l'avoir rasée, produisait des effets miraculeux. Théophime Serrier loue l'artériotomie. Greenfield soutient que le camphre dissout dans un esprit céphalique et attiré par le nez, est un excellent calmant. Ray prétend que rien n'est préférable au suc de lierre terrestre, aspiré par le nez. Allen avance que le marum de Syrie donné en poudre, à la dose d'un demi-gros, est presque spécifique. Morton faisait un grand usage du quinquina, et obtenait de grands succès.

Enfin les pédiluves, l'application de l'eau froide sur la tête, le café, les fleurs de tilleul, les sétons à la nuque, et beaucoup d'autres moyens ont célébré tour-à-tour, et ont obtenu des succès quand ils ont été employés dans des circonstances convenables.

Que conclure de tant de différences et de tant d'opinions diverses dans une seule affection, assez légère ordinairement pour ne mériter que le nom d'indisposition et d'incommodité? rien autre chose, sinon que le terme, d'après lequel on la désigne, n'est qu'un nom générique qui comprend une infinité d'affections semblables entre elles aux yeux des hommes médiocres, mais très diverses suivant les temps, les lieux, les âges, les tempéramens, les sexes, aux yeux des hommes profonds et observateurs. Il ne serait point exagéré de dire qu'il y a cent mille douleurs ou maux de tête différens; que penserez-vous donc des autres infirmités auxquelles le corps humain est sujet? Voyez la troisième partie de cet ouvrage.

~~~~~~

CHAPITRE III.

SYMPTOMATOLOGIE OU ACCIDENS DES MALADIES.

CE chapitre peut seul constituer cette espèce de pratique médicale, qui consiste à distinguer et à combattre individuellement les accidens d'une maladie à mesure qu'ils paraissent ou qu'ils deviennent trop intenses, sans s'inquiéter de la maladie elle-même ; c'est ce qu'on appelle la médecine symptomatique, laquelle, par la lucidité de ses dogmes, séduit les femmes, les jeunes gens et généralement tous ceux qui ont peu l'habitude de la réflexion, et qui se contentent des apparences.

On a remarqué que les praticiens qui s'adonnent à la médecine symptomatique sont ordinairement des ignorans , et il est inutile de dire pourquoi.

Ou des paresseux : parce que pour, reconnaître le vrai caractère d'une maladie, il faut l'étudier quelquefois long-temps, suivre ses périodes, examiner l'action des remèdes, et que pour cela il faut de l'activité , de la persévérance et une attention soutenue.

Ou des négligens : ceux-ci rentreraient assez dans la classe des paresseux ; mais, comme ils ne sont pas paresseux pour leurs intérêts personnels, leur
~~~~~~

esprit, à l'instar de celui du bon Jean Chouart de Lafontaine, est préférablement occupé de ce qui doit revenir d'un malade, tant en visites qu'en rhubarbe, séné et autres menus coûts, et fait là-dessus des spéculations dont les avantages ne tournent pas au profit du malheureux qui souffre.

Ou des ambitieux et des avides : jamais clientelle, quelque nombreuse qu'elle soit, ne suffit à la convoitise de ceux-ci ; toujours en haleine, toujours en l'air, toujours prêts à toutes les bassesses pour supplanter leurs confrères : ils sentent un malade de loin, et semblables à ces êtres immondes qui se repaissent de sang et de cadavres, et dont l'imagination des poètes nous effraie sous le nom de vampires, ils marchent à la faveur des exhalaisons cliniques, des miasmes impurs, et se rencontrent partout.

Mais telle est la puissance de l'intérêt particulier que ces différences si grandes dans le caractère moral et la conduite de certains médecins s'effacent au besoin dans la société, et ne laissent apercevoir que des dehors avantageux ou des procédés séduisans : clarté dans les expressions, précision dans la doctrine, douceur, aménité, bienveillance. Un docteur, qui se livre à la médecine symptomatique, est infiniment aimable ; ses discours sont à la portée de tous, on saisit ses indications, rien n'est plus lumineux que sa pratique ; les assistans, les parens et les amis sont ravis de sa manière de traiter, et jusqu'au patient lui-même, qui, si ce n'était la douleur qu'il éprouve, se saurait bon gré d'être malade en de telles mains. En effet, disent-ils, quel médecin traita jamais son malade selon les règles de la plus saine logique ? Celui-ci est-il souffrant, il calme ses douleurs ; échauffé, il le rafraîchit ; trop rafraîchi, il le réchauffe ; bilieux, il le purge ; sanguin, il le saigne ; faible, il le fortifie ; moribond, il le ranime ; mort, il s'arrête, parce qu'il est conséquent avec lui-même, et que, dans un cas pareil, tout autre habile médecin se serait également arrêté, fût-ce Hippocrate lui-même ; mais il n'en a pas moins fait tout ce qu'il y avait à faire, à la face de l'univers. Il est certain seulement que le malade avait à mourir. Les commères applaudissent à un raisonnement si judicieux, pendant que les gens de bon sens détournent la tête et sourient de pitié.

Un médecin honnête se conduit d'une autre manière ; il se renferme dans un petit nombre de malades, parce qu'il sait que ses visites sont insuffisantes pour porter un jugement, et qu'il a besoin de méditer souvent pour approfondir des cas pathologiques, fréquemment obscurs et compliqués.

Parlons des symptômes. On entend par ce mot les phénomènes ou accidens d'une maladie ; séparément ils ne signifient rien, réunis ils constituent la maladie elle-même ; ainsi, la céphalalgie, la chaleur, la soif, le malaise, l'accélération du pouls, sont autant de symptômes qui, réunis, constituent la fièvre ; séparés, ils peuvent désigner un état tout différent.

Les symptômes sont extrêmement nombreux, et

pour mettre quelque ordre dans leur distribution, on les divise en généraux et en particuliers. On restreint ordinairement les premiers au nombre de douze ou quinze. Ce sont :

La trop grande chaleur, surpassant celle de trente degrés de Réaumur, en indiquant par conséquent une activité extraordinaire des systèmes nerveux et sanguin, ainsi qu'on l'observe dans les inflammations, la fièvre et l'hystérie ; il est d'autres augmentations de chaleur qui ne sont que passagères, et n'établissent point des états morbifiques ; telle est la chaleur qui résulte d'un violent exercice, ou de l'usage d'alimens échauffans.

Le froid qui n'est point dépendant du changement de température, mais bien d'une disposition morbifique, comme on le voit dans les inflammations internes qui tournent à la suppuration, et dans l'invasion des fièvres.

L'anxiété ou malaise, lequel se fait éprouver le plus ordinairement dans les affections nerveuses et pléthoriques, et qui est presque toujours un symptôme grave.

La difficulté de respirer, soit qu'elle provienne de quelque inflammation, ou de quelque embarras, ou de quelque vice dans la circulation, ou enfin de la pesanteur de l'air et de la susceptibilité des poumons, et même d'une mauvaise conformation de la poitrine, ce qui doit être distingué de l'essoufflement produit par un violent exercice ou quelque passion vive.

L'anorexie ou dégoût, sorte de répugnance pour

les alimens, laquelle se rencontre dans un très grand nombre de maladies, et qui reconnaît pour cause ou la débilité de l'estomac, ou la surcharge de mauvais sucs, ou du manque de bile et autres liqueurs nécessaires à la digestion, ou enfin la maladie propre aux organes digestifs; symptôme bien différent de l'anorexie qu'on éprouve à table par la satiété.

La soif excessive, telle qu'elle se rencontre dans les fièvres, la dyssenterie, les hydropisies, l'inflammation, l'hydrophobie, et qui est bien différente de la soif qu'on éprouve par la chaleur, l'exercice ou les alimens échauffans.

Le prurit ou démangeaison, sentiment quelquefois agréable, plus souvent incommode, rarement dangereux, et qu'on éprouve dans les affections éruptives et impétigineuses, ainsi que dans la goutte, la pierre, la malpropreté.

La douleur; elle tient de près au symptôme précédent, et n'en est, pour ainsi dire, que le second degré; elle est si commune dans la plupart des maladies, qu'elle en constitue, pour ainsi dire, l'essence; telles sont les douleurs de tête, de poitrine, de goutte, de rhumatisme, des blessures, des fractures, etc. Ces douleurs, suivant leur manière de se faire sentir à leurs divers degrés de violence, ont reçu les dénominations de gravatives, tensives, pongitives, sourdes, aiguës, pulsatives, fixes, errantes, etc.

L'insomnie, symptôme commun dans un grand nombre de maladies, surtout dans les continues, mais qui peut se rencontrer dans un état de santé apparent, lorsqu'il est produit par les passions de

l'ame, l'abus du café ou d'autres liqueurs. Sa con-
tinuité est toujours dangereuse ; et s'il n'est pas
l'effet de la fièvre , il jette tôt ou tard dans le marasme, l'imbécillité ou la folie.

L'assoupissement, ou le sommeil profond, est opposé au symptôme précédent ; il lui succède souvent , et c'est alors un mauvais signe , parce que
ces deux accidens désignent toujours quelque altération dans le cerveau et les nerfs. L'assoupissement
est le principal symptôme dans certaines affections
comme le coma, la léthargie et l'apoplexie ; quelquefois il est sympathique , comme chez les enfans
qui ont des vers , et alors il est peu dangereux.

La débilité ou adynamie est un accident qui accompagne toutes les maladies un peu graves ou de
longue durée. Elle consiste dans la diminution des
forces qui se consument par la fièvre, la douleur ,
le défaut de nourriture ; elle est plus ou moins dangereuse en raison des circonstances : quelques pa-
thologistes font une distinction entre la faiblesse et
l'accablement, et attribuent celui-ci à une surcharge
d'humeurs ou de sang, tandis que la faiblesse tien-
drait à un manque de fluide nerveux ou de contrac-
tilité musculaire. Au reste ces distinctions sont re-
latives, et la faiblesse est toujours dangereuse quand
elle est parvenue au dernier degré ; alors elle donne
naissance à d'autres accidens graves, tels que les
syncopes, les sueurs, les hémorragies, et les diarrhées colliquatives. L'adynamie compose , à elle
seule, un grand nombre d'affections que l'on nomme
aussi asthéniques, et que Sauvages désigne sous

les noms de dyscstésies , anépithymies , dyscinésies , lypopsichies et coma , termes grecs qu'on a francisés , qui vous semblent barbares , et que je rapporte plutôt pour vous faire sentir la difficulté qu'il y aurait pour vous à parler un tel langage , que par la nécessité de savoir ce qu'ils expriment.

Le spasme ou convulsion est un état permanent ou passager de contraction dans les muscles indépendamment de la volonté. Il n'est qu'un symptôme de peu d'importance dans certaines maladies , tandis que , dans d'autres , il forme leur caractère essentiel. Voyez les articles tétanos, épilepsie et hydrophobie.

L'insensibilité est un phénomène qui s'explique par lui-même ; le grand froid, l'asphyxie , la paralysie, l'apoplexie, la catalepsie, le font connaître, et c'est toujours un mauvais signe.

La sensibilité excessive doit s'entendre surtout de ce qui concerne les sens ; car toute autre sensibilité se rapproche trop de la douleur pour que nous en parlions davantage. Par l'effet d'une trop grande sensibilité l'œil ne peut supporter la lumière , l'oreille le son , et l'odorat la plus légère odeur. On connaît la susceptibilité des petites maîtresses et les souffrances qu'elles éprouvent par la vue ou l'approche de certains objets, surtout lorsqu'elles sont vaporeuses ou hystériques. Ce symptôme se manifeste encore particulièrement dans l'hydrophobie, la manie , l'hypocondrie et la fièvre maligne.

Le délire, ou confusion dans les opérations de l'entendement , accompagne souvent les fièvres un peu graves, les embarras gastriques , les empoisonnemens par les végétaux , et se manifeste encore mieux dans les inflammations du cerveau ou des méninges ; comme tous les autres symptômes , il peut être léger ou grave, et, dans ce dernier cas , il est toujours à craindre.

Nous avons dit que les symptômes généraux comprenaient tous ceux qui affectent le corps d'une manière universelle , tandis que les locaux ne se manifestaient que dans une partie ou un organe malade , sans porter atteinte ordinairement à tout le reste de l'économie animale. Ainsi , les troubles et dérangemens dans la vue et l'ouie , la perte de l'odorat , la faim et la soif à un degré extrême , la satyriasis et l'anaphrodie , les sécrétions et excrétions augmentées ou diminuées, la toux , le hoquet, la palpitation , l'éternuement , l'altération de la voix , le vomissement, les nausées , sont autant de symptômes locaux. A ce nombre on peut joindre encore ceux qui appartiennent aux sexes , aux divers âges , aux différentes professions , etc.

Il est, pour le plus grand nombre des maladies, un symptôme commun qui se compose lui-même de symptômes particuliers , et qui, au besoin, formerait à lui seul un système de pathologie ; c'est l'inflammation : ses divers degrés d'intensité , sa lenteur ou sa promptitude, son siége intérieur ou extérieur, son étendue plus ou moins locale ou uni-

verselle, et ses terminaisons différentes, justifie-
raient quelquefois l'assertion d'un certain empirique, qui prétendait que toute la médecine se réduisait au traitement de l'inflammation.

CHAPITRE IV.

SEMÉIOLOGIE OU DOCTRINE DES SIGNES.

On appelle signe la manifestation des qualités ou des propriétés ou des accidens qui nous font reconnaître les objets tels qu'ils sont ; cela s'applique à tout ce qui est du ressort des connaissances humaines ; nous nous limiterons ici à ce qui appartient à la médecine, et nous aurons encore beaucoup à dire.

Quand vous rencontrerez dans le monde un homme très empressé à vous être utile, qui fera l'éloge de ses talens, et vous étourdira sous un flux intarissable de paroles, il faudra vous méfier : il y a là un signe distinctif de charlatanisme de tréteaux transformé en charlatanisme de salon ; cet individu a fait toutes sortes de métiers, il retournera à quelque autre profession quand il aura été apprécié comme médecin.

Quand vous trouverez autour de vous un de ces manans effrontés, dont le langage intempérant, grossier et incorrect, décelle une origine suspecte ; méfiez-vous encore : la conduite et les discours de cet homme signifient qu'il n'est autre qu'un mauvais sujet, paresseux et libertin ; il a renoncé à l'utile profession de son père pour se rendre dangereux dans une autre profession où son éducation première ne l'a pas appelé; il se dit médecin depuis seulement qu'il vous a trouvé disposée à le croire.

Quand vous ferez connaissance à table de quelqu'un de ces parasites si fréquens, docteurs en la faculté de Comus, souvent intrus dans celle de médecine, et toujours suspects par cela même qu'ils brillent à table; doutez de son instruction. La gourmandise, la sensualité et le goût des plaisirs ne s'allient pas avec la réflexion et l'étude. Or, en médecine, il faut toujours étudier et réfléchir. Le signe pronostic que vous tirerez de tout ceci est que cet aimable convive donnera tôt ou tard des conseils médicaux à son Amphitryon, et qu'il mettra par conséquent une fin à ses innocens plaisirs.

Il y a une infinité de signes de ce genre qu'on ne trouve pas dans toutes les pathologies; il est vrai que l'usage du monde, le bon sens, la raison, peuvent les faire reconnaître sans en faire une étude particulière; mais encore faut-il de la raison et du bon sens, tout le monde n'en est pas suffisamment pourvu, et personne ne veut être empoisonné par une médecine, ni assassiné par une lancette; c'est ce qui justifie l'utilité de nos avertissemens.

Le signe le plus certain pour vous, et auquel il faut beaucoup vous attacher pour reconnaître le mérite d'un médecin, c'est son raisonnement juste sur les objets qui sont à la portée de tous, et les conséquences qu'il en tire; car celui qui émet une opinion fausse dans les choses les plus communes , peut, à plus forte raison, faire soupçonner ses erremens dans une science aussi profonde et aussi compliquée que la médecine; aussi n'est-ce point sur sa profession qu'il faut l'examiner, parce que avec l'esprit le plus médiocre il aura toujours les apparences pour lui, et vous ne pourrez le convaincre d'incapacité. Mais poussez-le dans une de ces connaissances obligées par la première éducation; une question de grammaire, par exemple, et vous aurez de son intelligence la seule mesure qui soit en votre pouvoir.

Passons maintenant aux signes particuliers aux maladies. Ils se tirent de la réunion de plusieurs symptômes, et du concours de toutes les circonstances. Ainsi une difficulté de respirer est un symptôme qui , seul, ne signifie rien ; mais réuni à une douleur profonde de la poitrine, à un petit crachement de sang, on a un signe de l'inflammation du poumon ; si cette douleur est aiguë et fixée au côté , et si, au lieu de sang , il n'y a qu'un crachement de mucosité, on aura un signe de l'inflammation de la plèvre, et ainsi des autres.

La doctrine des signes est la partie la plus profonde et la plus difficile de l'art de guérir ; c'est là que, dans l'exploration d'une maladie, il faut rassembler toutes les forces de l'entendement ; il faut se rappeler le passé, bien approfondir le présent, scruter attentivement la moindre circonstance, se méfier des systèmes, et se tenir en garde même contre l'expérience : il s'agit d'asseoir un jugement dont dépendra ou le succès du traitement, ou la mort du malade; et pourtant, avec toutes ces précautions, que de grands médecins se sont encore trompés! Hommes médiocres! mes égaux, nous qui avons une grande confiance dans nos propres lumières, nous devons trembler lors même que nous sommes certains de ce que nous allons dire.

Sénac a vu trente consultations faites par autant de fameux médecins sur la même maladie; tous s'accordaient à l'attribuer à l'épaississement du sang, et tous se trompaient : un anévrisme interne, découvert dans le cadavre, fut reconnu la véritable cause. Morgagni parle d'une erreur à peu près semblable, dans laquelle étaient tombés trois célèbres médecins d'Italie qui voyaient ensemble le même malade. Hippocrate, dans ses immortels ouvrages, avoue avec une noble candeur qu'il s'était trompé, et, dans son troisième livre des épidémies, il ne dissimule point le nombre des morts, soit qu'il ait prévu leur sort, soit qu'il en ait été surpris; sur quarante-deux histoires de malades qu'il donne, on compte vingt-trois morts. Boerhaave l'a imité en traçant sa conduite auprès de ceux qu'il n'était pas en son pouvoir de guérir, quand même il eût prévu leur fin prochaine.

Eh! qui ne se tromperait pas? il y a tant de points de similitude entre diverses espèces de maladies; il y a tant de changemens dans leur marche, et tant d'incertitude sur le mode de leur terminaison !

En effet, des confusions et des méprises ont lieu tous les jours entre les vapeurs, la syncope, la catalepsie, l'apoplexie, l'épilepsie, la léthargie, l'empoisonnement, la passion iliaque, la néphrétique, l'asphyxie et la strangulation; chacun de ces états pathologiques a pourtant ses signes particuliers. Ainsi dans la syncope le pouls est supprimé, le visage est pâle et défiguré; cela ne doit pas durer plus d'un quart d'heure, autrement cet état est mortel; dans la catalepsie, on a toujours froid, les malades restent immobiles, ils ne voient et n'entendent rien, et, après trois ou quatre jours, le mal se change en folie; dans l'apoplexie, le pouls est fort, il y a un râlement continuel, et la terminaison se fait par une hémiplégie ou par la mort; dans l'épilepsie, le pouls subsiste toujours, mais le sentiment est nul, et l'écume vient à la bouche; dans la léthargie, la fièvre subsiste et le sommeil est permanent; dans les empoisonnemens, la peau est jaune, ou noire, ou marquée de taches, les ongles sont livides; dans les vapeurs, il y a une grande irrégularité dans les symptômes: voyez cette affection et les autres dans la troisième partie.

Mais, malgré cette distinction des maladies par leurs symptômes propres, on confond encore fréquemment le plus grand nombre des affections nerveuses; de même on confond encore la fièvre muqueuse bien prononcée avec la lente nerveuse. La fièvre putride ordinaire ne diffère quelquefois de la peste que par la contagion de celle-ci. Dans certaines circonstances, et surtout dans le passage du type intermittent au type continu, il est fort difficile de distinguer à quel ordre telle fièvre peut appartenir; les différentes espèces de ces mêmes fièvres ne sont pas non plus aisées à déterminer : Ainsi on peut être très embarrassé pour reconnaître une double tierce, une triple quarte; il existe encore beaucoup de ressemblances entre la quotidienne et certaines rémittentes, entre celles-ci et la continue; il en est de même entre les intermittentes bénignes et les intermittentes pernicieuses ; l'angine trachéale, l'angine membraneuse, la coqueluche, l'asthme spasmodique des enfans, off:ent une certaine ressemblance dans leurs symptômes. On peut jusqu'à un certain point confondre le flux hémorroïdal, la dyssenterie et le choléra-morbus ; cette dernière affection ressemble encore à la colique bilieuse dont elle n'est souvent que le plus haut degré. Les affections de poitrine, si fréquentes , sont pourtant souvent méconnues faute de signes clairs et précis. L'hydrothorax, l'hydropéricarde, l'angine de poitrine, l'asthme spasmodique des adultes, sont souvent confondus; l'empyème ressemble à la vomique, et la péripneumonie rumatismale à la pleurésie dorsale. Les anévrismes du cœur et de l'aorte enfantent à peu près les mêmes symptômes. L'odontalgie, le spasme de la mâchoire, et la névralgie faciale, présentent plusieurs points de similitude. Des accoucheurs habiles ne peuvent pas quelquefois distinguer la grossesse d'avec la tympanite, les môles, les hydropisies ascite et enkistée. Enfin la plupart des affections cutanées, surtout quand elles sont anciennes, ont entre elles beaucoup de resssemblances, et nous ne finirions pas nos citations s'il s'agissait d'enumérer tous les cas susceptibles de méprises et d'erreurs. C'est bien pis quand une maladie ne se montre pas avec le phénomène caractéristique qui doit la faire reconnaître; telle est quelquefois la pleurésie diaphragmatique: ainsi on voit encore des arachnites sans délire, des pneumonies sans dyspnée, et des péritonites sans douleur.

Mais avant que d'étudier les signes, il convient de se former à la méthode usitée pour les reconnaître. On commence par s'informer de l'état antérieur de la maladie et de tout ce qui s'est passé jusqu'au moment présent, et on obtient ce qu'on appelle signes commémoratifs.

Les signes diagnostics sont ceux qui dénoncent la maladie telle qu'elle est, et telle qu'elle doit être traitée; ils diffèrent des pronostics en ce que ceux-ci dénotent ce qui arrivera, tant pour la marche de la maladie que pour sa terminaison. C'est particulièrement dans l'art de pronostiquer que les médecins de l'antiquité se sont illustrés, et ils semblent avoir mis dans cette partie de la médecine plus d'importance et d'attention que les modernes.

Les signes se tirent de l'état des diverses parties du corps, des divers organes et des diverses fonctions de l'économie animale.

Ainsi le pouls qu'on a si justement nommé le thermomètre et le baromètre de la vie, offre les plus grandes lumières et des plus grandes indications. Dans l'état de santé, il doit être égal, modéré, souple, et battre environ 70 par minute chez une personne adulte et de moyenne taille ; il doit être plus fréquent chez les enfans, et plus rare chez les vieillards ; hors cet état, il indique des dérangemens, et alors il devient inégal, intermittent, vif, fréquent, mou, développé, petit, faible, lent, serré, dur, etc. Il est difficile de bien apprécier ses divers rapports avec les désordres de l'économie animale ; cependant il n'est personne qui n'ait la prétention de connaître au moins le pouls fébrile et de disserter en conséquence. Il faut, pour tâter le pouls, de l'habitude, un tact fin, une grande sagacité et beaucoup d'attention. C'est l'art de pronostiquer par le pouls qui a valu à quelques modernes, entre autres à Bordeu, la réputation de grands praticiens. Quelquefois le pouls manque totalement aux lieux où l'on a coutume de le rencontrer, et il ne faut pas en tirer une conséquence fâcheuse ; cela vient d'une conformation particulière qui ne porte point atteinte à la santé du sujet : on cherche alors le pouls aux tempes ou au cœur ; s'il ne se rencontre pas égal aux deux bras, il faut soupçonner quelque vice dans la circulation, ce qui ordinairement est assez difficile à déterminer.

Quant à la respiration, elle est, en bonne santé, facile et tranquille ; mais à la moindre altération elle est troublée, interrompue, difficile, prompte, entrecoupée, inégale, douloureuse, anhéleuse, stertoreuse, et enfin froide ; cette dernière est la plus mauvaise de toutes, parce qu'elle précède la mort

de peu d'instans. Il faut toutefois faire les exceptions que produisent dans la respiration le sommeil
chez certaines personnes, une émotion vive ou un
exercice violent.

Une des parties les plus intéressantes, comme des
plus utiles de la médecine, est la physiognomonie
pathologique, ou l'art de reconnaître les maladies
par l'inspection de la face. Les plus grands médecins ont été d'habiles physionomistes, et, sous ce
rapport, leurs prédictions tenaient souvent du pro-
dige, et leur méritèrent le surnom de devins.
Hippocrate, Erasistrate, Galien, Arétée, Prosper
Alpin, Baglivi, Forestius, Lommius, se sont illustrés dans la pathognomonie, tout comme Solano,
Bordeu, Nihelh, dans l'art de connaître le pouls.

Nous allons esquisser les principales figures pathologiques; le reste appartient à la description des
maladies en particulier.

Fièvre inflammatoire : Visage rouge, yeux vifs
et animés, langue sèche et rouge, quelquefois
couverte d'un léger enduit blanchâtre.

Fièvre bilieuse et ardente : Chaleur et rougeur
ardente au visage et aux yeux; aridité de la peau,
des narines, de la bouche et de la langue, haleine
brûlante, langue noire, jaune, sillonnée de gerçu-
res; souvent teinte jaunâtre sur toute la physionomie.

Fièvre putride : Yeux troubles, hagards, pesans,
sales; bouche entre ouverte; langue brune, sèche
et tremblante; lèvres, séches, crevassées, couvertes
ainsi que les dents d'une croûte noire; narines très

sèches, visage boursouflé et d'une pâleur malpropre.

Fièvre muqueuse : En général, visage blême , quelquefois avec une nuance de rouge délayé sur la pomette, gonflement douloureux de toutes les parties de la bouche, excoriations, aphtes, abondance de mucosités; langue blanche, muqueuse, luisante , jaunâtre et rouge sur les bords.

Fièvre maligne : Air d'étonnement , d'indifférence, ou de tristesse et de consternation, cornée opaque , pupilles dilatées , larmes involontaires; langue sèche, aride, gercée, crispée, tremblante; roideur tétanique des mâchoires; visage jaunâtre , terreux, quelquefois pâle; chaleur aux pommettes pendant que le nez et les oreilles sont froids.

Fièvre lente nerveuse : Air triste, yeux mornes et languissans , visage pâle , langue blanche. Quand la maladie est à son plus haut période : Regard sombre, yeux troubles et sales, air d'assoupissement et de stupidité , langue sèche. Plus tard : Sueurs froides et visqueuses, éruption, face hippocratique.

Rougeole : Visage légèrement gonflé, yeux humides et larmoyans, éruption lenticulaires sur la face.

Péripneumonie : Rougeur extraordinaire de la face, des yeux, de la langue et des lèvres ; cette couleur devient livide quand cette maladie prend une terminaison funeste.

Disposition à la phthisie: Apparence d'une grande délicatesse, physionomie heureuse, yeux tendres, peau très fine et d'une blancheur remarquable; coloration d'un beau rose, mais irrégulière.

Phthisie : Face pâle ou livide, décharnée ; yeux caves, brillans ; pommettes rouges et saillantes, joues collées aux dents.

Angine de la poitrine : Veines du cou et du front très gonflées ; visage fort rouge, bouffi, et même bleuâtre.

Hémoptysie : Pommettes saillantes, tempes creuses ; dents communément saines, brillantes et d'un blanc de lait ; teint blanc ou tant soit peu jaunâtre, mêlé d'une rougeur agréable, vive et circonscrite.

Hydrothorax : Visage décoloré, œdematisé ; enflure et pâleur de la caroncule lacrymale. Suivant Campe, cette maladie s'annonce par la lividité du nez et des lèvres ; quand elle se complique avec l'asthme, on la reconnaît, suivant le même auteur, à la rougeur foncée presque violette des lèvres, du nez, et par la dilatation extraordinaire des vaisseaux de l'œil.

Anévrisme du cœur : Figure injectée, violette, bouffie, yeux saillans, humides ; lèvres grosses, d'une couleur brune ou foncée. Dans l'hydropisie du péricarde, la physionomie n'est point aussi décomposée, mais il y a tuméfaction aux paupières et un cercle livide autour des yeux.

Apoplexie sanguine : Battemens des carotides et des artères temporales, gonflement des jugulaires ; face d'abord rouge et tuméfiée, ensuite livide et plombée, quelquefois écume à la bouche et sueur froide.

Apoplexie des gens de lettres : Figure pâle, empreinte de stupidité, œil immobile, sueur froide qui découle du front.

Les apoplexies symptomatiques, telles que la séreuse, la traumatique, la vénéneuse, la gastrique, ont aussi leur physionomie particulière.

Epilepsie : Agitation du front et du cuir chevelu, hérissement des cheveux, mouvement des sourcils ; paupières agitées, à demi-fermées ; yeux saillans, fixes, paraissant pourtant éprouver un mouvement de rotation très rapide ; grimaces singulières, grincement de dents, écume à la bouche.

Tétanos : Roideur et tension de toute la face ; yeux larmoyans, fixes ou agités de mouvemens convulsifs, paupières contractées, à demi-fermées ; lèvres retirées, mâchoires serrées l'une contre l'autre.

Colique des peintres : Visage jaune ou pâle, figure grippée, air souffrant.

Maladie vénérienne ancienne : Expression de langueur et d'abattement ; yeux creux, entourés d'un cercle livide ; peau sèche ; visage pâle, émacié, front entouré de taches ou de pustules.

Rachitis : Tête volumineuse, face maigre ; traits aigus, ridés et pâles.

Scrophules : Blancheur de la peau, visage arrondi, lèvres grosses, rougeur du nez, chassie des yeux, angles carrés de la mâchoire.

L'ictère teint la peau, et surtout la conjonctive en jaune. La chlorose donne une teinte blanche, couleur de cire, et quelquefois et tirant sur le vert. Les affections du foie et de la rate donnent souvent une coloration brune ou obscure. Le cancer de matrice donne à la figure la couleur de pain d'épice. Les empoisonnemens donnent diverses teintes à la peau.

Enfin les physionomies pathologiques seraient extrêmement nombreuses pour quiconque en ferait une étude particulière. Le respectable professeur Chaussier s'est contenté de les réduire à cinq générales, auxquelles on pourrait rapporter toutes les autres ; nous n'avons donné que des exemples sans ordre et sans liaison, notre but étant moins d'instruire que de démontrer les difficultés de l'instruction.

La séméiologie tire encore de grandes ressources de la peau suivant l'état où elle se trouve. La peau peut être chaude, sèche, humide, pâle, colorée, sensible, douloureuse, plus ou moins couverte d'éruptions ou de taches.

L'inspection du sang n'est point à dédaigner. Celui d'un rouge vif annonce ou de l'acrimonie ou une trop grande chaleur ; celui d'un rouge noir, celui dont la sérosité est rougeâtre ou trop jaune, donnent encore de plus mauvais signes.

L'urine, qui a tant exercé les charlatans, et qui leur a quelquefois donné tant de réputation, ne mérite autant d'importance, pour le pronostic, que lorsqu'on en tire des inductions concurremment avec les autres moyens séméiotiques ; elle peut même faire tomber le médecin dans des erreurs grossières, s'il n'est pas informé des subtances dont le malade a fait usage : ainsi la rhubarbe teint souvent les urines en jaune, la bette-rave et la garence en rouge, la teinture de casse en noir ; certaines eaux ferrugineuses en violet, ou brun, etc. Ces diverses couleurs seraient autant de mauvais signes si l'on s'en rapportait à eux seuls.

Quant aux sueurs, elles sont en grand crédit dans le monde, et il n'est pas de bonne femme qui, avec leur aide, ne croie guérir toutes les maladies. La transpiration est une évacuation habituelle et nécessaire à la conservation de la santé; mais la sueur n'en est que l'excès; elle est une excrétion extraordinaire qui affaiblit, épuise le sang, le dispose aux inflammations; voilà pourquoi, par exemple, certaines pleurésies que l'on prétend guérir en faisant suer le malade, s'aggravent par l'emploi des échauffans et des sudorifiques. Les sueurs bonnes et avantageuses doivent être universelles, alléger le corps, développer le pouls, et arriver aux époques convenables pour terminer heureusement la maladie; c'est alors ce qu'on nomme crise. Les sueurs partielles, colliquatives, gluantes, vitrées, froides, présagent ordinairement une fin aussi funeste que prochaine.

Comme on peut tirer des indices de toutes les fonctions du corps, on peut donc obtenir des éclaircissemens sur l'état d'un malade d'après les crachats, les vomissemens, les selles, les menstrues; les hémorroïdes, etc.

Les signes qu'on en tire sont toujours d'autant plus mauvais, que ces diverses excrétions s'écartent davantage de l'état naturel.

Indépendamment de tout cela, il faut encore considérer les sécrétions et les excrétions dans leurs rapports avec les jours critiques, et d'après l'effet que doivent produire les médicamens.

C'est pourquoi il faut savoir ce que c'est que crise.

On entend par ce mot le terme naturel auquel une maladie arrive après avoir parcouru ses divers périodes. Ainsi le terme naturel d'une inflammation de poitrine est le septième jour depuis son invasion. Mais une infinité de circonstances peuvent retarder ou prolonger la crise, et c'est ce qui a rendu beaucoup de médecins modernes détracteurs de la doctrine des jours critiques. Les anciens s'y attachaient davantage, et l'on voit, dans leurs histoires de maladies, qu'ils notaient soigneusement les jours septénaires. Ces jours étaient les septième, quatorzième, vingt-unième, etc. ; les seconds jours étaient les indicateurs de ce qui devait se passer pendant les septénaires : ces jours étaient les quatrième, onzième, treizième, etc. Les troisièmes jours ne pouvaient produire qu'une crise imparfaite ; c'étaient les troisième, cinquième, neuvième, dix-septième, dix-neuvième, etc. Enfin les jours médicinaux étaient les sixième, huitième, douzième, seizième, dix-huitième, etc.

Cependant, malgré le respect qu'on avait autrefois pour les jours critiques, on lit, néanmoins, qu'Asclépiade et Celse, et, depuis eux, Van-Helmont, n'y avaient aucun égard.

CHAPITRE V.

MÉTABOLÉLOGIE, OU DES CHANGEMENS DANS LA MALADIE.

BAGLIVI a dit : « Connaître la nature et les causes
« des maladies est certainement quelque chose,
« même c'est beaucoup ; mais prévoir ce qui résul-
« tera de leur marche ou de leur mouvement, cela
« n'appartient qu'à un grand praticien qui élève
« sa profession au-dessus de toutes les autres. »

Par une conséquence contraire, c'est le propre
de tous les médicastres de ravaler une noble profession au-dessous des métiers les plus vils ; non-seulement on ne prévoit pas ce qui résultera d'une maladie, mais on ne distingue pas même son état présent ; on bavarde beaucoup, on dit des bêtises, et
on fait des sottises.

La nature qui tend toujours à rétablir l'équilibre
dans les divers troubles qui nous agitent, travaille
sans-cesse à régulariser la marche des maladies pour
les amener à une heureuse terminaison ; mais la
violence du mal, mille circonstances extérieures et
l'inopportunité des remèdes , contrarient ses efforts
et laissent surgir divers phénomènes, auxquels on
était loin de s'attendre lorsqu'on s'abandonne à une
fatale sécurité ; de là plusieurs changemens qui ont

reçu les noms d'épigénèse, de métaptose et de métastase.

On appelle épigénèse toute maladie qui survient à une maladie déjà existante sans changer entièrement celle-ci. Pour en donner une idée plus précise, nous allons citer une observation tirée de Dehaën. Une petite fille eut une péripneumonie qui, laissée à elle-même, passa le dixième jour à la suppuration; alors parurent au visage de légères efflorescences qui avaient un grand rapport avec la scarlatine. Quatre jours après, la fièvre devint très forte ; elle était accompagnée d'un flux dyssentérique et d'une éruption scarlatine très copieuse, au milieu de laquelle on découvrait avec la loupe de petites élévations qui étaient le millet blanc; le lendemain la variole survint, ses pustules bien caractérisées couvrirent le visage, le cou et les bras. Ainsi cette petite infortunée fut atteinte en même temps de cinq maladies très graves : la suppuration du poumon, la dyssenterie, la scarlatine, la miliaire et la petite vérole. Ses forces ne purent suffire à tant de maux, elle succomba.

Les épigénèses peuvent être produites par mille causes diverses; telles que des virus qui se développent, des erreurs dans le régime, des changemens dans la température, des passions de l'ame excessives, et souvent encore la mauvaise administration des médicamens.

Par exemple :

Un médecin qui est de vos amis, et qui par conséquent est très habile, s'avise de vous purger fortement et mal à propos dans une fièvre bilieuse ; il en arrive qu'à la maladie que vons avez déja se joint une bonne dyssenterie dont vous ne guérirez pas de long-temps.

Une dame qui a un puissant crédit, qui vous protége, et qui, par cette raison, veut vous guérir d'un catharre pulmonaire aigu, s'avise de vous purger avec une excellente médecine de sa composition, au moment où une expectoration muqueuse abondante allait terminer la maladie, et il vous survient une petite fièvre d'irritation qui vous fait réfléchir sur la capacité médicale de cette dame, et qui vous conduit à la phthisie pulmonaire.

Un jeune docteur qui vient de bien loin, et qui par conséquent en sait bien long, va vous traiter d'un point douloureux qui tient à une légère inflammation de l'estomac ; pour cela il vous donnera quelque potion tonique et carminative, il vous appliquera quelque emplâtre de sa façon, et même un vésicatoire au côté ; soudain tout le bas ventre s'enflamme, et au lieu d'une légère gastrite, vous avez de plus une péritonite, une entérite, une hépatite, une splénite, une colite, une cystite, une néphrite et la gangrène au bout.

Il est des épigénèses pourtant qu'on ne doit pas toujours attribuer à ses amis ; telle seroit la paralysie qui survient à l'apoplexie, l'amaurose qui suit la phrénésie, la péripneumonie qui survient à l'angine, l'édématie causée par l'hémorragie, les bubons, charbons et dépôts qui naissent pendant une fièvre continue, l'ascite qui vient par l'engorgement du foie, etc.

Lorry donne beaucoup de latitude à la signification de ce terme d'épigénèse; il appelle ainsi non-seulement une maladie, mais toute espèce d'accident ou de symptôme qui n'a nul rapport avec la maladie principale.

La métaptose est la conversion d'une maladie en une autre maladie tellement différente que la première ne peut plus se reconnaître.

Ainsi une phthisie pulmonaire qui succède à des dartres rentrées, une paralysie qui succède à une gonorrhée imprudemment supprimée, une phrénésie qui remplace une pleurésie, une fièvre intermittente qui se change en continue, une gastrite qui naît de la répercussion de l'humeur arthritique, sont autant d'exemples de métaptose.

Les affections goutteuses et catarrhales sont celles qui offrent le plus grand nombre de ces changemens, surtout aux époques où la température subit de fréquentes variations.

Les praticiens ont remarqué que les métaptoses dans les maladies aiguës annoncent que celles-ci seront longues et dangereuses, tandis que dans les chroniques on doit espérer avantageusement de ce mouvement de la matière morbifique.

La métastase consiste dans la terminaison d'une maladie humorale, mais dont la matière préparée à l'époque de la crise, au lieu d'être évacuée, se porte sur une partie ou sur un organe quelconque, et enfante ainsi une nouvelle maladie. Ainsi, lorsqu'une fièvre continue, après avoir parcouru ses périodes, laisse fixer sa matière sur une glande, ou dans un abcès, ou sur quelque organe, c'est une métastase quequelques auteurs nomment aussi délitescence, et d'autres métastase fâcheuse, pour la distinguer de la salutaire, qui n'est autre chose que l'évacuation convenable de la matière morbifique par ses couloirs naturels. En général, tous ces termes employés dans la conversion des maladies sont sujets à être confondus, parce que les divers mouvemens qu'ils expriment se confondent souvent entre eux; et que ce qui est métaptose pour un praticien, devient métastase pour un autre.

Quant à ce qu'on nomme crise, voyez l'article Séméiologie. Quelques auteurs emploient encore le mot de métasyncrise pour désigner une révolution produite par l'art pour amener à sa terminaison une affection quelconque qui paraissait s'en éloigner. C'est ainsi qu'on excite quelquefois la fièvre pour se débarrasser de quelque obstruction, ou autres maladies chroniques.

LA
NOUVELLE AGNODICE,

ou

PRÉCIS DE MÉDECINE.

TROISIÈME PARTIE.

MÉDECINE PARTICULIÈRE.

CHAPITRE PREMIER.

FIÈVRE EN GÉNÉRAL.

Ce mot de fièvre renferme la cathégorie presque
entière de toutes nos maladies; nous ne pouvons
nous faire l'idée d'un mal quelconque, sans que la
fièvre ne s'y trouve, et nous ne mourons enfin que
lorsque ce feu dévorant a consumé le flambeau de
la vie avant le temps marqué par la nature.

Depuis les temps les plus reculés, le fièvre a servi de texte à toutes les discussions, et de base à toutes les théories qui ont règné successivement dans

l'empire de la médecine; et il n'est effectivement aucune affection qui ne se rapporte à celle-là d'une manière plus ou moins directe.

Son caractère générique est un changement dans le pouls par l'augmentation ou de sa force ou de sa vitesse, ou de tous les deux en même temps ; ses caractères particuliers sont très nombreux et très variés.

Une distinction absolument nécessaire est celle de la fièvre essentielle d'avec la fièvre symptomatique. La première constitue le mal lui-même ; telle est la fièvre putride , la tierce et la quarte. La seconde n'est qu'accessoire ou dépendante de l'affection principale ; dans la pleurésie et le rhumatisme aigu , la fièvre est symptomatique.

Sydenham a observé que les fièvres essentielles composent presque le tiers de nos maladies ; mais si l'on compte tous les états morbifiques où la fièvre se manifeste , le nombre passe les deux tiers.

Il faut avoir un esprit très méthodique et de vastes connaissances pour sortir du labyrinthe où l'on s'enfonce par la lecture des auteurs qui ont écrit sur les fièvres.

L'expérience contrarie fréquemment leurs assertions, et il est plus prudent d'observer beaucoup sans émettre d'opinions particulières.

C'est dans la guérison des fièvres que la nature se montre puissante ; elle en amène presque toujours la terminaison heureuse, pourvu qu'elle ne soit pas contrariée par un mauvais traitement, un mauvais régime et la multiplicité des remèdes.

Un médecin sage attend pour agir convenablement et donner son pronostic; parce que le plus grand nombre des fièvres débutent d'une manière semblable, et que leur caractère se forme d'après la constitution médicale, l'âge, le sexe et une foule de circonstances; on voit que la plupart des anciens, et surtout Hippocrate, se tenaient dans la réserve et se contentaient de faire donner à leurs malades une tisane d'orge en attendant les événemens.

Asclépiade avait de son temps introduit la méthode de priver les malades de toute espèce de boisson pendant les trois premiers jours de la fièvre.

Sydenham, qu'on a justement surnommé l'Hippocrate anglais, déclare qu'il est impossible de prescrire un traitement semblable pour toutes les fièvres continues; elles dépendent de trop de circonstances, et tel remède qui peut être avantageux dans certains cas est meurtrier dans une infinité d'autres.

Cependant d'habiles praticiens ont établi des méthodes générales de traitemens pour toutes ces maladies, et ont obtenu de grands succès.

Ainsi Freind commençait la cure de presque toutes les fièvres par un vomitif, et disait qu'il n'y avait rien de plus avantageux, surtout si on employait l'ipécacuanha; il soutenait qu'on ne guérissait jamais mieux la fièvre que par les évacuans.

Daniel Ludwig traitait ces maladies d'une manière remarquable. Dans les commencemens, quelquefois les vomitifs, mais ordinairement les volatils et même l'opium; dans le courant de la fièvre,

8

les terrestres et les alkalis; et sur le déclin, les absorbans. Il prétendait qu'une telle méthode ne contrariait point la crise.

Quand la saignée était à la mode, elle faisait la base du traitement, et l'on voit que Fizes saignait presque toujours.

La plupart des meilleurs praticiens de nos jours, ainsi que l'illustre Pinel, se renferment dans l'expectative.

M. Chomel, dans l'excellent ouvrage qu'il vient de publier, dit que les fièvres continues ne reconnaissent pas de remède spécifique, et que les moyens hygiéniques tiennent le premier rang dans leur traitement.

CHAPITRE II.

FIÈVRES CONTINUES EN PARTICULIER.

LES fièvres continues sont appelées ainsi parce qu'elles n'offrent point d'intermission, point de relâche depuis leur invasion jusqu'à leur terminaison. En dépit du système des crises et des jours critiques qui est observé religieusement par quelques médecins, ces fièvres durent quelquefois un jour, quelquefois quinze jours, trente jours, deux mois, trois mois; c'est-à-dire qu'il ne faut annoncer l'époque de leur issue qu'avec beaucoup de précaution. Hippocrate rapporte l'exemple d'une fièvre continue de quatre-vingts jours, et tous les médecins ont l'occasion d'observer les fièvres lentes.

Il est si difficile de coordonner dans sa mémoire les différentes espèces de fièvres, tant d'après l'observation particulière que d'après la lecture des auteurs, qu'on est obligé d'avoir recours à un guide; et c'est ce que nous ferons ici. La nosographie philosophique nous fournira les caractères de ces maladies, et nous rapporterons à leur suite celles avec qui elles ont de l'analogie.

Fièvre inflammatoire ou angio-ténique. Invasion souvent inopinée, quelquefois annoncée par un léger frisson ou tremblement, ou par des évanouissemens, trouble de la vue, vertiges ; bientôt après, chaleur halitueuse de la peau ; pouls fréquent, dur, élevé ; visage très coloré, yeux larmoyans, battement des artères temporales, céphalalgie violente, insomnie, langue humectée, soif médiocre. Vers le quatrième jour, quelquefois augmentation des symptômes au lieu de les voir cesser; urine rouge, épaisse ; douleur extrême de la tête, langue moins humectée, soif incommode. Lorsque la maladie est parvenue au plus haut degré, anxiété, difficulté de respirer, trouble dans les idées, agitation. Peu-à-peu se manifestent tous les signes d'une heureuse terminaison, soit par une sueur copieuse et générale, soit par une hémorragie nasale, ou utérine, ou hémoroïdale.

Quelquefois ces symptômes prennent l'intensité dont ils sont susceptibles pendant les quatre premiers jours, et alors ils vont ensuite en déclinant, en sorte que la terminaison de la maladie a lieu le septième jour ; mais si ces symptômes se maintiennent dans leur vigueur, la maladie se termine au onzième ou au quatorzième jour.

Cette description ne comprend pas certaines exceptions bizarres dans cette fièvre ; tel fut le cas des Abdéritains qui, au rapport de Lucien, furent attaqués, au sortir de la représentation de l'Andromède d'Euripide, d'une fièvre qui leur dura sept jours, et pendant laquelle ils déclamaient des tragédies. Les exemples d'une semblable fièvre causée ou guérie par la musique sont moins rares.

Quand la fièvre inflammatoire ne dure que vingt-quatre heures, on l'appelle éphémère; mais quel médecin ose annoncer dès l'invasion que cette maladie sera telle? Il est donc obligé d'attendre pour connaître son caractère, et quand il a attendu, la maladie est terminée; tout le monde en sait autant que lui.

Le motif de sa prudence est que le début de la plupart des fièvres est souvent le même et qu'on ne peut apprécier l'état du malade qu'après l'avoir observé pendant plusieurs jours; et pourtant on se repend quelquefois de cette prudence, parce qu'on a perdu une occasion précieuse pour agir et qui ne se présente plus.

Les médecins habiles distinguent assez souvent les fièvres dès les premiers jours. A ce sujet, Lieutaud, d'après un avertissement de Lommius et sa propre expérience, dit qu'on reconnaît la continue simple, en ce qu'elle n'est pas précédée de dégoût et de lassitude comme dans les putrides, les ardentes et les malignes.

On rapporte à ce genre de fièvres toutes celles qu'on nomme fièvre de courbature, sinoque simple, continente, scarlatine, etc. Leur guérison est abandonnée aux forces de la nature, à l'aide de la diète et des boissons délayantes.

Cependant Fizes voulait qu'on saignât le malade sur-le-champ, et qu'on répétât la saignée si la fièvre ne se calmait pas.

Sydenham était d'avis qu'on abandonnât la guérison de la scarlatine à la nature, ou qu'on traitât cette fièvre comme la rougeole.

Morton allait plus loin et soutenait qu'elle était réellement une rougeole plus étendue et plus universelle, et qu'il fallait en conséquence diriger le traitement. On doit à plusieurs médecins allemands, entre autres MM. Hahnemann et Berndt, l'usage de la belladone comme prophylactique dans la scarlatine.

Huxam, dans les fièvres inflammatoires, recommande toutes sortes de délayans et de rafraîchissans ; boissons tièdes, fomentations émollientes, lavemens, bains tièdes, soit généraux, soit partiels.

On lit que les anciens faisaient un grand usage des bains dans les fièvres. Galien, surtout, faisait fréquemment baigner après avoir évacué les humeurs superflues. L'arabe Mésué portait encore plus loin l'usage des bains. Parmi les modernes on voit que Gilchrist obtenait les plus grands succès dans les fièvres inflammatoires et éruptives, avec les bains tièdes ou chauds.

Fièvre bilieuse ou meningo-gastrique. Signes précurseurs : Lassitude spontanée, douleurs des membres plus vives la nuit, frisson par intervalles, tension gravative et incommode à la région épigastrique ; ordinairement céphalalgie, nausées, langue sale, muqueuse, blanche ou jaune, anorexie, envie de vomir, constipation ou diarrhée ; pouls faible, quelquefois fréquent, nuits agitées, pâleur de la face ; les malades restent ainsi dans un état de santé douteux pendant plus ou moins de jours; ils sont tristes et ne quittent point leurs occupations ordinaires.

L'invasion est excitée par une affection morale, un refroidissement du corps, des travaux pénibles, des purgations ou des saignées hors de propos; d'autres fois elle a lieu par une disposition particulière inconnue, ou même par contagion. En général, il y a alternative de chaleur et de frisson, sueur peu considérable, augmentation de la diarrhée ou de la constipation, accroissement des symptômes gastriques, aversion des alimens, efforts de vomissemens, anxiété plus marquée, insomnies ou sommeil troublé par des terreurs, soif vive, goût pour l'eau froide.

Un émétique ou un laxatif soulage quelquefois le malade; d'autres fois il semble aggraver son état. Lorsqu'il y a constipation opiniâtre, il s'y joint d'autres symptômes; de même quand il y a diarrhée, il s'ensuit d'autres phénomènes; tels que douleurs de tête plus vives, tendance à la frénésie, soif plus ardente. C'est un heureux présage, si une hémorragie nasale survient du quatrième au septième jour, ou si l'émétique produit quelque soulagement.

C'est ici qu'il faut rapporter le *causus* ou fièvre ardente, la même que les anciens appelaient lipyrique à cause de la chaleur excessive, assodes à cause de l'agitation des malades, et enfin élodes quand les sueurs étaient extraordinaires sans être avantageuses.

Les anciens et même quelques modernes, dans

les pays chauds, ont célébré les heureux effets de l'eau froide jusqu'à la glace dans ces fièvres et quelques autres analogues.

Boerhaave, quand cette fièvre était bien prononcée, la déclarait mortelle au troisième ou quatrième jour, et rarement le malade devait passer le septième. Il avait observé qu'elle se compliquait fréquemment avec la péripneumonie, et il basait son traitement d'abord sur la saignée dès les premiers jours, puis les boissons tempérantes et les lavemens laxatifs.

Fizes, après avoir recommandé une diète humectante, célèbre les grands avantages de la saignée, et veut qu'on la pratique surtout le soir, et alternativement au bras et au pied.

Lieutaud dit qu'on ne doit saigner que le premier jour, et qu'à propos de la saignée on fait des fautes souvent meurtrières dans cette maladic ; on ne doit, suivant lui, user que des médicamens fort doux, et encore avec précaution.

M. Pinel veut qu'on se contente d'une boisson émétisée, et ne se soucie pas qu'on fasse usage des purgatifs, par le danger d'établir une diarrhée qui rendrait la maladie plus longue et plus grave.

Fièvre muqueuse ou adéno-méningée. Elle débute de cette manière : horripilation, froid plus ou moins vif, avec nausées et vomissemens spontanés; les symptômes se manifestent le soir, mais pendant la nuit il y a chaleur ardente, soif vive, céphalalgic antérieure, quelquefois constipation, quelquefois douleurs pongitives de la poitrine , toux abdominale , anxiété dans la région précordiale , respiration difficile , douleur des hypocondres, agitations continuelles, débilité , abattement, morosité , sommeil inquiet , diarrhée, ou ténesme ou colique. Il y a encore excoriation de la bouche avec des aphtes, ou leur amas de mucosité dans le larynx ; le pouls et l'urine varient beaucoup.

La terminaison la plus fréquente et la plus heureuse de cette maladie a lieu par les sueurs les 9.ᵉ , 11.ᵉ, 14.ᵉ ou 17.ᵉ jours ; mais souvent cette même terminaison est plus tardive , souvent elle est incomplète, souvent elle est funeste ; elle produit alors des squirres , des ulcères internes, ou des gangrènes.

C'est Wagler qui, de tous les auteurs, a le mieux fait connaître cette maladie. Elle a aussi été appelée pituiteuse , lymphatique et catarrhale ; et Muller lui avait donné le nom de lente, parce qu'il avait observé qu-elle allait quelquefois au-delà du 40.ᵉ jour ; il la traitait avec les sudorifiques combinés, avec les volatils et les adoucissans.

Fièvre adynamique ou putride. Comme on parle fréquemment de celle-ci, tout le monde croit la connaître et se croit par conséquent en droit de proposer le traitement qui lui convient ; cependant tout cela est très-difficile.

Ses signes précurseurs sont peu prononcés , ou manifestent même un caractère de bénignité qui trompe les médecins ; mais bientôt après se développent les symptômes les plus graves : lassitudes spontanées, perte totale des forces, coucher en supination, pesanteur de tête, sens hébétés, trouble de l'entendement, ou léger délire du 4.ᵉ au 7.ᵉ jour; yeux rouges, sorte de loquacité, urines blanchâtres, puis fortement colorées, déjections très fétides, du 4.ᵉ au 7.ᵉ jour éruption de petites taches rouges ou pourprées , peu de soif, langue couverte d'un enduit sale, tantôt veille, tantôt somnolence. Les signes d'un mauvais présage sont la syncope , la rétention d'urine , la diarrhée par l'usage des médicamens , l'éruption laborieuse des pétéchies, leur délitescence ou leur couleur livide. La solution la plus heureuse de cette maladie a lieu par les sueurs au 14.ᵉ jour ; mais quelquefois elle s'étend au-delà.

Quand il s'agit de guérir cette fièvre, au mot de putridité le vulgaire des médecins répond par celui de quina, et il semble que toutes les ressources médicales doivent se tirer de ce seul médicament ; cependant l'expérience nous apprend qu'il ne faut pas ainsi se limiter dans une maladie qui exige une grande variété de moyens, pris même parmi les plus opposés , parce qu'aucnn n'est exclusivement avantageux. Ainsi, dans les commencemens, la saignée peut être employée , mais avec précaution ; autrement elle hâte les progrès de la maladie et augmente la putridité ; ainsi l'émétique, souvent indispensable, trouble quelquefois sa marche, augmente la débilité et cause la diarrhée ; ainsi les purgatifs produisent des effets souvent plus pernicieux qu'utiles ; ainsi les

rafraîchissans , les délayans accablent le malade ,
tandis que les toniques et les stimulans augmentent
la fièvre ; le quinquina lui-même passe pour être
trop pesant, et les spiritueux trop diffusibles. Outre
les changemens qui peuvent être opérés dans cette
maladie par l'usage des remèdes , il en est d'autres
qui peuvent être amenés par la température et le
changement des saisons ; c'est ainsi que la fièvre putride prend le caractère de pleurésie pendant l'été ,
de dyssenterie pendant l'automne, et d'angine gan-
gréneuse au printemps.

On lit que les anciens employaient la saignée
dans les trois premiers jours, et que passé ce terme
ils la défendaient sévèrement.

La fièvre pétéchiale des auteurs doit être regardée comme une fièvre putride, Ettmuller recommandait de n'employer que des médicamens qui
pussent favoriser l'éruption des taches pourprées,
et, au besoin , d'appliquer des vésicatoires pour y
suppléer.

Tabernœmontanus voulait employer d'une manière particulière les tiges et la feuille de douce-
amère, infusées dans le vin.

Fizés dit qu'il faut recourir à la saignée dès que
la chaleur se déclare ; la réitérer même deux ou
trois fois , purger tous les deux jours, surtout avec
le séné jusqu'au déclin de la fièvre. Il ajoute que
le médecin qui ne suivra pas cette méthode, sera
malheureux et se repentira de son expectative.

Moscati célèbre les avantages de la moutarde
anglaise ; Callisen croit qu'elle pourrait souvent
remplacer le quina.

Lieutaud assure qu'on ne peut guère se passer de saignée, et que l'émétique est indispensable.

Belinghieri, professeur à Pise, soutient aussi que la saignée, même répétée, est souvent indispensable, et selon lui les plus forts antiseptiques, le quina, le camphre, etc., loin d'être salutaires, sont préjudiciables.

Brown, comme on peut le croire, ne veut point ici de ces moyens débilitans, mais bien du vin en abondance, et si la maladie prend le caractère du typhus, il recommande l'opium, le camphre, le musc, le quina.

Donckers commençait toujours par purger, à moins qu'il n'y eût contradiction bien manifeste; s'il existait quelques accidens inflammatoire comme angine ou pleurésie, il ordonnait d'abord un lavement, puis une saignée quelquefois répétée; dans le cours de la maladie, il se servait des alexipharmaques; et ce qu'il y a de remarquable dans sa pratique, c'est l'usage heureux qu'il faisait du laudanum et du sirop de pavot rouge.

Lettsom et Banau, son annotateur, ne veulent pas qu'on se fie aux forces de la nature; ils trouvent les principales ressources du traitement dans les boissons acidulées et fermentées, et le quina.

L'illustre auteur de la nosographie philosophique reconnaît ici qu'on ne peut pas toujours être partisan de la médecine expectante; il convient qu'il faut réveiller la nature et soutenir ses forces; en conséquence, il prescrit les stimulans et les toniques, boissons vineuses ou acidules, quelquefois émétisées, potions fortifiantes et vésicatoires.

Malgré les accidens formidables qui caractérisent la fièvre putride , il y a beaucoup de chances en faveur de la guérison, ainsi que l'expérience le démontre; mais il y en a moins quand on agit inconsidérément, comme, par exemple, lorsque l'on confie les malades à quelque jeune médecin nouvellement arrivé et poussé par la faveur populaire audessus des médecins les plus respectables. Notre jeune confrère, chargé, comme on le dit alors, de tous les trésors de la science, et en même temps armé des expressions les plus effrayantes du vocabulaire médical, voit une foule de malades, et comme il n'a pas eu le temps de méditer sur les diverses parties de son art, il parle avec assurance, prescrit des remèdes, et les malades meurent ; ce n'est qu'après la débacle que le bon sens revient à tout le monde, et l'on se demande les uns aux autres, avec une sorte de honte, comment on a pu se laisser mystifier d'une manière si déplorable.

Fièvre maligne ou ataxique. Elle est si bizarre et si différente d'elle-même dans diverses circonstances , que plusieurs auteurs ont voulu l'exclure du rang des fièvres, et faire regarder ce qu'on appelle malignité comme un symptôme particulier qui peut marcher à la suite de plusienrs maladies graves. C'est ainsi que pensaient, entre autres, Baglivi, Sydenham et Stoll. Cette opinion serait justifiée par les exemples qui se rencontrent quelquefois dans la pratique, comme dans les fièvres intermittentes, qu'à cause de cela on nomme pernicieuses, comme aussi dans certains cas de variole, de bubons et autres.

La fièvre maligne se prononce de cette manière : sentiment de froid, rigidité du corps ou des membres, sueurs partielles et légères, perte de la voix, agitation, malaise général, terreurs pusillanimes, abattement extrême, tristesse profonde, dysurie ou ischurie, altération des fonctions de l'entendement au point de méconnaître ses proches, oblitération de la mémoire, affection comateuse, délire taciturne, prostration des forces sans évacuation marquée, réponses brusques et dures, voix aiguë, gesticulations, sentimens de strangulation, vue égarée, langue tremblante, etc. Il n'y a pas d'époque déterminée pour la solution de cette maladie, et même cette solution n'est pas toujours complète ou apparente; et au lieu de se manifester, comme dans les autres fièvres, par des hémorragies, des diarrhées ou des sueurs, elle arrive par des métastases aux glandes ou aux articulations.

Quant au traitement, Fizes a dit : Dans la fièvre maligne, comme dans les autres fièvres continues, il faut saigner dès les premiers jours, et constamment quand la chaleur se déclare; il faut encore saigner dans le progrès de la maladie, et surtout dans le fort des redoublemens; on doit finir par employer les purgatifs, comme dans la putride, à la différence qu'il faut y joindre les cordiaux.

Lieutaud dit qu'en général la saignée ne convient pas, que, dans les commencemens, les vomitifs sont indispensables, et que les laxatifs ne doivent être employés qu'après les sept premiers jours.

Ettmuller soutient que les vomitifs conviennent très bien au commencement ; mais que, dans le cours de la maladie, il faut avoir recours aux sudorifiques unis aux cordiaux. Le même auteur vante en même temps le camphre, l'esprit de nitre dulcifié, le rob de sureau et les cantharides.

Chambon de Montaux attribue plus d'efficacité aux acides qu'aux autres remèdes, et leur donne la préférence.

Le typhus, espèce de fièvre maligne qu'on a aussi appelée fièvre putride nerveuse, était traité par Hecquet de cette manière : D'abord une saignée du bras ou du pied, puis de la jugulaire ; usage du petit-lait, puis décoction de quinquina avec du vin émétique et du sel d'epsum mêlés ensemble, et enfin des lavemens d'eau simple. Cependant Hecquet faisait une distinction sur le lieu de la saignée. Il voulait que les malades de nos climats fussent saignés au bras, et ne consentait à la saignée du pied qu'à l'égard des malades du midi, parce que ceux-ci, disait-il, ont le sang plus léger et plus coulant, et il subit plus facilement les lois de la dérivation.

Sylva, son antagoniste, prétendait que la saignée du pied était utile et même nécessaire dans les fièvres malignes, comme dans toutes les maladies qui ont leur siége dans les parties supérieures du corps.

Sauvages prescrivait pour le typhus l'émétique au commencement, puis les fortifians et les cardiaques ; mais on voit que Huxam et Van-Swieten employaient beaucoup l'émétique et les purgatifs.

M. Lavagna a éprouvé les heureux effets du café à fortes doses, surtout quand le typhus est accompagné de somnolence et de stupeur.

Fièvre lente nerveuse. Elle a encore reçu les noms de fièvre hectique, fièvre de consomption. On la place à la suite de la fièvre maligne, à cause de l'analogie ; on doit toutefois la distinguer de la phthisie et du tabès, maladies qui consistent dans le dépérissement de quelques viscères particuliers, tandis que cette fièvre est une affection universelle.

Voici son histoire : Causes très nombreuses et très variées, telles qu'une constitution faible et détériorée, un état chlorotique, un abus des médicamens, des excès dans les plaisirs vénériens, des évacuations immodérées, une convalescence pénible, un état d'hystérie ou d'hypocondrie, des affections tristes, des veilles opiniâtres, des études profondes.

Ses progrès sont d'abord lents : il y a langueur, indifférence, morosité, inquiétudes, terreurs pusillanimes, pressentimens sinistres, sommeil nullement réparateur ; au début : horripilations vagues, chaleur errante, abattement, rougeur passagère des joues, pouls faible et variable, langue humectée, blanche ou rouge ; à cet état succèdent des symptômes plus graves : vertiges, pleurs involontaires, stupeur, somnolence, oppression dans la région précordiale, respiration lente, suspirieuse, resserrement spasmodique de la poitrine , roideur ou convulsion , intégrité ou incohérence des idées , constipation ou diarrhée , anomalie singulière de la chaleur animale , face tantôt pâle , tantôt colorée , paroxismes irréguliers ; à une époque plus avancée de la maladie , il survient un délire tranquille et un assoupissement profond , yeux ternes , chassieux , urine limpide , face altérée , décroissement gradué des forces , vertiges , syncopes , sueurs froides , soubresaut des tendons , pouls intermittent , à peine sensible , extrémités froides , affection comateuse , mort inattendue.

Outre les divers symptômes que nous venons de signaler et qui caractérisent le mieux cette fièvre , il en est quelquefois d'autres qui peuvent donner le change à un médecin inattentif et lui faire commettre des erreurs irréparables ; c'est ainsi qu'un minoratif, tant léger soit-il , précipite le malade et hâte sa perte.

On a remarqué que les moyens les plus avantageux se tirent des humectans, des nourrissans ; des analeptiques et des balsamiques.

C'est ici que l'ordre naturel des fièvres nous obligerait à parler de la peste et de la fièvre jaune , si ces terribles maladies n'étaient pas heureusement étrangères à nos climats.

CHAPITRE III.

FIÈVRES INTERMITTENTES.

CE sont ces maladies qu'on appelle communément fièvres, pour les distinguer de celles que quelques auteurs nomment pyrexies ou affections sthéniques, suivant Brown, dépendantes d'une lésion par excès de vitalité.

Elles sont surnommées intermittentes, eu égard à leur caractère essentiel qui consiste dans des intervalles de repos entre les accès; outre les intermissions ordinaires de plusieurs heures ou de un ou deux jours, on a vu des intermissions de huit jours, d'un mois, de six mois et même d'une année. Amatus Lusitanus a vu un juif attaqué d'une fièvre intermittente dont les accès ne revenaient que tous les samedis avant jour. On donne aux fièvres qui ont ce type le nom d'erratiques pour les distinguer de la quotidienne, de la tierce et de la quarte, et pour caractériser leur marche insolite.

Les malades ne meurent pas ordinairement de la fièvre, mais quelquefois du remède; cette assertion n'est pas nouvelle et Celse avait dit : La fièvre quarte ne tue jamais.

Il y a tant de remèdes particuliers et tant de gué-

risseurs sans titres, que dans tant d'œuvres philantropiques je n'entrevois souvent que les travaux de
la parque : on veut couper la fièvre, on coupe le
fil de la vie.

Si le malade ne meurt pas bientôt, au moins il
languit long-temps entre les obstructions et les hydropisies, et pourtant on devrait regarder généralement les fièvres intermittentes comme des moyens
dépuratifs dont la nature se sert pour se débarrasser
des humeurs superflues ou nuisibles; la quarte, la
plus pénible de ces maladies, dispose, dit-on, à la
longévité, ainsi qu'il résulte de plusieurs observations.

Pourquoi donc contrarier la nature, ou plutôt
pourquoi ne pas l'étudier et la suivre dans sa
marche ?

La quotidienne, et surtout la tierce, sont souvent abandonnées à elles-mêmes, et n'exigent tout
au plus qu'un émétique, quelques amers et quelques stomachiques. Mais la quarte exige plus de
soins, plus de remèdes, et encore elle rebute quelquefois et le médecin et le malade. Il lui faut tout
l'appareil des émétiques, des purgatifs, des fondans, des apéritifs, des délayans, des amers, des
fébrifuges, et surtout du quina.

Cependant le quina n'était pas connu des anciens,
et ils guérissaient fort bien leurs fièvres intermittentes par les exercices du corps et les onctions
dans les jours intercalaires ; néanmoins on voit
qu'ils commençaient le traitement par faire vomir,
purgeaient ensuite, et arrêtaient les accès avec des

boissons vineuses ; dans la quarte , ils employaient plus spécialement la camomille en friction , et généralement ils comptaient plus sur les secours de la nature que sur ceux de la pharmacie.

Quant à l'écorce du Pérou , que tant de personnes décorent du nom de spécifique , elle n'a pas toujours joui d'une égale réputation parmi les plus illustres médecins qui l'ont employée ; et l'on compterait peut-être un nombre de détracteurs égal à celui de ses partisans dans le traitement des fièvres.

Bref , le quina , apporté en Europe dans le dix-septième siècle , fut regardé comme un spécifique assuré contre les fièvres intermittentes par Fonseca , Redi , Tozzi , Tagault , Willis , Robert Boyle , Digby, Murat, Decker , Boher , Bergeren, Waldschmid , Dolæus , Zapfius , Stroïdel , Lister, Morton et autres , pendant que Baglivi, Ettmuller, Pallili , Blegny , James , Chifflet , Plempius et autres , le regardaient comme un remède douteux , infidèle , et même dangereux. Le dernier surtout composa contre ce médicament un livre dans lequel il se promit de le terrasser ; et, secondé par les apothicaires de son temps , qui regardaient ce remède comme contraire à leurs intérêts, il y réussit à peu près. Il fallut que , plusieurs années ensuite , Sébastien Badus réfutât Plempius , pour remettre le quinquina en faveur.

Cependant Dolæus , qui, ainsi que nous l'avons dit , se comptait au nombre des partisans du quina , préférait très souvent donner aux malades , avant l'accès, un demi-gros et même un gros de lapis-lazuli dans de l'eau-de-vie.

Boerhaave, qui croyait les fièvres intermittentes produites par la viscosité du sang artériel, employait fort heureusement le sel ammoniac, et obtenait des succès qu'il n'attendait pas du quina. Après le sel ammoniac, son remède préféré était l'opium. Lind employait surtout ce dernier avec beaucoup de succès.

Charles Lepois vante le suc de limon mêlé avec du sucre et de l'eau, et avalé chaud au commencement de l'accès.

Ettmuller dit que l'extrait de gentiane, mêlé avec la myrrhe, peut remplacer avantageusement le quina.

Van Sloane veut que la racine de prunier sauvage soit encore plus efficace.

Morton faisait le plus grand cas de la camomille romaine.

Fowler avait donné à son élixir fébrifuge minéral une telle célébrité, que plusieurs praticiens, entre autres Fabricius Melchior, le plaçaient à l'égal du quina.

Valentini (Journal des Savans) préfère l'ipécacuanha. Ses effets sont plus sûrs, dit-il; mais il faut le donner à la dose de quarante-huit grains, et même d'un gros, dans une liqueur convenable.

Pringle guérissait les fièvres intermittentes en donnant un grain d'opium avant l'accès.

Beaucoup de praticiens ne se contentent pas de rejeter l'écorce du Pérou comme un remède suspect ; ils attribuent encore à l'abus qu'on en fait les hydropisies à la suite des fièvres quartes ; et pourtant, beaucoup d'autres veulent qu'on guérisse ces mêmes hydropisies avec ces mêmes remèdes,

Au nombre de ces derniers est Strack ; on voit dans le recueil intitulé *Riedlini lineæ medicæ*, des observations qui confirment les succès de sa pratique.

Heister a publié des observations à l'appui de celles de Strack ; Kramer de même, dans sa Médecine des camps.

Torti, Sénac, Morton, Werloff, Boecler, Brunner, Restaurandus, Camerarius, etc., fournissent aussi des faits qui prouvent l'efficacité du quina dans les hydropisies à la suite des fièvres quartes.

Sydenham était tellement admirateur des vertus de ce médicament, qu'il lui donnait le nom de merveilleux ; et pourtant il ne l'employait qu'avec les plus grandes précautions, quelquefois même il aimait autant abandonner à la nature la guérison des fièvres quartes. Mead associait toujours le quina à la rhubarbe, et se trouvait bien de ce mélange,

L'illustre professeur Pinel se fie peu à l'écorce du Pérou ; il temporise avec les fièvres en employant la camomille, la petite centaurée et l'absinthe, combinées quelquefois avec le muriate d'ammoniaque.

Cependant on a vu récemment dans un journal que M. Hurtado administre le quina à hautes doses et dans tous les cas.

Que n'a-t-on pas dit dans ces dernières années

en faveur des nombreux succédanées de l'écorce du Pérou? Il n'est pas jusqu'à la gélatine qui n'ait disputé la prééminence.

M. Fodéré, après avoir fait de nombreuses expériences sur toutes les substances qui ont été proposées, a trouvé une précieuse ressource dans l'arséniate de soude, quand le quina ne réussit pas.

MM. Bouteille et Vaidy ont employé la valériane avec les plus grands succès.

M. Marc et d'autres praticiens emploient aujourd'hui fort heureusement le sulfate de fer.

Tout récemment, M. Ré, piémontais, a découvert que le *lycopus europeus*, qui croît dans les marais, peut très bien, et très avantageusement, remplacer le quinquina. Depuis, M. Rousseau a proposé le houx en poudre. En même temps, M. Peysson a offert, comme un remède admirable, une potion dont le tartre stibié et le syrop de diacode sont les principaux ingrédiens ; le même préconise encore le tartre stibié employé en friction.

J'ai entendu dire au savant botaniste dauphinois, Villars, que le *datisca cannabina* arrêtait la fièvre mieux que tout autre remède ; mais qu'il n'était pas mis en usage, parce qu'il affaiblissait trop.

Outre les essais avantageux de l'arséniate de soude, on a aussi employé l'oxide blanc d'arsenic : témoin une observation de M. Bry, médecin à Angers. Cependant, malgré les succès constatés de l'arsenic et de ses composés, d'illustres médecins l'avaient depuis long-temps rejeté : Werlhof et

Quarin ne voulaient pas qu'un médecin instruit et ami de l'humanité le mît jamais en usage.

Non-seulement il est curieux et instructif de connaître le médicament préféré de chaque praticien, mais aussi sa manière de l'employer et ses motifs dans le traitement.

Parce que le quinquina eut la réputation de fatiguer l'estomac, Helvétius, et même Torti, imaginèrent de le faire prendre en lavement pour guérir les fièvres intermittentes. Cette méthode fut vantée et devint à la mode pendant quelque temps.

Voullonne, dans son mémoire couronné par l'académie de Dijon, établit une distinction lumineuse des intermittentes essentielles et des intermittentes symptomatiques. Dans les premières, on doit, suivant lui, donner le quina, parce que ce médicament a des succès ; dans les secondes, il faut s'en abstenir, parce que les effets de ce fébrifuge diminuent, au lieu de s'accroître, et finissent par être nuisibles.

Strack, compétiteur de Voullonne et couronné comme lui par la même académie, veut que dans ces fièvres on observe la doctrine des coctions et des crises, et qu'en conséquence on admette l'usage des vomitifs, purgatifs et fébrifuges, sur la fin et non au commencement. Les non-succès du quina doivent être rejetés, suivant lui, sur l'inobservance de cette méthode.

Willis, Baillou, Mead, Rivière, Frédéric Hoffman, Baumes et autres, après avoir épuisé tous les fébrifuges inutilement dans les fièvres opiniâtres, proposent les frictions mercurielles jusqu'à salivation, et ils citent tous des faits heureux à l'appui.

Sénac, dans des cas semblables, avait employé avec succès l'eau pure, comme aliment et comme remède.

Joseph Mosca, dans les Commentaires de l'Institut de Bologne, offre, comme un remplaçant heureux du quina, un certain sirop fébrifuge, composé de suc épuré de scordium, de chardon-béni, de camomille et de petite centaurée.

Buchhave, médecin danois, dit que la racine de benoîte, à la dose d'une demi-once ou même d'une once en poudre, suffit ordinairement pour arrêter une fièvre mieux que le quina.

Ramel, médecin provençal, propose le *globularia alypum* comme un excellent remède qui n'a pas le désavantage du quina. Le botaniste Garidel avait déjà célébré avant lui les vertus de cette plante.

Otto, de Gotha, assure, d'après sa propre expérience, qu'on peut détruire les fièvres intermittentes les plus invétérées avec la douce-amère.

Lettieri, de Naples, prétend que les acides végétaux et minéraux sont un spécifique au moins égal au quina, et il cite ses expériences en faveur de son opinion.

Dans ces derniers temps, on a été jusqu'à traiter et guérir les fièvres intermittentes par des moyens mécaniques, ainsi qu'on le voit dans le Journal d'Hufeland et dans celui de Pharmacie : il y est question d'une application alternative du tourniquet sur un bras et sur une jambe.

Dans le même Journal d'Hufeland, cahiers de 1821, le docteur Henkesen célèbre le sousnitrate de bismuth comme un fébrifuge qui n'offre aucun inconvénient dans son emploi.

On se moque ordinairement des topiques pour guérir les maladies internes; cependant Baglivi a remarqué que l'essence de girofle à l'extérieur produit les meilleurs effets; Morton en dit autant d'un emplâtre fébrifuge appliqué sur l'épigastre, surtout chez les enfans.

La plupart des médecins combattent les frissons de la fièvre quarte avec les cordiaux, et la chaleur avec des tempérans; Arbuthnot, tout au contraire, dit que l'eau convient parfaitement, et que les cordiaux sont nuisibles. L'eau, en y mêlant un peu de vin du Rhin, excite mieux la sueur, et fait plutôt cesser le frisson; quand le frisson est passé, on peut prescrire un régime plus chaud, et même employer les aromates.

Théophile Lobb rapporte avoir guéri toutes sortes de fièvres sans saignée, ni émétique, ni cathartique, ni quina; il traite ces maladies chimiquement, d'après une acrimonie qu'il suppose en être cause et qu'il corrige avec différens sels.

Sylvius, van Helmont, et tous les médecins cartésiens rejettent la saignée et la méthode antiphlogistique, et emploient préférablement les résolutifs pour empêcher la coagulation du sang.

Kergerus, au rapport de Boyle, guérissait les

fiévreux sans saignée, ni émétique, ni aucun de ces médicamens dont on a l'habitude de faire usage, mais seulement par la vertu chimique d'un précipitant.

Grant soutenait que les fièvres intermittentes se guérissaient par la chaleur, et qu'en conséquence on devait les rendre aiguës à l'aide des échauffans, pour obtenir une crise.

Clutton n'employait jamais les tempérans, mais bien les alexipharmaques; il se servait souvent d'un demi-gros de sel d'absinthe dans une once de jus de citron.

Brown fait ici triompher sa doctrine. Il ne peut concevoir comment il est des médecins qui osent saigner; il place les stimulans diffusibles au-dessus du quina, attendu que cette substance manque souvent son effet. Le traitement qu'il propose n'offre rien de désagréable au goût, puisqu'il tire ses principales ressources de la cave et de la cuisine : les assaisonnemens, l'eau-de-vie, le punch, et les vins de bonne qualité.

Voici des contradictions qui ne roulent plus sur les vertus d'un seul remède, mais sur un point capital du traitement : Nous avons vu chez la plupart des auteurs précités l'emploi des toniques et des fortifians, et l'exclusion des débilitans ; Hippocrate lui-même revient ici à leur appui, et l'on voit que ce père de la médecine, n'aimait pas les écoulemens de sang dans les fièvres intermittentes ; Sydenham, l'Hippocrate moderne, ne veut pas qu'on use de la saignée, surtout dans la fièvre quarte.

Fizes, si enclin à la saignée dans presque toutes les maladies, ne la prescrit pas ici d'une manière absolue; il dit seulement que dans la fièvre quarte, soit qu'on ait saigné ou non, il faut en venir à la purgation le plus tôt possible et dès la première intermission, on donnera un émétique et préférablement l'ipéca, s'il y a saburre dans l'estomac; le lendemain une potion cathartique, et enfin après quelques légers purgatifs, le kina.

Cependant un grand nombre d'illustres médecins célèbrent les avantages de la saignée dans les fièvres intermittentes; on voit que Sénac la préconise, quoique d'une manière générale.

Hecquet veut qu'on commence le traitement par la saignée; puis les émétiques, purgatifs et enfin le kina; si la fièvre revient, il veut qu'on réitère la saignée.

Sauvage fait toujours prédominer la saignée; cependant il dit que pour chasser la fièvre rien n'est meilleur que de prendre deux ou trois fois par jour un mélange composé d'une dragme de graine de panais et de deux dragmes de coquille d'œuf calciné.

Forestus, Rivière, Zacutus Lusitanus, Brera, Baillou fournissent beaucoup de faits qui prouvent l'avantage de la saignée dans bien des cas.

Baglivi dit que ces fièvres guérissent beaucoup mieux, quand on a fait une saignée.

Depuis peu, de jeunes médecins ont soutenu la même opinion dans leurs dissertations devant la faculté.

Plus récemment encore, dans un ouvrage très

estimé, M. Chomel a dit que les intermittentes cèdent toutes à un même remède, le quinquina, qui agit directement contre elles, et peut en arrêter subitement le cours. Les derniers essais qu'il a faits des sulfates de quinine et de cinchonine font croire que ces sels doivent être les febeifuges par excellence.

Depuis, d'autres médecins ont prouvé par des faits, que le sulfate de quinine était effectivement un remède précieux.

Que conclure donc de tant de sentimens divers et souvent opposés dans le traitement d'une des maladies les plus fréquentes? que la médecine est très difficile à pratiquer, et qu'elle n'a presque jamais rien d'absolu dans ses procédés, mais que tout est subordonné aux circonstances; et c'est l'appréciation de ces circonstances qui constitue le grand médecin. Les hommes médiocres, c'est-à-dire les plus nombreux, ne voient ordinairement qu'un mal et qu'un remède là où il y a mille maux cachés sous une seule et trompeuse apparence et mille remèdes qui doivent être choisis et combinés.

CHAPITRE IV.

ROUGEOLE.

MALADIE à laquelle les enfans et les jeunes gens sont sujets et qui a coutume de se répandre épidémiquement à certaines époques.

Elle n'est dangereuse que par ses complications ou par l'imprudence d'un traitement mal-entendu, alors il survient des maladies très grâves, comme péripneumonies, esquinancies, diarrhées, anasarques, phthisies, ophtalmies, etc.

Elle se manifeste par une éruption de petites taches purpurines semblables à des morsures de puces ; mais cette éruption n'ayant lieu que du troisième au quatrième jour, la rougeole avant cette époque peut être confondue avec la petite vérole.

Sydenham donnait à ses malades des boissons béchiques et tous les soirs une once de sirop de diacode, et terminait le traitement par les purgatifs. Il avait observé que la diarrhée était un des symptômes de cette maladie, tout comme la constipation l'était de la petite vérole.

Barbeyrac traite cette maladie comme la petite vérole ; il saigne et purge suivant l'indication du moment, sans beaucoup d'égards pour l'éruption.

Gontard veut qu'on saigne d'abord, surtout si le malade est adulte, qu'on fasse vomir et qu'on purge ensuite tous les deux jours, soit que l'éruption se fasse ou qu'elle ne se fasse pas; cependant, il n'entend par comme Barbeyrac, traiter cette maladie de même qu'une petite vérole.

Ramel, médecin provençal, avait obtenu d'heureux succès d'une méthode d'après laquelle il demeurait spectateur tranquille jusqu'après l'éruption, c'est-à-dire passé le quatrième jour; alors il purgeait en fortifiant les organes gastriques avec la rhubarbe; il avait remarqué que la manne et les sirops ne convenaient pas.

Ces diverses méthodes peuvent être bonnes dans les mains de quelques médecins très habiles; dans d'autres cas elles sont très suspectes, et il vaudrait mieux abandonner le malade aux soins de la nature.

CHAPITRE V.

ÉRYSIPÈLE OU FEU SACRÉ.

C'EST une maladie cutanée très commune et qui attaque ordinairement le visage, les bras et les jambes. Elle se manifeste par la tension de la peau, la démangeaison, la rougeur vive cédant à l'impression du doigt; elle n'est jamais circonscrite et peut s'étendre, changer de place, disparaître même, et dans ce dernier cas elle est très suspecte. Celle qui survient chez le vieillard est souvent avantageuse et il est presque toujours dangereux de la guérir.

C'est une maladie qu'on peut abandonner aux soins de la nature; ils sont ici moins à craindre que ceux de la médecine; on se permet seulement quelques boissons émétisées, plus rarement la saignée, jamais de topiques. Les emplâtres, onguens, les corps gras sont dangereux.

Néanmoins nous citerons les opinions de quelques célèbres médecins; elles ne sont pas toujours d'accord avec l'expérience de notre siècle.

Sydenham veut qu'on commence la cure par la saignée; le lendemain, il fait donner un doux purgatif, puis un calmant et enfin il fait appliquer quelques épithêmes chauds toniques et stimulans.

Rivière agissoit à peu près de la même manière.

Ettmuller au contraire ne veut point de purgation, point de saignée et point de topique; il recommande seulement l'usage des diaphorétiques et surtout du rob de sureau.

Mead est de l'avis de commencer le traitement par une saignée abondante, et d'user ensuite des minoratifs.

Freind dit que quand l'érésypèle tient la tête, il ne faut point hésiter à purger.

Lazerme dit qu'après avoir saigné on doit réitérer les purgatifs.

Verduc, au contraire dit que les purgatifs sont inutiles, et qu'on doit user des alkalis et des apéritifs chauds, et au nombre de ces remèdes il place le café et le thé.

Lieutaud dit que les purgatifs ne conviennent qu'à la fin de la maladie, quoiqu'il soit avantageux de tenir le ventre libre; il parle d'appliquer des résolutifs; tels que l'esprit de vin camphré, l'eau de chou et autres.

Barbette, Turner, Fuller, proposent et recommandent divers épithêmes.

Sauvages, en avouant que la nature seule guérit l'érésypèle, veut qu'on lui aide avec les remèdes généraux : la saignée et les cathartiques.

Le zona ou zoster est une espèce d'érésypèle qui se manifeste en forme de ceinture autour du corps, et qui dure vingt-cinq ou trente jours; tandis que l'érésypèle se termine au huitième.

CHAPITRE VI.

GALE.

La gale a été rayée de la liste des maladies du bon ton; si l'on peut s'annoncer dans le monde comme vaporeux, et faire par conséquent des extravagances, il n'est pas honnête de se dire galeux et de se gratter.

Cette légère maladie ne devient grave que par la négligence de celui qui en est atteint, ou par l'imprudence de celui qui cherche à la guérir. Sa répercussion produit des maladies très sérieuses, et on est obligé de la redonner au malade pour le tirer d'affaire.

Elle est un excellent moyen prophilactique dans les épidémies, et un moyen de guérison dans la dyssenterie, la paralysie et quelques autres.

Suivant la plupart des anciens la gale étoit le premier degré de la lèpre.

Les modernes la guérissent de mille manières différentes ; le soufre, le mercure, les oxides métalliques, les acides, sous différentes formes, sont leurs principaux moyens.

Le botaniste Garidel au commencement du siècle dernier, et le médecin Sumeire sur la fin, avaient proposé la dentelaire comme un excellent antipsorique; mais le dernier convient que ce serait un remède dangereux, si on ne faisait subir à cette plante une préparation en la faisant bouillir dans l'huile.

Willis disait que les onguens où entre le mercure sont dangereux, et s'étoit fait en conséquence une méthode particulière de traitement.

Werloff, au contraire, employoit habituellement le mercure sous forme de précipité blanc dans la proportion d'une partie sur huit d'onguent-rosat.

Borel voulait qu'on guérît la gale avec des lotions de savon noir, surtout chez les pauvres gens.

Bruckmann et Wolf avaient fait d'heureux essais de l'*enula campana*.

Goulard faisait bassiner soir et matin les parties affectées avec l'extrait de saturne, et au bout de quatre ou cinq jours il faisait ajouter à deux livres de cette eau une demi-once de sel marin, et continuer les lotions.

L'abbé Quiret avait donné un remède qui guérissoit le plus grand nombre de galeux en trois frictions; ce remède qui fut approuvé par la société royale de médecine, consistait dans un œuf cuit avec du soufre et ensuite broyé avec du vieux oing.

M. Dupuytren a proposé un traitement simple, expéditif, commode et peu coûteux; il consiste dans une solution de quatre onces de sulfure de potasse dans une livre d'eau, avec addition de deux gros d'acide sulfurique. Cela rappelle que Carmichael Smyth employait l'acide sulfurique contre la gale et contre la plupart des affections cutanées.

CHAPITRE VII.

DARTRES.

Un beau matin , en sortant du bal , après y avoir passé la nuit , vous éprouvez une petite déman-geaison au visage. La glace fidèle, en répetant vos traits , vous dénonce l'existence d'un bouton ou d'une tache roussâtre que vous n'aviez pas aperçue la veille , et une lotion cosmétique vous rassure contre cette bagatelle, dont vous ne soupçonnez pas la malignité.

Mais bientôt l'opiniâtreté de ce mal léger éveille votre plus sérieuse attention ; d'autres boutons nais-sent du premier , ils s'ouvrent, se couvrent de croûtes , se répandent sur diverses parties du corps, se fixent surtout à la figure , s'ulcèrent et s'agran-dissent. Les secours médicaux se pressent vainement autour de vous ; le mal s'en irrite, et, plus intrai-table à mesure qu'il fait des progrès, il rappelle au souvenir de vos médecins son surnom fatal de *noli me tangere ;* ce qui équivaut à un arrêt contre le-quel il ne faut pas réclamer.

Il est difficile d'obtenir une guérison , et de plus, il est dangereux de guérir. Des phthisies et d'autres maladies très graves ont suivi les succès qu'on avait obtenus, et ont fait quelquefois mettre en question s'il ne valait pas mieux vivre avec cette affection dégoûtante que de s'exposer à mourir après sa disparution.

Il est des espèces de dartres qu'on nomme farineuses, miliaires, volantes, et qui n'offrent pas le même danger; mais on connaît trop bien celles qui rongent les lèvres et le nez, et font, de tel visage que le Titien eût jadis pris pour modèle, un objet de désespoir pour la victime et d'horreur pour tout le monde.

Mesdames, vivez sobrement, couchez-vous de bonne heure, levez-vous matin, ne vous fardez pas, et vous conserverez votre fraîchenr; mais très souvent vous faites tout le contraire, aussi avez-vous des dartres.

On a proposé une infinité de remèdes : bains, lotions, pillules, onguens, apozèmes, sucs dépuratifs, bouillons de tortues et d'écrevisses; mais ce qu'il y a de plus essentiel, c'est un médecin prudent.

La plupart des médecins anglais traitent les dartres avec les phagédéniques, les détersifs et les astringens, l'arsenic, le sublimé, et enfin le feu.

Schmitz conseillait surtout le feu.

Lazerme pense qu'après avoir employé tous les moyens indiqués, il faut, s'ils ne réussissent pas, limiter les dartres avec une traînée de pierre à cautère.

Sauvages, avant le traitement par les dépuratifs, veut qu'on saigne et surtout qu'on purge pendant trois jours.

Dufresnoy, médecin de Montpellier, avait célébré les vertus du *rhus radicans* sous la forme d'extrait.

Storck et Bonnel de La Brageresse avaient placé au-dessus de tous les médicamens, non-seulement dans les dartres, mais-encore dans la plupart des maladies cutanées invétérées, l'extrait de l'anémone *pratensis* de Linné, à la dose de douze à quinze grains deux fois par jour.

Fouquet et Bertrand de Lagrésie avaient publié leurs nombreux succès par l'emploi de la douce-amère.

De nos jours, on emploie beaucoup les fumigations sulfureuses.

Cependant Poupart, de Montpellier, dont le suffrage était d'un grand poids dans cette maladie, prétendait qu'il n'avait point trouvé de spécifique, mais beaucoup de moyens qui devaient être variés suivant les circonstances.

CHAPITRE VIII.

VARIOLE ET VACCINE.

CETTE fois-ci, le désir de plaire ne fut pas inutile à l'humanité; l'art de conserver la beauté fut aussi celui de conserver la vie.

Depuis la chute du trône de Constantin le culte de Vénus semblait être renouvelé et transporté des îles si fameuses de la Grèce aux lieux qu'arrosent le Kour et le Phase; mais bientôt la curiosité européenne ne put laisser en arrière la connaissance de l'art ou des moyens de la nature pour développer les charmes du sexe parmi les peuples de ces régions. Une illustre Anglaise, lady Montagut, nous apprit la première que l'inoculation était en usage dans la Géorgie depuis un temps immémorial, et que les visages les plus beaux de l'univers attestaient les heureux effets d'une opération si légère, que les femmes s'en attribuaient uniquement le soin.

Lady Montagut, en mère tendre mais éclairée, inocula ses enfans, et cet exemple fut rapidement suivi aux acclamations de toutes les mères. Malgré cela, la mort frappait encore quelques enfans mal disposés, et justifiait, jusqu'à un certain point, les détracteurs de l'inoculation quand Jenner annonça la vaccine.

Mais encore, par un de ces jeux dont la nature se sert de temps en temps pour démontrer aux hommes la nécessité d'un sage pyrhonisme dans les résultats de notre expérience, la variole se manifeste quelquefois sur des individus qu'elle aurait dû garantir, et elle ferait naître les plus désolantes réflexions sur ce qu'on doit attendre de la précieuse découverte de Jenner, si ces bizarreries n'étaient pas extrêmement rares.

Elles sont même si rares, que quelques médecins n'ayant pas occasion d'en attester l'évidence dans le cours de leur pratique, en ont nié la réalité, et c'est pour vous un motif tranquillisant. Livrez donc sans réserve vos enfans à cette légère opération ; s'il existait un danger, bientôt le gouvernement éclairé par les doctes se chargerait d'éveiller votre sollicitude, et vous défendrait ce qu'aujourd'hui il vous propose comme un devoir.

La vaccine n'eût-elle que l'avantage de garantir des ravages de la variole, elle serait déjà un bienfait précieux ; et que ne serait - elle pas si elle a la propriété, ainsi que l'assurent quelques praticiens de préserver d'une autre maladie encore plus funeste.

MM. De Carro, allemand, et Valli, italien, prétendent qu'elle garantit de la fièvre pestilentielle du Levant. M. Colombot annonce avoir arrêté le progrès de dartres vives par le moyen de dix ou douze piqûres. M. Py a employé, dans l'arrondissement de Narbonne, le vaccin comme moyen thérapeutique, et a traité avec succès des maladies cutanées, diarrhées, ophtalmies, coqueluches, scrophules, etc, mais enfin ce même moyen paroît s'affaiblir, s'il n'est pas renouvelé à la source. Suivant M. Kainglake le vieux vaccin s'altère et perd sa vertu, parvenu à la sixième personne; on doit alors recourir à celui de la vache.

Quoique le pressentiment de Boerhaave se soit réalisé de nos jours, et qu'on ait enfin trouvé le moyen d'éteindre le fléau variolique, ce qu'avoit toujours espéré ce grand médecin, cependant la petite vérole se manifeste encore quelquefois; ce qui démontre une insouciance coupable chez les chefs de famille, et la difficulté qu'il y a à propager l'utile découverte de Jenner.

La petite vérole simple, discrète, bénigne, n'est pas dangereuse et se passe volontiers des secours de la médecine; on la reconnaît à l'éruption de petits boutons rouges d'abord, puis transparens, épars, précédés d'une petite fièvre qui dure trois jours, et de quelques autres légers symptômes. Les boutons mettent quatre ou cinq jours pour s'accroître, autant pour dessécher, et la maladie est finie.

Mais quand la variole est confluente, les symptômes précurseurs sont plus prononcés; l'éruption commence avant le quatrième jour; après quoi, la fièvre qui s'était d'abord calmée renaît avec plus de force sous le nom de fièvre secondaire ou de suppuration; les boutons se joignent les uns aux autres, et un érésypèle universel enveloppe tout le corps.

C'est entre le douzième et la quatorzième jours que les malades succombent ordinairement; sinon, dès le lendemain ou le surlendemain, ils se trouvent mieux, et les boutons se sèchent en deux ou trois jours. Cette maladie est sujette à se compliquer avec d'autres très graves, de là la difficulté du traitement et l'imminence du danger.

Comme il y a des gens qui ne se doutent de rien, et peut-être vous la première, Clytia, il convient de dire ici qu'aucune maladie ne partagea mieux les avis des plus illustres médecins, et qu'après les avoir lus, il ne reste dans l'esprit qu'une incertitude désespérante et un découragement accablant.

Quel parti prendrez-vous donc, vous qui consultez le docteur du coin de la rue, et qui êtes contente de sa douceur, de ses compliments et de sa recette pour la migraine?

Vous prendrez le parti de laisser agir la nature avec l'aide de quelques boissons tempérantes et même diaphorétiques, et vous aurez le temps d'appeler à votre secours les hommes instruits et expérimentés, lesquels décideront s'il faut traiter vos enfans par la méthode échauffante ou par la rafraîchissante.

Rhazès, le premier auteur qui ait donné un écrit complet sur cette maladie, employait beaucoup la saignée, les acides et l'eau froide.

Alsaharavius, autre médecin arabe, était aussi un des premiers partisans de sa méthode antiphlogistique, surtout à l'invasion du mal; il faisait sai-

gner copieusement et boire de l'eau froide en abondance.

Sydenham et Freind, dans la méthode tempérante
qu'ils avaient adoptée, purgeaient au moindre signe
de putridité.

Sauvages établit ainsi le traitement : d'abord saignée du bras, le lendemain saignée du pied, surtout si le sujet est chaud et pléthorique, enfin vomitif, puis purgatif.

Fischer, après la saignée et la purgation, voulait qu'on fît baigner le malade dans l'eau tiède pour
favoriser l'éruption.

Méad, ayant observé que dans les varioles les
plus graves, quand il survenait un cours de ventre
avant le dixième jour, le malade était sauvé, en concluait pour l'emploi des laxatifs, et disoit que cette
méthode lui avait toujours réussi.

Brown prescrivait, suivant son langage, les moyens
asthéniques les plus puissans, et principalement le
froid.

Morton, grand partisan de la méthode échauffante, appliquait d'abord des vésicatoires à la nuque
et à la plante des pieds, et faisait ensuite usage
des diaphorétiques et des alexiphasmaques.

CHAPITRE IX.

ANGINE, ESQUINANCIE.

Affection souvent plus inquiétante que dangereuse de sa nature, parce qu'elle menace de suffoquer le malade. Quelquefois elle n'attaque que la peau et les glandes du cou ; d'autres fois elle a son siége dans les membranes qui tapissent l'intérieur du larynx et du pharynx, et même dans les muscles de ces orgânes ; alors le mal est plus sérieux, la difficulté d'avaler et de respirer augmente rapidement, la douleur du gosier devient plus intente ainsi que la fièvre ; il faut ici de prompts secours. La saignée est bien le remède le plus souvent indiqué et souvent le plus efficace ; néanmoins il faut reconnaître si l'angine est inflammatoire, catarrhale ou grangreneuse ; cette dernière est la plus mauvaise et trompe souvent le médecin.

Sauvages faisait une distinction de l'angine d'avec l'esquinancie ; il comptoit quatorze espèces de cette dernière. L'auteur de la nosographie philosophique les réunit toutes sous le nom générique d'angine, et en fait cinq espèces.

On lit qu'Hippocrate faisait saigner au bras et sous la langue ; ensuite il faisait appliquer des ventouses à la nuque, derrière les oreilles et sous le menton.

Galien recommandait le suc de brou de noix mêlé avec du miel.

Cœlius Aurelianus traitait cette maladie avec la saignée, l'eau chaude pour boisson, et recommandait à ses malades de se tenir la poitrine et le cou bien chaud avec de la laine.

Alexandre de Tralles recommandait de saigner trois ou quatre fois, en évitant d'aller jusqu'à la défaillance; il préférait pour cela les veines jugulaires et même les sublingales, et purgeait en même temps les personnes robustes.

Gui de Chauliac établit ainsi le traitement: un lavement d'abord, puis une saignée du pied, puis une saignée du bras si les forces le permettent, et enfin le même jour on tire du sang des veines ranules. Laurent Joubert, son annotateur, blâme la saignée du pied, comme moins efficace que celle du bras.

Lanfranc, Tulpius, et Vanswieten veulent absolument que la saignée des veines sublingales soit précédée de celle du bras. Il arrive souvent, dit Lanfranc, que le malade périt par la saignée des ranules quand elle n'est point précédée de celle du bras.

Rivière, dans les cas pressans, ordonnait l'émétique; cependant il était tellement partisan de la saignée dans cette maladie qu'il ne trouvait point de contre-indication, ni menstrues, ni lochies, ni grossesses. Il rapporte l'histoire d'une femme enceinte de sept mois qui fut saignée sept fois dans un jour, et guérit; mais il ne parle pas de la saignée du pied.

Boerhaave veut d'amples saignées, des purgatifs, des boissons nitrées et acidulées, enfin même la bronchotomie.

Barbeirac veut aussi qu'on saigne abondamment et qu'en même temps on emploie les lavemens irritans et purgatifs.

Sydenham fait ouvrir les veines du bras, les veines ranules, et prescrit ensuite des lavemens et un vésicatoire à la nuque.

Pringle donne, comme un excellent remède, une fomentation faite à l'aide d'un morceau de drap trempé dans un mélange égal d'huile commune et d'esprit de corne de cerf.

Sauvages prétend que les gargarismes répercussifs et détersifs suffisent, et que si la maladie est seulement catarrhale, il faut se contenter de gargarisme d'eau de vie.

Ettmuller, aux meilleurs moyens que les praticiens emploient, en joint de baroques tels que les fientes d'animaux et le cataplasme de nid d'hirondelle.

Recolin, dans son mémoire sur cette maladie, établit, d'après des observations, que les gargarismes répercussifs, employés concurremment avec la saignée du pied, contribuent aux métastases sur le poumon.

CHAPITRE XI.

INFLAMMATION DE POITRINE : PLEURÉSIE ET PÉRIPNEUMONIE.

CETTE maladie est très remarquable par la promptitude de l'invasion, la rapidité de l'accroissement et le danger de la terminaison.

Dans les autres affections les plus graves, une disposition primitive, une faiblesse des organes, dénonce à l'œil du médecin exercé l'orage qui se prépare, et la prévoyance ne dicte point alors des soins superflus ; mais ici le trait de la mort atteint soudainement la santé la plus florissante. Ce sont de jeunes gens, ce sont des hommes dans la force de l'âge, ce sont de jeunes femmes qui succombent, et par des causes bien différentes :

Tous sont autant de victimes que se partagent les excès dans les pénibles travaux des champs et les exercices plus agréables de Diane et de Therpsicore. Les mouvemens de l'air, les changemens de température, la transition subite d'un état de vie à un autre, ne sont pas moins funestes ; et l'on dirait quelquefois que la mort n'est plus ici le résultat de l'imprudence, mais bien une fatalité qui doit nous atteindre partout en dépit de nos soins.

· Lorsque dans ces réduits charmants embellis par le luxe et animés par les sons de la lyre, vous êtes entraînée par les émotions du plaisir et des efforts qui nous étonnent, vous ne vous doutez pas, Clytia, qu'au seuil de ce sanctuaire du plaisir vous touchiez à la porte du tombeau; à peine de retour dans les bras dn votre mère ou de votre époux, le germe funeste se développe; vous vous faites illusion encore, mais la tendresse de vos parents est bientôt désabusée : en vingt-quatre heures le mal se confirme, et quatre jours après nos larmes attestent à vos voisins étonnés votre imprudence et votre perte et nos regrets.

Aucune maladie n'est mieux connue que celle-ci. L'anatomie pathologique démontre à l'œil son siége et ses ravages; le pronostic établit l'époque ccrtaine de sa terminaison; la thérapeutique fournit des moyens assurés contre le danger, et pourtant d'inconcevables exceptions renversent tout cet édifice médical, et jettent quelquefois le médecin le plus sage dans le septicisme le plus décourageant.

En effet, les inflammations de poitrine ont une terminaison plus diverse et plus différente encore que les causes qui les ont produites, et qni pourtant sont très nombreuses. On leur donne le terme de huit jours pour leur issue; quelquefois elles devancent ce temps, d'autrefois elles vont beaucoup au-delà; dans quelques circonstances leur aspect est plus effrayant que dangereux, et dans d'autres le malade expire au moment où le médecin s'attendait à voir couronner ses soins du plus heureux résultat.

Nous ne faisons ici qu'une seule et même maladie de la pleurésie et de la péripneumonie; ce sont deux affections bien distinctes quand elles se manifestent aussi simples que les nosographes les décrivent; mais comme elles sont souvent unies l'une à l'autre dans la pratique, on la considère comme une inflammation tout à la fois des poumons et des parties adjacentes.

Voici les caractères de la pleurésie : début par des frissons, débilité, lassitudes spontanées, chaleur ardente, douleur latérale et pongitive qui augmente pendant l'inspiration et la toux, toux sèche, pouls variable; paroxisme le soir ou la nuit très marqué, terminaison au cinquième ou sixième jour par une sueur, un flux hémorroïdal, une évacuation alvine ou urinaire; le changement de douleur est d'un bon augure, ainsi qu'une expectoration légère les derniers jours. La constance et la fixité de la douleur au-delà du onzième jour, annonce une autre maladie qui succède.

On a ordinairement l'habitude dans cette affection d'employer des échauffans ou des répercussifs ou des sudorifiques violens, parce qu'on l'attribue à un froid subit ou a une transpiration arrêtée, et il arrive que d'une maladie simple on en fait une maladie mortelle.

La péripneumonie s'annonce de cette manière ; au premier période : frissons, puis chaleur, pouls fébrile, douleur latérale profonde, plus ou moins vive, toux, expectoration de mucosités blanches, difficulté de respirer, rougeur de la pommette du côté affecté ; au deuxième période : symptômes au plus haut degré, paroxismes le soir très intenses, expectoration muqueuse et sanguinolente, pouls fort, fréquent, développé, face très animée ; au troisième période : terminaison par résolution bénigne, si l'affection est légère et circonscrite, vers le septième ou neuvième jour, ou par une expectoration facile de crachats mêlés de sang et devenant de plus en plus blancs et opaques, avec diminution des autres symptômes ; la terminaison par suppuration ou par vomique s'annonce au quatorzième ou quinzième jour par des frissons, par la rémission de la douleur et la continuation de la dyspnée.

Quelque bien déterminées que soient les inflammations de poitrine, il est curieux et instructif de connoître à leur égard les sentimens des plus illustres médecins depuis Hippocrate jusqu'à nous ; si cela ne raffermit pas notre confiance dans notre propre savoir, cela nous donnera au moins une leçon de réserve et de discrétion, et nos malades en courront moins de danger.

La pleurésie a aussi été appelée fièvre pneumonique, phlegmon de la plèvre, maladie costale, passion pleurétique, dard, pointe, plèvre enragée, péripneumo-pleurésie. La péripneumonie a de son côté reçu les noms de pneumo-pleurésie, pulmonie-pneumonie, péripleumonie, pulmonaire et pneumonie.

Hippocrate admettoit plusieurs espèces d'affections aiguës de la poitrine : Si la bile et la pituite s'arrêtent au côté, dit-il, elles produisent la pleurésie; si elles se fixent sur les poumons, elles forment la péripneumonie. Il ne distinguait ces maladies en inflammatoires, en bilieuses et en érysipélateuses que par rapport au traitement.

Aristote définit la pleurésie, une coction ou un épaississement dans la matière liquide ;

Apollonicus, une affection passagère et soudaine qui a quelquefois son siége dans les parties du poumon et qui souvent n'est accompagnée d'aucune tumeur ;

Asclépiade , un écoulement d'humeurs passager et rapide, qui a son siége dans les parties intérieures de côté, accompagné de fièvre et de tumeur;

Gordon, un apostême chaud qui a son siége dans les tuniques qui tapissent l'intérieur de la poitrine;

Van Helmont, un déchirement de la plèvre; laquelle se sépare des côtes, non point par le poids de la pituite qui découle du cerveau, comme les anciens l'ont cru, mais par les efforts convulsifs de l'archée, ou une acidité étrangère engendrée par cette même archée ;

Junker, une fièvre aiguë, continue inflammatoire du deuxième ordre, par le moyen de laquelle le principe actif dirige les humeurs vers la poitrine, et cherche à en procurer la résolution dans la plèvre;

Sennert, une inflammation des côtés s'étendant jusqu'aux poumons par le moyen de la veine cave ou de la veine azygos.

Pringle qui d'abord avait distingué les pleurésies d'avec les péripneumonies, se rétracta en disant

que ces maladies étaient une seule et même affection , attendu que les poumons étaient toujours
affectés sans la plèvre, et la plèvre jamais sans les
poumons.

Bordeu, fondé sur l'étude d'Hippocrate, réunit
tous les argumens propres à démontrer que la pleurésie et la péripneumonie ne sont qu'une seule et
même maladie, dans laquelle il y a quelquefois une
tension inflammatoire, mais toujours un engorgement humoral.

Boerhaave, en donnant sa théorie de l'inflammation, a fait sentir quelle était sa manière de voir
dans les fluxions de poitrine.

Triller, qui a fait de grands travaux dans ces
maladies, les appelle, ainsi que Dehaën, pleuro-
péripneumonies; il rapporte que Pierre Servius ayant,
dans une pleurésie épidémique à Rome, ouvert plus
de trois cents pleurétiques, ne vit pas dans un seul
la plèvre affectée, mais bien la surface, et même
un lobe du poumon, détruits et gonflés de matière
putride. Haller, Lieutaud, Morgagni, ont confirmé
cette assertion. Ce dernier en même temps, d'après
une suite d'observations contraires, dit avoir remarqué des vestiges d'inflammation de la plèvre
dans les cadavres de quelques sujets qui n'avaient
éprouvé aucune douleur au côté. Lieutaud dit bien
que la toux, la douleur et la difficulté de respirer,
peuvent encore manquer à l'inflammation du poumon; il en a vu des exemples dans l'épidémie qui
régna en 1754.

Enfin Fernel croyoit que ces maladies étaient

produites par une humeur qui descend de la tête ou de la gorge.

Cette foule d'opinions diverses sur la nature ou la cause des inflammations de poitrine, serait aisément réduite aux termes les plus simples, aujourd'hui que l'anatomie et la physiologie fournissent tant de lumières ; mais il nous resteroit encore, pour fixer nos idées, une dernière épreuve, la plus terrible, celle qui consolide ou renverse toutes les doctrines ; c'est le traitement de la maladie, c'est l'application des secours médicaux, et surtout leur heureux succès.

Hippocrate saignait quand ces maladies étaient décidément inflammatoires ; dans les autres cas il préférait les purgatifs, et presque toujours il prescrivait des clystères rafraîchissans pendant les trois premiers jours.

Arétée et Cœlius Aurelianus n'offrent pas aux yeux des modernes un traitement aussi satisfaisant que celui d'Hippocrate. Quand le premier n'employoit pas la saignée, il ordonnait des lavemens irritans pour y suppléer. Le second faisait un grand usage des ventouses.

Celse recommande la saignée, ou tout au moins, si le malade est faible et la douleur médiocre, la ventouse, et pour boisson la décoction d'hyssope et de rue.

Alexandre de Tralles, celui des anciens qui se rapproche le mieux d'Hippocrate et pour la définition de cette maladie et pour son traitement, admet plusieurs espèces de saignées, conseille de faire des scarifications, et puis de finir par des ventouses.

Les Arabes, en se conformant aux principes des précédens , avaient renchéri sur la nécessité de saigner.

Les médecins modernes offrent plus de divergence dans leurs opinions que les anciens.

Ainsi van Helmont rejette la saignée, et lui préfère le sang de bouquetin et le priape de taureau.

La théorie de la saignée, à la renaissance des lettres, occasiona une dispute relativement au côté où elle devait se pratiquer; Brissot, d'après Hippocrate, Galien et Celse, voulait qu'on saignât du côté affecté; ses adversaires, soutenus de l'autorité d'Arétée, de Cœlius Aurelianus et des Arabes défendaient le contraire. Son opinion prévalut à Paris; mais en Espagne elle fut condamnée par un décret de l'université de Salamanque.

Il y a soixante ou quatre-vingts ans que dans les maladies fébriles et inflammatoires, et surtout dans les fluxions de poitrine, on faisait six et même huit ou dix saignées, et depuis on est tombé dans un excès contraire.

Hecquet qui, de son temps, jouissoit d'une grande réputation, démontrait que dans ces maladies la saignée du pied entraînait les plus grands dangers ; il préférait souvent l'artériotomie à toute autre saignée.

Willis veut qu'on traite les malades par des saignées copieuses et fréquentes, ou par les sueurs.

Sydenham a dit que, dans le commencement de ces maladies, l'ouverture de la veine pouvait tenir lieu de celle de la trachée-artère ; cependant il convient qu'il y a des cas où la saignée peut être nuisible. Quelquefois il purgeait de deux jours l'un avec des minoratifs ; d'autrefois il purgeait et saignait alternativement.

Hoffman regardait ces affections comme des fièvres inflammatoires ; il jugeait la saignée utile au commencement et recommandait de tenir le ventre libre avec les minoratifs.

Chesnau distinguait deux espèces de pleurésie d'après l'état du pouls ; s'il était dur, il faisait saigner ; s'il était petit et concentré, il faisait purger.

Tissot et Buchan assurent que deux saignées ne nuisent presque jamais dans les premiers jours d'une pleurésie. Devoulonne dit : « Je fais saigner le « malade, non pour la guérison de la maladie qu'il « a, mais pour prévenir un engorgement inflam-« matoire qui n'existe pas encore, et que je « crains. »

Méad conseille de saigner autant qu'il le faut pour enlever la douleur et la toux. Si cela ne se peut, il faut user d'un vésicatoire. Son commentateur, Clifton Wintringham dit : « Mon expérience m'a « appris que la saignée seule guérit cette maladie, « et que tout ce qu'on nous débite de la résolution « et des efforts de la nature, sont de véritables « chimères. »

Coste veut qu'aussitôt que le poumon est en-flammé, on désemplisse les vaisseaux par plusieurs saignées répétées vivement et continuées jusqu'à ce que la respiration soit libre et que la fièvre ait presque disparu; il vante en même temps les effets merveilleux du nitre et des alkalis pour faire expectorer, et rejette toutes les substances grasses.

On trouve également parmi les meilleurs praticiens, des partisans plus modérés de la saignée, et même d'autres qui n'en font pas grand cas.

Ainsi Baglivi dit qu'il faut se servir de la saignée avec beaucoup de circonspection, quoique très utile; il ajoute que les purgatifs sont nuisibles au commencement, et les forts diaphorétiques encore davantage; c'est par l'expectoration que, suivant lui, ces maladies doivent se guérir, et non par des evacuations qui ne viennent pas de la partie affectée.

Duret convient qu'on doit commencer le traitement par la saignée; mais ensuite il a une plus grande confiance dans les purgatifs.

Pierre Foret, son contemporain, d'après des observations recueillies en Hollande, et d'après lesquelles ces maladies seraient tantôt épidémiques et tantôt sporadiques, et ayant, en grande partie, des symptômes communs aux fièvres, en concluait qu'elles devaient être traitées comme ces dernières.

Baillou, regardant toutes les douleurs de côté comme des fluxions, admet la saignée et les purgatifs; mais il préfère ceux-ci et ajoute : « Nous sai-
« gnons et nous multiplions les saignées à mesure que
« les douleurs augmentent; nous faisons mal parce
« que nous troublons la marche de la nature, et nous
« causons la mort de bien des malades. »

Huxam divise ces maladies en inflammatoires et en humorales; dans les premières il regarde la saignée comme absolument nécessaire, et se borne en général aux adoucissans et aux tempérans; mais ce qu'il y a de particulier dans sa pratique, c'est une prédilection pour le diacode, surtout après la saignée.

Il n'est pas le seul qui ait employé un tel calmant dans les inflammations de poitrine; Barbeyrac, entre les saignées et les minoratifs, veut qu'on use sans difficulté des narcotiques au commencement et dans les progrès de la pleurésie, quoiquelle soit jointe à la péripneumonie; il n'y a pas de remède, suivant lui, plus propre que le laudanum à arrêter la fluxion.

Barbette dit qu'il n'y a pas de meilleur remède sur la fin de la maladie, que le sirop de nicotiane ou de tabac.

Rivière admet quatre espèces de péripneumonies d'après les quatre humeurs galéniques; il rapporte, ainsi que Zacutus Lusitanus, des exemples de guérison par les scarificationset les ventouses, et tous les deux recommendent dans les topiques l'*album græcum*.

Ettmuller dit que de tous les secours qu'on peut donner aux pleurétiques, les sudorifiques sont les plus salutaires, entre autres, l'antimoine diaphorétique.

Wagret regardait comme spécifique un certain remède de son invention, et qui fut rendu public par ordre du duc d'Orléans régent. Ce remède n'était autre qu'une décoction sudorifique à laquelle on ajoutait du quina et de l'eau-de-vie ; en même temps il fallait faire deux ou trois saignées, surtout aux pieds. Il disait qu'on n'avait jamais vu un malade passer le cinquième jour sans être guéri.

Sylvius Deleboé employait principalement les sudorifiques et avec succès.

Ruland était également très heureux avec des potions antimoniées, et surtout avec le kermès minéral.

Théophile Lobb guérissait la vraie pleurésie sans saignée, mais avec des sudorifiques, des cordiaux, des emplâtres et des vésicatoires.

La plupart des modernes emploient beaucoup les vésicatoires, quelques-uns sur le lieu où se fait sentir la doulenr directe, et qu'on présume être le siége de la maladie ; d'autres sur le lieu de la douleur réfléchie, ce qu'ils expliquent par la sympathie. Cette dernière pratique est celle de Pouteau.

Tennent, médecin à Philadelphie, employa le premier, avec beaucoup d'avantages, le *polygala seneka* contre les inflammations de poitrine. Mead, Duhamel, Jussieu, Trew et autres, éprouvèrent également les vertus de cette plante. De Saint-Fresne, médecin de Caen, dans les péripneumonies suppurées, avait éprouvé les heureux effets du polygala de Virginie.

M. Valentin pense que la pleurésie proprement dite n'existe pas ; elle n'est qu'une affection secondaire. Il a obtenu de si grands succès des vomitifs dans les inflammations de poitrine, qu'il s'en sert dans tous les cas ; rarement il a eu recours aux saignées, et seulement comme auxiliaires; il a plus souvent employé les vésicatoires sur le point douloureux.

Le savant auteur de la Nosographie philosophique applique ici sa méthode expectante, en raisonnant l'emploi des doux-amers, des aigrelets, des mucilagineux, avec quelques diurétiques, eccoprotiques, pédiluves et doux épipastiques; il ne se soucie pas de prodiguer les évacuans.

M. Peschier, de Genève, a célébré comme un remède miraculeux le tartrite antimonié de potasse, à la dose de six, douze ou quinze grains en vingt-quatre heures.

Les contro-stimulistes d'Italie vont bien plus loin : M. Borda et surtout M. Rasori emploient jusqu'à la quantité de plusieurs onces de ce médicament dans le cours d'une péripneumonie. Qu'en dirait une petite-maîtresse qui parle médecine et qui frémit à la vue de deux grains d'émétique ?

CHAPITRE XI.

RHUME ET FAUSSE PLEURÉSIE.

IL n'est personne qui n'ait eu, au moins une fois dans sa vie, un rhume ou une fausse pleurésie, et par conséquent, personne qui ne se croie en droit de donner de salutaires conseils ; cependant le succès ne répond pas toujours à ces intentions philanthropiques, et l'on meurt d'un rhume comme d'une autre maladie.

Le rhume de poitrine ou catarrhe pulmonaire est marqué par les symptômes suivans : accablement, lassitudes spontanées, engourdissement, toux, expectoration muqueuse, gêne de la respiration, alternative de chaud et de froid ; cet état dure de huit à quinze jours, et se termine par des crachats blancs, ou par des sueurs, ou par des urines, ou même par des hémorragies nasales. Quand on est jeune, le rhume peut se changer en phthisie, et quand on est vieux, en catarrhe chronique ou en hydrothorax. Mais, qu'on soit jeune ou vieux, cet aggravement du mal a lieu d'autant plus facilement, que le médecin de la maison, ou le diafoirus de la famille, a employé des remèdes contraires. Il faut alors que celui-ci se serve du reste de ses talens pour prouver que cela devait arriver et pour maintenir son crédit.

Les délayans, les diaphorétiques, le repos et la diète sont les moyens les plus usités, et ordinairement les seuls suffisans.

Cependant, dans les rhumes opiniâtres, Chesnau veut qu'on recoure à la diète sudorifique, et qu'on la continue quinze ou vingt jours, et même quarante.

Sydenham et Huxam saignaient quelquefois dans le rhume ; mais ils voulaient que leurs malades fussent couchés, de peur de les faire tomber en faiblesse. Le premier purgeait souvent, et même tous les deux jours ; Huxam n'était pas de cet avis : il préférait le vin d'antimoine, comme le meilleur émétique dans ce cas.

Brown démontre que le froid n'a jamais produit le catarrhe, et qu'il ne lui est pas opposé ; tandis qu'au contraire l'été produit fréquemment cette affection.

M. Pinel applique ici la méthode expectante, et ne prescrit que des boissons mucilagineuses et sucrées, et sur la fin les vapeurs aromatiques.

Quant à la fausse pleurésie, qui est, à proprement parler, un rhumatisme des parties extérieures de la poitrine, elle n'est dangereuse que par un mauvais traitement : on peut, par de sottes applications, ainsi que cela arrive souvent, rejeter l'humeur rhumatismale sur les poumons, et produire ainsi une maladie grave.

Elle se termine ordinairement avant le septième jour, à l'aide des diaphorétiques et des vésicatoires.

CHAPITRE XII.

RHUMATISME.

Affection bizarre, capricieuse, opiniâtre, obscure, tantôt passagère, tantôt éternelle, tantôt fixe, tantôt mobile. Quelquefois elle attaque une seule partie du corps, quelquefois le corps presque en entier.

Les anciens la connaissaient peu; les modernes l'ont souvent confondue avec diverses maladies douloureuses ou catarrhales. Beaucoup la confondent avec la goutte.

Cette maladie a son siége dans les parties charnues du tronc et des extrémités; son symptôme le plus saillant est une excessive douleur qui augmente par le mouvement.

Dans le temps où la saignée était à la mode, on saignait dans un rhumatisme aigu dix, douze ou quinze fois. Dans un rhumatisme chronique, on envoyait le malade aux eaux minérales; aujourd'hni on abandonne souvent le malade à lui-même, tant l'action des remèdes est incertaine.

Les charlatans, ceux des tréteaux ainsi que ceux des salons, promettent beaucoup; ils essaient leurs drogues, et le hasard les sert quelquefois heureusement. Cependant Hippocrate se tait, et l'illustre auteur de la Nosographie n'encourage pas ses malades.

Sydenham traite le rhumatisme comme une maladie inflammatoire : trois ou quatre saignées, un régime tempérant et délayant; si le malade ne peut supporter tant de saignées, il faut le purger doucement tous les deux jours, puis un parégorique le soir, enfin l'usage du petit-lait, et il assure qu'on guérit très bien.

Sauvages veut qu'on le traite par des saignées répétées pendant le paroxisme, et ensuite qu'on fasse usage du lait, des diaphorétiques et surtout de l'électricité.

Schmitz dit qu'il faut absolument faire usage de saignées fréquentes et copieuses, puis de l'émétique et de doux purgatifs.

Musgrave recommande de faire vomir souvent et d'employer tant dans l'intérieur qu'à l'extérieur le camphre et la térébenthine.

Harris faisait prendre après la saignée six gros et même une once de térébenthine de Venise.

Ettmuller conseillait une foule de médicamens, et surtout les vers de terre cuits dans du lait; mais avant tout il faisait saigner et vomir.

Lazerme dit qu'après la diète et la saignée, il faut calmer les douleurs avec les narcotiques et purger ensuite.

Lieutaud dit que dans le rhumatisme accompagné de fièvre, on ne peut guère se passer de saignées; cependant il rapporte que Marquet avait éprouvé que les saignées faisaient traîner cette maladie en longueur, et qu'elle guérissait plus vite par les purgatifs et les sudorifiques.

Allen veut qu'on fonde le traitement sur les apéritifs, les sudorifiques et les calmans.

Les eaux minérales, la rhubarbe, et surtout le lait, ont eu beaucoup de prôneurs.

Les médicamens bizarres et dégoûtans ont aussi eu cours et peut-être même des succès. Willis dit que l'infusion de fiente de cheval dans du vin léger est un bon remède. L'urine de vache a été à la mode pendant quelque temps. Les peaux divines d'un nommé Cordier eurent une si grande vogue à leur tour, que tout le monde voulait être couvert de peaux divines.

Quand le rhumatisme est chronique, M. Pinel se sert avantageusement de la teinture de résine de gaïac avec addition d'un tiers d'ammoniaque liquide.

Le *London medical Repository* rapporte la méthode prompte usitée dans certains cantons de l'Angleterre, et qui consiste à boire une grande quantité d'eau de la mer.

CHAPITRE XIII.

GOUTTE.

Il est à peu près convenu de garder la goutte quand on en est atteint; non pas que la médecine manque de moyens pour la guérir, mais parce que les goutteux qui sont ordinairement de vieux pécheurs tenant beaucoup à leurs mœurs voluptueuses et à leur indépendance, ne veulent pas s'assujettir à une vie austère et à l'exactitude d'un traitement bien suivi. Or, il n'y a point de guérison sans régime, sans régularité dans la conduite et sans exécution des ordonnances pharmaceutiques : de là une espèce de combat d'opinions que les médecins abandonnent bientôt, et dans lequel les goutteux se signalent par force de sarcasmes contre l'art d'Hippocrate; ils composent ainsi une secte d'hérétiques lâches et paresseux qui ne manquent de foi que parce qu'ils manquent de courage et de persévérance dans la voie qui leur est tracée.

Les femmes ne se plaindraient pas des nombreuses incommodités de leur sexe, si elles considéraient que la goutte est le partage des hommes qui ont trop tôt et trop abusé du leur; à peine ceux-ci ont-ils achevé leur accroissement que cette impitoyable maladie s'empare d'eux ; elle débute par des démengeaisons aux articulations, et de légères douleurs que vainement l'on cherche à méconnaître ; insensiblement elle prend des forces, et à mesure que le corps lui-même se fortifie, elle développe ses accès les plus furieux ; et si par la suite elle en diminue l'intensité, c'est pour les rapprocher davantage et en faire une série continuelle de douleurs et de misères qui accompagnent l'homme jusqu'au tombeau, et qui l'y précipitent même quand il cherche imprudemment à s'en affranchir. Constante et périodique dans sa marche, cette maladie est terrible encore quand elle a été contrariée dans la régularité de ses retours, ou quand la nature n'a pas eu assez de force pour amener favorablement l'espèce de crise qui doit terminer chaque accès ; alors elle simule toute sorte d'affections : le cerveau, la poitrine, l'estomac, les intestins, la vessie, tous les organes sont livrés à des symptômes plus alarmantes les uns que les autres. Il ne reste qu'un seul espoir, celui de la rappeler vivement aux extrémités, comme à la seule place où elle ne menace pas la vie.

Quels remèdes n'a-t-on pas imaginés pour guérir la goutte ? quels remèdes n'ont pas obtenu quelques succès ? et pourtant, auxquels peut-on se fier ? Tel médicament a réussi dans telle circonstance, et qui a tué le malade dans telle autre ; c'est que les circonstances n'étaient pas les mêmes. La goutte rhumatismale n'est pas la même que la siphilitique, la scorbutique n'est pas tout-à-fait la mélancolique ; la rachialgique, l'exanthématique, l'asthmatique et autres sont différentes. La difficulté de remonter aux causes éloignées gêne le médecin, ennuie le malade, et tous les deux consentent souvent à laisser la goutte en pleine liberté.

Les anciens employaient extérieurement les acides contre cette maladie, et on lit qu'Agrippa eut les jambes plongées dans du vinaigre chaud pendant un violent accès.

Craton prescrivait cinq gouttes d'huile de vitriol dans un bouillon, ou dans trois onces de sirop de bétoine.

Sydenham est un des auteurs les plus intéressans à consulter sur la goutte; il en a été atteint toute sa vie et s'est soigneusement examiné. Il prétend que le siége du mal est dans l'estomac, et qu'en conséquence il faut fortifier cet organe, vivre avec modération et régularité, user du quina et de la thériaque d'Andromaque, rejeter la saignée, les purgations et les sudorifiques, à part les cas particuliers, et enfin il fait espérer aux jeunes gens qu'ils pourront guérir par le seul usage de l'eau et du lait.

Sauvages était également goutteux, et le traitement qu'il conseille est à peu près semblable au précédent.

Baglivi dit que tous les remèdes sont presque inutiles si on ne se modère pas dans l'usage du vin et des femmes, et si l'on n'évite pas la crapule et l'oisiveté.

Lister, après avoir recommandé plusieurs médicamens, préfère encore l'abstinence à tout.

Mead dit que ceux qui, pour guérir ne vivent que

de lait et de jardinage, s'affaiblissent et mènent une vie languissante; il dit encore que la saignée même répétée est utile dans les violens accès.

Sennert dit que le résultat de ses recherches lui a appris qu'il y a plus à espérer du régime que des remèdes.

Skenchius rapporte plusieurs exemples de goutteux guéris par la diète; il publie aussi les succès étonnans des bains pris dans la vendange.

Duret et Rivière parlent avec beaucoup d'avantage de ces mêmes bains de vendange.

Fernel, qui croyait que la cause première de la goutte était dans la tête, disposait le traitement en conséquence.

Dessault de Bordeaux se vante de guérir la goutte avec les eaux de Barége ou, à leur défaut, avec les bains de vendange, et surtout avec ses pastilles de mars.

Andri donne à entendre que l'ail est un remède préférable à tous les autres. Il est des médicamens plus distingués que ce dernier, et Bonet assure que beaucoup de personnes ont guéri avec la musique.

Coste vante beaucoup les eaux minérales, et surtout celles de Bath dont il célèbre les merveilles; il dit que sur cent goutteux on en tue quatre-vingt-dix par la saignée trop fréquente, ou par la purgation réitérée.

Enfin Brown, dont la doctrine se rapproche beaucoup de celle des autres médecins, Brown dit que dans la goutte des gens robustes, les fruits, les acides, les vins de France sont très nuisibles, et qu'il faut user d'une nourriture copieuse et succulente, d'un air pur, d'un exercice modéré, en un mot, chercher à augmenter le volume du sang. Dans la goutte des gens faibles, il prescrit le même régime nourrissant, mais mieux choisi : les consommés, les jus de viande, les boissons fortes ; et enfin, dans la violence du mal, il recommande l'opium, le musc, l'éther et l'alkali volatil. Il prétend que les accès ne viennent pas d'eux-mêmes, mais par la faute des goutteux ; et quand ils ont lieu, on peut les dissiper en deux jours et même en deux heures.

Dans ces derniers temps, nous savons tout ce qu'on a débité à l'avantage de l'eau tiède, et ensuite du remède de Pradier.

On lit, dans le Journal de Pharmacie d'avril 1815, que M. Want regarde la teinture de colchique comme un remède héroïque contre la goutte.

CHAPITRE XIV.

COLIQUE.

LES noms sont des représentatifs si peu exacts de nos idées, qu'il serait nécessaire d'ajouter une note à chaque terme de médecine pour éviter les méprises et la confusion. C'est pourquoi je vous prie, ma chère Clytia, de bien vous faire expliquer par votre docteur ce que c'est que la maladie qui vous accable, avant d'avaler la potion qu'il vous ordonne; non pas qu'il doive vous apprendre ce qu'il sait, mais seulement pour lui faire remarquer s'il s'entend bien lui-même.

Pour peu qu'il soit instruit, il vous dira que communément on donne le nom de colique à toutes les douleurs abdominales; lesquelles ne sont pourtant que des symptômes particuliers de quelque maladie essentielle. Ainsi, on éprouve la colique dans les affections nerveuses, bilieuses, vermineuses et inflammatoires du bas-ventre, et elles sont en grand nombre.

Sauvages, en convenant de la difficulté de distinguer la colique des maladies analogues, en fait vingt-deux espèces.

Cependant le nom de colique est attribué plus spécialement à ce qu'on nomme colique des peintres, colique du Poitou, colique de plomb. Elle n'a été bien connue que dans notre siècle, et c'est seulement de nos jours qu'elle a été bien traitée. Outre les douleurs atroces du bas-ventre, ses symptômes sont la rétraction du nombril, la constipation opiniâtre, la paralysie des mains et le pouls petit.

Astruc l'appelait rachialgie, parce qu'il croyait qu'elle avait son siége dans les nerfs de la moelle de l'épine. Willis pensait qu'elle naissait dans le mésentère, où les plexus nerveux se trouvaient affectés ; il appuyait son opinion sur ce que la paralysie se manifestait quelquefois.

Sa cure, suivant Sauvages, consiste, après avoir calmé les douleurs, à faire usage des eaux acidules de Seltz et des eaux martiales de Glaubert.

Sydenham employait le baume du Pérou à grandes doses et fréquemment répétées.

Towne traitait cette maladie par les doux purgatifs, les anodins ; néanmoins il se servait fréquemment des pilules de Starkey et du baume du Pérou.

La méthode de Dubois, que Bouvart préconisait, consiste dans l'usage des purgatifs, et le soir un narcotique ; elle se rapproche assez de la méthode usitée de nos jours.

Le traitement lénitif, qui est en opposition au précédent, est celui qu'employaient Bordeu, Dehaen et autres ; il consiste dans les potions, les la-

vemens avec l'huile d'amande douce, dans les fomentations émollientes, les narcotiques et les purgatifs doux.

Aujourd'hui on use généralement de la méthode
employée à l'hospice de la Charité de Paris.

Dans toutes les coliques en général, on voit que
van Helmont avait la plus grande confiance dans les
semences d'anis.

Forestus employait le sel gemme avec une sorte
de prédilection.

Baglivi regardait la camomille comme le remède
par excellence de la colique, quelles que fussent
ses causes. Il dit que, lorsqu'on juge à propos d'u-
ser de l'opium, il faut toujours lui joindre le casto-
réum pour le corriger.

Sydenham dit qu'après avoir essayé plusieurs méthodes, il s'est toujours bien trouvé de l'emploi de
la saignée, puis des purgatifs alternans avec les narcotiques. Il pensait mal des carminatifs.

Mais, parce que Sydenham n'est pas d'accord
avec Baglivi et van Helmont, il ne faudra pas qu'une
mère de famille tranche la question, et essaie de
guérir toutes les coliques de ses enfans avec un certain sirop, merveilleux à ce qu'on dit. Or, comme
il y a un grand nombre de coliques, il y a aussi un
grand nombre de cas où ce sirop peut être dangereux; il ne faut pas alors s'en rapporter à la voisine
qui a employé le sirop, ni au pharmacien qui l'a
composé, ni au docteur du coin, qui spécule sur
une visite, ni à cet autre docteur qui publie son

adresse et chez qui il y a foule, ni à tout autre encore, qui débite la liste de ses malades à tous ceux qu'il rencontre, ni à tout autre canaille ; mais bien à quelque honnête homme qui, s'il n'est pas médecin lui-même, vous aidera à en chercher un.

CHAPITRE XV.

DIARRHÉE ET DYSSENTERIE.

Diarrhée, dyssenterie, lienterie, flux céliaque, flux hépatique, ténesme, méléna, etc., sont autant d'affections du canal alimentaire qu'on pourrait souvent rapporter à la même maladie dans divers degrés.

Elles tiennent en général à des écarts dans le régime, à des affections de l'ame et aux variations des constitutions atmosphériques. Elles sont plus fréquentes chez les indigens et les habitans des campagnes que chez les citadins et les riches.

La diarrhée ou cours de ventre est rarement à craindre, quelquefois avantageuse, mais souvent nuisible quand on a l'imprudence de l'arrêter subitement; les médicamens qu'on a proposés pour spécifiques, tels que l'ipécacuanha, la rhubarbe, le simarouba et le cachou, n'ont pas toujours réussi, parce que la cure dépend de mille circonstances qu'un médecin instruit peut seul apprécier et dont il peut tirer parti.

La dyssenterie ou flux de ventre sanglant est tantôt aiguë, tantôt chronique, et quelquefois épidémique; elle se manifeste par la fièvre, la soif, les tranchées, les déjections de diverses couleurs, mais souvent teintes de sang. En général, quand il s'y joint des symptômes graves, tels qu'abattement des forces, langue sèche et gercée, aphtes, vomissemens, pétéchies, hoquet, convulsions, la mort ne tarde pas à suivre.

Les ressources médicales sont très nombreuses, et pourtant souvent insuffisantes. Les médecins prudens, dans les cas d'épidémies, font des essais, pour ainsi dire, avant d'agir à coup sûr : c'est une expérience ajoutée à d'autres ; les médecins trop confians en eux-mêmes suivent leur routine, et, d'accord avec l'épidémie, travaillent à dépeupler les campagnes.

Hippocrate regardait la course et les plaisirs de Vénus comme les meilleurs remèdes.

Celse vante la moutarde appliquée sur la région épigastrique.

Le traitement général de Sydenham était de saigner d'abord, purger deux fois, et donner tous les soirs une potion calmante; dans les intervalles, il ordonnait la décoction blanche qui a conservé son nom.

Cullen dit que la dyssenterie est produite par la constriction du côlon, laquelle s'étend ensuite jusqu'au rectum. Il veut en conséquence que l'on combatte les efforts spasmodiques de ces intestins avec les minoratifs les plus doux. Suivant lui, la rhubarbe ne convient nullement.

Ettmuller estime peu la saignée et les lavemens,

et veut qu'on traite les malades par les narcotiques, les sudorifiques et les absorbans.

Mead, au contraire, dit qu'il est presque toujours à propos de tirer du sang.

Dower, le premier, a mis en usage le mélange si avantageux de l'ipécacuanha et de l'opium, maintenant très employé aux armées, où les diarrhées et les dyssenteries sont fréquentes.

Baglivi regarde le petit-lait comme spécifique ; Freind recommande l'ipéca. Dolæus parle avantageusement d'un remède qu'il a employé et qui se compose d'huile d'amande douce et de suc de citron, après avoir pris une dose de rhubarbe.

Clauder avait fait d'heureux essais avec la jusquiame.

Bjœrnlund, dans les Mémoires de l'Académie de Stockholm, vante les heureux effets du romarin sauvage (*ledum*) en décoction, à la dose de trois à quatre livres de décoction par jour.

Les médecins allemands, dans les cas désespérés, font aujourd'hui une dernière tentative par l'emploi du phosphore, et il en est quelquefois résulté d'heureux effets.

Baglivi attribue les diarrhées, pour la plupart, aux passions de l'ame, et dit que si la tristesse dure long-temps les malades deviennent incurables.

Ettmuller pense que la diarrhée doit se guérir en fortifiant l'estomac, et témoigne à cet effet sa confiance dans la racine de tormentille.

On sait que la suppression de la transpiration est une des causes les plus fréquentes du cours de ventre ; aussi Vaine Wright conseille, pour le guérir, l'usage d'une camisole de flanelle. Fuller, dans le même but, recommande l'exercice du cheval ou de la voiture.

M. Archambault a prouvé , il y a peu d'années , l'efficacité des vésicatoires sur le ventre, à l'anus , et même dans le rectum , dans les cas de diarrhée asthénique.

Sauvages ne comprend pas toutes les causes productrices de ces maladies dans sa Nosologie ; et pourtant il fait vingt-une espèces de diarrhée , vingt de dyssenterie, et cinquante-huit autres espèces de divers flux de ventre.

Les sciences physiologiques ont jeté un grand jour, dans nos temps modernes , sur la nature de ces maladies , qu'on nomme aujourd'hui affections de la membrane muqueuse intestinale. Plus récemment, on a reconnu l'existence assez fréquente de certains cas pathologiques qui succèdent à ces mêmes maladies : ce sont les perforations intestinales.

CHAPITRE XVI.

GONORRHÉE.

L'ANATOMIE pathologique nous a appris, seulement depuis quelques années, que dans cette maladie il ne s'agissait pas d'un écoulement de semence, mais bien d'une mucosité puriforme, analogue à celle qui découle de toutes les membranes muqueuses affectées de catarrhe ; aussi on ne dit plus gonorrhée, mais seulement blénorrhée, et quand la maladie est plus intense, blénorrhagie.

En conséquence, les médecins autrefois la traitaient sans la connaître, et la guérissaient par hasard. Plus nous nous instruisons, mieux nous guérissons nos malades, sans rien attendre du hasard, et nous recevrons alors des tributs de reconnaissance qui seront légitimes.

La gonorrhée est très fréquemment un symptôme de la maladie vénérienne. Comme dans certains cas elle en est indépendante, et que d'ailleurs elle est souvent rebelle, nous pouvons la regarder comme une affection particulière, et lui consacrer un article.

Ce symptôme dans la siphilis est plus difficile à traiter que la maladie elle-même ; sa suppression est quelquefois si dangereuse qu'on a souvent jugé plus prudent de l'abandonner à elle-même, ou de n'employer que des médicamens de peu de vertu et par conséquent souvent nuls.

La maladie vénérienne a son spécifique, la gonorrhée n'en a point. Il existe des personnes qui ont des écoulemens pendant toute leur vie, et qui ne jouissent d'une bonne santé qu'à cette condition.

Dans le traitement, on commence par prescrire la continence, le repos, les boissons tempérantes; le nénuphar avait joui d'une certaine réputation, ainsi que les semences froides; les saignées et les bains ont aussi eu leur tour.

Ettmuller fortifiait l'estomac, raffermissait la partie malade par les astringens, et ouvrait quelquefois des cautères aux jambes par précaution contre une suppression trop prompte.

Blegny employait les doux purgatifs, les tempérans, et sur la fin les légers astringens.

Pitcairn ne voulait pas qu'on arrêtât l'écoulement de l'humeur par les astringens, mais seulement en continuant l'usage des doux purgatifs.

Barbeyrac traitait ses malades avec la saignée, les doux purgatifs et les émulsions.

Fordyce, et surtout Girtanner, recommandaient beaucoup les injections alkalines. Ce dernier prétendait que les remèdes pris à l'intérieur étaient inutiles et même dangereux.

Swediaur inocule quelquefois le virus vénérien dans l'urètre pour rappeler l'écoulement quand il a été supprimé trop tôt.

M. Ribes met en usage le poivre cubèbe, et surtout le baume de copahu, jusqu'à la dose d'une once et même plus ; M. Delpech, professeur à Montpellier, emploie préférablement ce dernier remède comme une sorte de spécifique queChopart avait déjà mis à la mode. Par une bizarrerie qui n'est pas rare en médecine, M. Lallemand, aussi professeur à Montpellier et chirurgien dans le même hôpital que M. Delpech soutient au contraire que le copahu et le cubèbe augmentent souvent l'intensité des accidens, et que le meilleur moyen à opposer à la blennorrhagie est un traitement antiphlogistique.

Ainsi voilà deux savans, deux excellens professeurs qui sont en opposition dans leurs procédés médicaux, et qui obtiennent des succès chacun de leur côté et dans le même hôpital. M. Asinet, savant d'une autre espèce, ne manquera pas de prendre toute la latitude qui existe entre ces deux opinions opposées pour s'en faire des règles de pratique. Des amis bénévoles appelleront cela sagesse et prudence, jusqu'à ce que, ne pouvant guérir de leur petite incommodité, ils aient reconnu le degré d'estime qu'il faut accorder à M. Asinet.

~~~~~~

CHAPITRE XVII.

PHTHISIE, PULMONIE, CONSOMPTION.

L'IMMORTEL auteur des Nuits transportant dans ses bras paternels sa fille adoptive sous le ciel du Languedoc pour ranimer aux rayons d'un soleil plus ardent, une étincelle de vie prête à s'éteindre, Young nous a tracé le tableau le plus vrai et le plus touchant de la tendresse d'un père disputant à la mort une tête chérie déjà penchée sous la fatale faux. L'histoire de Narcisse est celle de ces enfans bien-aimés qu'une maladie lente et inexorable arrache aux bras de leurs parens, à l'époque la plus brillante de la vie.

C'est à dix-huit ans, vingt ans, vingt-cinq ans que la phthisie marque ses victimes et les choisit parmi ceux qui furent le mieux partagés des dons des grâces et de l'esprit; elle a fait plus répandre de larmes, elle seule, que la catégorie toute entière des autres maladies. Qui de vous n'a pas été attendri au récit de la mort d'une jeune fille, et qui de vous n'a pas pleuré?

Il semble que tout se réunit ici pour mieux exciter nos regrets. Cette jeune personne, en dépit du mal qui la consume, semble animée d'une intelli-
~~~~~~

gence supérieure ; elle parle, ses lèvres mourantes persuadent encore, et elles persuaderaient la consolation, s'il s'agissait d'une perte moins douloureuse : grâces, bonté, pénétration, douceur, résignation ; ses excellentes qualités prennent un nouvel essor ; son esprit brille pour la dernière fois, et elle expire en souriant. C'est pour cette fin déplorable que la comparaison du cygne fut trouvée : il chante avant de mourir.

Un tempérament délicat, des poumons faibles, une poitrine étroite ou mal conformée, une disposition héréditaire, sont les causes les plus communes de la phthisie ; et il serait imprudent d'affirmer qu'elle est contagieuse, comme on le croit assez dans le monde.

Dans les commencemens, le soupçon du danger n'a pas encore éveillé la sollicitude des parens ; c'est une maladie ordinaire, c'est un rhume ; et comme tout le monde veut être expert dans un rhume, la foule des médicamens assiége le malade, les soins obligeans pleuvent de toutes parts, et si quelque chose étonne cette cohue de médecins officieux, c'est de rencontrer un rhume obstiné ; pourtant une toux sèche, un petit crachement de sang, un mouvement de fièvre, une chaleur mordicante dans la paume de la main, une rougeur vive aux pommettes, annoncent l'orage et marquent ce premier période.

Au second tout s'aggrave. C'est l'époque des angoisses d'une mère ; l'inquiétude et l'espoir se combattent dans son cœur ; le médecin est un dieu sur le front duquel les profanes cherchent à lire un sort qu'ils redoutent; et ses paroles précieuses portent à son gré la terreur ou la joie; pourtant il faut se hâter de porter des secours. La fièvre se prononce, la respiration est gênée ou douloureuse, l'expectoration est salée, gluante ou purulente, enfin le corps s'amaigrit et les ongles se courbent.

Bientôt le troisième et dernier période succède au précédent, quand la médecine n'a pu arrêter sa marche : les cheveux tombent, les jambes enflent, le corps se fond par la sueur et la diarrhée, et le malade expire doucement et sans efforts.

Le traitement n'est pas facile, surtout si la cause n'est pas bien déterminée; c'est ce qui avait fait dire à Baglivi en parlant de cette maladie : « Si vous établissez avec soin la distinction des différentes espèces de phthisies entre elles, et que vous opposiez à une espèce donnée les méthodes de traitement qui conviennent à une autre espèce tout-à-fait opposée, vous exposerez le malade à une perte certaine. »

M. Portal a bien senti cela dans son Traité sur la phthisie.

Sauvages, préalablement au traitement qu'il indique, veut qu'on saigne le malade; et dans le nombre de médicamens qu'il indique, tant pour la phthisie sèche que pour l'humide, se trouve la feuille de glécome, que certains médecins croient un médicament de nouvelle invention, sous le nom de lierre terrestre.

Morton et van Swieten assurent avoir guéri par le

quina des phthisiques, même pendant que la suppuration était établie. Cependant Eller, Mead et Monro disent qu'il est nuisible quand la suppuration a commencé.

Outre ce que nous venons de dire de lui, Morton veut qu'on emploie surtout la saignée, quoique le malade soit fort exténué, parce qu'il regarde cette affection comme une espèce de péripneumonie. Son raisonnement est tel qu'il appelle fièvre intermittente putride, l'état subséquent de cette affection, dans lequel les tubercules du poumon suppurent, et cela arrive parce qu'on n'a pas saigné suffisamment. Il regarde le cautère appliqué sur la tête comme le meilleur moyen d'une cure radicale; il recommande encore l'opium contre la toux et la diarrhée qui surviennent.

Sydenham, qui croyait surtout que la phthisie était causée par le froid, vante tellement l'exercice de la promenade à cheval, qu'il dispense les malades qui en usent des autres moyens de guérison. Cela rappelle que Galien désirait que les phthisiques passassent en Egypte. En général, les anciens recommandaient beaucoup les voyages sur mer; mais Carmichael Smyth a constaté, d'après ses observations, que les salutaires effets de ces voyages ne doivent être attribués ni à l'air de la mer, ni au changement d'atmosphère, ni à l'aspiration des particules résineuses du goudron, ni au mal de mer, comme plusieurs médecins l'ont cru, mais bien au mouvement passif qu'imprime au malade le roulis du vaisseau. Aussi cet auteur conseille-t-il l'escarpolette, comme un moyen préférable qu'on administre à volonté et qui a eu d'heureux succès.

Lister croit que l'extrait de concombre sauvage serait avantageux. Bien des auteurs ont vanté l'anti-hectique de Potérius. D'autres regardent comme spécifique la décoction de fleurs de grande pâquerette. D'autres encore ont recommandé le cresson.

Ettmuller ne veut ni purgatifs, ni sucreries, ni sirops; mais il recommande les vomitifs dans les commencemens.

Boyle vante et van Helmont conseille les boissons empreintes de fumée de soufre, avec lesquelles on peut guérir des malades désespérés.

Willis fournit des observations avantageuses à l'appui de l'usage de la fumée de soufre. Il rendait ces fumigations quelquefois assez actives, puisqu'il y joignait l'orpiment.

Thomas Bartholin, Méad, Lazare Rivière et enfin Bennet, médecin anglais, qui lui-même était atteint de phthisie, célèbrent tous les heureux effets des fumigations, soit sèches, soit humides; suivant les cas.

Billard, qui avoit présenté à l'académie de chirurgie un excellent mémoire sur cette affection, blâme l'emploi des fumigations humides, et pourtant, dans certains cas, il se sert de fumigations où la cire est le principal ingrédient et le plus efficace.

Sylvius fait un éloge complet du baume de soufre, surtout pour les ulcères du poumon.

Barbette employait avec succès les acides tempérés.

Fonseca et Prévost font grand cas de la mille-feuille en poudre, à la dose d'un gros par jour.

Pitcairn vante surtout le mercure doux dans les commencemens de cette maladie.

Barbeyrac, outre les nombreux moyens de guérison qu'il indique, a une prédilection particulière pour la saignée et les purgatifs.

Marquet a obtenu de grands succès du baume de Lucatel, et il le vante en conséquence. Beaucoup de praticiens sont de son avis.

Haller, Bouvart, Cranz, Baume, Sarcone, Gleditsch, Collin, Coste, Stoll, Murray et autres, ont constaté les heureux effets du polygala dans la phthisie humide et autres maladies analogues, et ont remarqué que ce remède était nuisible dans les cas de sécheresse ou d'inflammation.

Brown assure qu'aucune pulmonie n'a jamais été guérie par les moyens antiasthéniques, tandis que le traitement stimulant est assez avantageux.

Cependant Reid, médecin anglais, employait fort heureusement la saignée répétée, les minoratifs, les rafraîchissans, ensuite l'ipécacuanha tous les matins.

Cependant encore, Du Boueix, professeur de médecine à Nantes, rapporte le cas d'une phthisie pulmonaire parvenue au dernier degré et guérie, dans cet état désespéré, par des prises répétées et continuées des poudres d'Aillaud (purgatifs résineux masqués avec de la suie de bois.

Combien de fois n'a-t-on pas vanté les vapeurs du

fumier de vache, et surtout les différentes espèces de lait ?

Pourtant Raulin ne veut pas absolument qu'on fasse usage du lait, et il se fonde, d'après Willis, sur la facilité qu'a ce liquide de se corrompre, même quand il circule dans le corps après qu'on l'a avalé.

M. Hildebrand, professeur à Hamberg, sur dix-sept malades, en a guéri quatre parfaitement par l'usage du sucre de saturne mêlé avec l'opium.

M. de Metternicht, médecin à Maïence, annonce les heureux effets de l'extrait de quina dans cette même maladie.

Enfin, le malambo, écorce d'une espèce d'alcornoque, suivant M. Virey, a été célébré depuis peu d'années comme un excellent antiphthisique.

M. Heineken, professeur à Brême, vante l'usage de l'acide hydro-cyanique, à la dose de huit à vingt gouttes au moins, comme un excellent calmant.

Le traitement de la phthisie pulmonaire se base principalement sur les moyens hygiéniques : régime doux, diète lactée, promenades à cheval ou sur mer. Quant aux médicamens : les eaux minérales appropriées, l'eau de chaux, quelques baumes naturels, le lichen d'Islande, le lierre terrestre, sont les plus renommés, et pourtant pas toujours les plus heureux.

Il est bien entendu que tout ce que nous venons de dire ne s'applique pas aux phthisies accidentelles ou produites par d'autres affections; leur cure dépend presque toujours de la maladie principale.

Il est bien entendu aussi que beaucoup de jeunes médecins, entraînés par leur imagination ardente et esclaves de la mode, emploient avec confiance tel ou tel remède préconisé par quelque expérimentateur, et commettent de funestes méprises. Nous leur recommandons de bien méditer ce qu'a dit Baglivi sur la cause de la phthisie; après quoi ils verront qu'il y a plus de médecins mal-adroits que de remèdes dangereux.

CHAPITRE XVIII.

JAUNISSE OU ICTÈRE JAUNE.

On l'appelle aussi maladie royale, parce que, dit-on, elle attaque préférablement les souverains ; mais comme on lui attribue pour cause principale les soucis et les inquiétudes, elle peut attaquer également les sujets, et être par conséquent la maladie de tout le monde.

Toutefois elle reconnaît encore pour cause l'abus des médicamens, l'usage d'une mauvaise nourriture, les obstructions et diverses affections nerveuses ; elle devient fâcheuse par ses complications avec d'autres maladies, telles que le squirre du foie, l'hydropisie, la tympanite et la consomption. On a remarqué qu'elle est très commune dans le midi, et presque inconnue dans le nord.

L'ictère jaune ne doit pas être confondu avec l'ictère blanc, l'ictère rouge et l'ictère noir ou vert. Quoique cette maladie soit bien connue, on trouve chez les auteurs une grande diversité d'opinions sur sa nature et son traitement.

Hippocrate reconnaît la nécessité des purgatifs à l'effet d'attirer la bile dans le canal intestinal ; l'ex-

périence a prouvé que ces médicamens étaient effectivement avantageux, mais seulement en lavage.

Sylvius prétend que la jaunisse peut arriver sans
qu'il y ait obstruction au foie, et de son côté Ettmuller pense que les obstructions du foie ne causent
pas toujours cette affection. Ce dernier prescrit les
vomitifs, apéritifs et toniques, et donne à entendre
que la saignée et les purgatifs doivent être très peu
mis en usage.

Sydenham guérit la jaunisse en purgeant tous
les quatre jours, et préfère la rhubarbe pour celle
qui est produite par la colique; mais pour celle
qui termine une maladie; il veut qu'on se borne à
faire transpirer le malade dans son lit; dans tous
les autres cas, il insiste sur les purgatifs et les apéritifs.

Sauvages prétend que toutes les jaunisses accidentelles se guérissent par un léger purgatif ou
par un flux d'urine; il blâme dans les autres cas
le trop grand usage de l'émétique, des purgatifs
âcres et des apéritifs chauds, au lieu des délayans.

Willis veut qu'on commence par les vomitifs, et
qu'on continue le traitement par les apéritifs et les
eaux minérales.

Cullen convient que les vomitifs peuvent être
avantageux; mais il regarde la constriction spasmodique des conduits biliaires comme la cause
commune de la jaunisse, et vante l'opium à cette
occasion.

Quoique Hoffman célèbre les apéritifs, les fondans et les eaux minérales froides, il dit positivement

qu'il faut calmer les douleurs et les spasmes, et recommande en conséquence les anodins, et surtout l'extrait de pavot.

Van Helmont, Rivière, Mead, Jean-Louis Petit, Bordeu, Dechaux et quelques autres, regardent toutes les constrictions spasmodiques comme la cause de l'ictère, et basent leur traitement sur les anodins, calmans et narcotiques.

Beaucoup d'autres célèbres médecins sont partisans des apéritifs et surtout du savon. De ce nombre sont Sylvius et Sæmpson.

Dolœus commence son traitement par un apozême apéritif.

Pitcairn a grande confiance dans les topiques ; il veut, si on soupçonne un squirre, employer des fomentations émollientes et apéritives, et ensuite des emplâtres fondans.

Ramazini veut qu'on guérisse la jaunisse avec le quinquina, surtout si elle succède à une fièvre intermittente.

Maret et Durande proposèrent à l'académie de Dijon, comme spécifique, un médicament composé d'éther et de térébenthine ; il eut quelques bons effets, mais il ne convient pas toujours.

D'autres auteurs considérant la jaunisse comme le résultat d'un état inflammatoire, ont recommandé la méthode antiphlogistique préconisée par Bianchi, Petit, Morand, Bertrandi et Ferrein.

Enfin, il est des remèdes extraordinaires que la raison répudie, et dont pourtant on constate les heureux effets. Ainsi Listre vante la fiente des oiseaux. Willis raconte que dans son pays on guérit fort bien en avalant chaque matin neuf pous vivans pendant cinq ou six jours. On voit dans les éphémérides des curieux de la nature, que non-seulement on a guéri en avalant des pous, mais encore en appliquant un brochet sur le creux de l'estomac, en faisant uriner sur une fourmilière, etc.; nous nous contenterons de faire observer que l'imagination est souvent un puissant auxiliaire, et qu'on ne doit jamais être étonné de rien dans des affections où la cause est souvent nerveuse.

Mais encore, avec tant de moyens, cette maladie résiste quelquefois et se termine par un accès; d'autres fois elle conduit à l'hydropisie ou à la consomption, et enfin, quelquefois encore elle guérit d'elle-même après un essai long-temps continué de remèdes inutiles.

CHAPITRE XIX.

HYDROPISIE.

C'EST celle-ci qui termine ordinairement la carrière des vieillards, et surtout de ceux qui ont hâté le déclin de leur âge par des excès. Elle s'annonce de loin, mais souvent d'une manière obscure; c'est un écueil caché dans l'horizon qu'on néglige d'éviter, parce qu'il est encore peu connu; mais une fois le danger proche, rien ne peut détourner un sort funeste. L'insensibilité ou tout au moins l'indifférence est alors le seul avantage que la nature laisse encore au malade, comme pour lui défendre les plus sinistres réflexions sur son état; en un mot sa fin est prévue, et elle est moins utile ici à perfectionner la science médicale qu'à démontrer la nécessité de la tempérance.

Toutefois les hydropiques n'ont pas toujours à se reprocher des erreurs de conduite et des fautes de régime; ils sont alors d'innocentes victimes forcées d'attribuer au destin un mal dont leur conscience les absout.

Les hydropisies peuvent avoir leur siége dans toutes les parties du corps; il y a l'hydropisie de l'œil et des parties sexuelles, comme celle de la poitrine et du bas-ventre. Aussi y en a-t-il un grand nombre ; Sauvages compte seulement vingt-huit espèces d'ascite ou d'hydropisie du bas-ventre.

Leurs causes peuvent être très nombreuses et très variées ; une passion de l'ame, un vice inné, une convalescence, une éruption rentrée, un changement de température, un excès quelconque, suffisent pour les produire.

Les moyens de guérison sont prodigieux par leur nombre, et quelquefois miraculeux par leurs effets ; d'autrefois ils sont inutiles et même nuisibles.

Cette maladie est le triomphe des charlatans, parce qu'ils hasardent beaucoup et ne risquent rien de hasarder. S'ils tuent dix hydropiques, on dit que ceux-ci devaient mourir de leur mal ; s'ils en guérissent un, on crie au miracle et on a raison. Un médecin prudent n'osera pas abréger la carrière de dix hommes pour en sauver un seul.

Il faut beaucoup de sagacité et de pénétration pour la distinguer quelquefois de certaines autres maladies, ainsi que pour la distinguer elle-même dans ses différentes espèces. L'hydropisie du bas-ventre peut simuler la tympanite et la grossesse ; l'ascite commune se confond souvent avec l'hydropisie enkistée, celle de matrice et celle des ovaires. Les hydropisies de poitrine sont encore plus obscures. L'anasarque ou hydropisie universelle avait été distinguée par quelques auteurs de la leucophlegmatie qu'on regarde aujourd'hui comme la même maladie, et cette dernière avait été confondue par les anciens avec l'œdème; celle-ci est souvent avant-coureur et compagne de toutes les hydropisies. Une distinction absolument nécessaire pour éviter de graves erreurs dans le traitement, est celle des hydropisies passives ou asténiques d'avec les actives ou hypersténiques.

La grande indication pour la cure est l'évacuation des eaux. A l'aide des instrumens elle est plus prompte ; mais, si on ne détruit pas la cause productrice de ces mêmes eaux, elle n'est pas toujours décisive en faveur de la santé.

Les diverses méthodes de traitement sont aussi nombreuses que variées ; la série des médicamens proposés est immense, et il serait aussi fastidieux qu'inutile de tout rapporter.

Bacher, dans son ouvrage, suffit pour dégoûter de son art tout médecin prudent et consciencieux. Que ne dit-il pas sur l'hydropisie ? quel espoir ne donne-t-il pas aux malades abandonnés, et quel découragement ne porte-t-il pas à ceux qui tendent à leur guérion ? Les moyens les plus extravagans et les plus opposés ont tantôt réussi et tantôt accéléré la fin des malades dans des situations en apparence les mêmes ; quelquefois des hydropiques ont guéri par les seules forces de la nature. Enfin le même auteur propose comme un excellent moyen ses pilules toniques, dans lesquelles l'extrait d'ellébore noir est le principal ingrédient, et il célèbre en même temps le suc de taraxacum. Il est le premier ou un des premiers qui aient démontré la nécessité de faire boire les hydropiques.

Hippocrate recommande la saignée, quand cette maladie est entretenue par la pléthore ou des suppressions; il est partisan du régime sec, et veut qu'on ouvre la poitrine pour en faire sortir l'eau.

Beaucoup de modernes sont partisans du régime sec : tels sont Charles Lepois, Sennert, Lazare Rivière, Dolœus et Sydenham.

Ce dernier, qui ne veut ni scarifications, ni ponctions, ni topiques, vante cependant l'infusion de safran des métaux et l'extrait de concombre sauvage. Cependant Méad, Sharp et Cheselden regardaient la ponction comme un moyen très recommandable dans bien des cas.

Alexandre de Tralles, qui était partisan de la méthode réfrigérante et rafraîchissante, veut qu'on fasse des incisions aux malléoles pour faire écouler les eaux peu à peu.

Hecquet conseillait aussi ces incisions.

Boerhaave a recommandé les fortifians, les cardiaques, les chalybés et les irritans.

Van der Linden dit que quiconque veut guérir de l'hydropisie doit se purger rarement et se servir de l'élaterium.

Freind dit que l'ellébore nous a été, suivant lui, plus avantageux que tous les autres diurétiques.

Willis a grande confiance dans l'extrait d'élaterium, ainsi que dans le jalap.

Lister cite plusieurs exemples de malades qui ont guéri en s'abstenant de boire, et fait aussi l'éloge de l'élaterium.

Mayerne a grande confiance dans le mercure doux et ensuite dans le nitre.   14

Withering et Thilénius parlent très avantageusement de la digitale pourprée ; de plus, ce dernier regarde presque comme spécifique l'eau de laurier-cerise, depuis trente gouttes jusqu'à quatre-vingts graduellement.

Lettsom prétend que la digitale pourprée affaiblit le corps, cause des vertiges et ralentit le pouls.

Sauvages a vu une hydropisie qui, après avoir résisté aux médicamens d'usage, fut guérie au moyen de vingt saignées.

Méad parle d'une autre qui céda aux narcotiques ; Willis avait vu un exemple semblable.

Dehaen conseille le quina à fortes doses ; mais Francus, Restaurant, Boecler, Brunner et Camerarius le recommandent seulement dans celle qui survient après la fièvre quarte.

Ziegler, allemand, assure que les lavemens de vinaigre sont très efficaces.

M. Carron, médecin à Annecy, a fourni dernièrement des faits à l'avantage du quina dans les hydropisies et les obstructions.

Brown conseille tous les moyens sténiques ordinaires, tels que les alimens les plus nourrissans et les plus stimulans : les viandes, le bon vin, les liqueurs spiritueuses. Si cela ne suffit pas, il faut employer les préparations d'opium ; s'il y a de l'eau épanchée, il faut, après la ponction, recommencer le même traitement.

Dans l'hydropisie de poitrine en particulier, les médecins de nos jours recommandent spécialement la digitale pourprée, qui a souvent réussi.

Rivière a guéri plusieurs fois cette maladie avec le calomel et les décoctions sudorifiques.

Dolœus dit avoir guéri plusieurs malades en donnant, tous les matins, deux ou trois cuillerées de suc de bryone.

Lazerme, qui, de son temps, était vanté pour sa pratique médicale, est plus décourageant qu'instructif.

Plusieurs auteurs recommandent la paracentèse : Senac, Bourdelin, Bergeron, Duverney et Morand l'ont employée avec succès.

Ce dernier dit qu'on pourrait tenter d'extirper les hydropisies enkystées avec leur kyste avant qu'elles fussent devenues très grosses ; il cite des faits à l'appui. Nous avons appris que dernièrement le docteur Nathan Smith a guéri une femme hydropique en extirpant l'ovaire droit qui fournissait le kyste.

En général, l'histoire des hydropisies est encore une des parties les plus obscures de la médecine ; ce n'est que depuis peu que des faits particuliers, sagement recueillis, commencent à jeter quelque jour, surtout sur les hydropisies passives, et d'après lesquels ces dernières ne seraient que le résultat d'un engorgement mécanique produit par l'oblitération des veines.

Le traitement de ces maladies est si empirique qu'il peut devenir, ainsi que des exemples le démontrent, une occasion de fortune pour le premier aventurier dont les destinées sont encore livrées au hasard et aux circonstances. Sans instruction et sans argent, mais plein d'audace et prêt à fuir, un tel homme promet la guérison à quelque hydropique ennuyé de son mal et dégoûté des pilules ; il lui donne une prise de gomme gutte ou d'aloès. L'effet de ce remède n'est point désavantageux ; on répète la dose, il y a un mieux ; on redouble, le malade guérit, et un mouvement électrique d'admiration transporte toutes les têtes. Qui l'eût dit, qui l'eût cru ? il a guéri un tel abandonné des médecins ! c'est un grand homme caché ! et l'on ne manque pas de trouver des comparaisons pour prouver que le mérite perce difficilement. Trouvé instruit par les hommes, charmant par les dames, habile par tout le monde, il profite de l'engoûment, retire des certificats : eh ! qui peut lui en refuser ? par le crédit de Mme la baronne, il en retire même du doyen des docteurs de la ville. Il court se présenter au jury médical du département ; il est reçu officier de santé ; et voilà, devenu le confrère de médecins très respectables, un goujat dont la perspective était d'être, avant sa métamorphose, ouvrier en vieux cuir ou artiste en plein vent.

CHAPITRE XX.

HÉMORRAGIES EXTERNES.

LE spectacle le plus fatigant pour une personne sensible, est la vue du sang qui s'écoule. Un instinct heureux vous porte à étancher ce sang, cette chair coulante avec laquelle s'échapperait la vie; suivez-en l'impulsion et prenez courage; quel que soit le moyen que vous employez, si vous réussissez, il est excellent, et vous êtes médecin par inspiration.

Ce premier danger passé, examinez les causes, dissertez même. Ainsi naquit la médecine, les faits vinrent avant le raisonnement.

Vous reconnaîtrez deux espèces d'hémorragies bien distinctes : les externes et les internes.

Les premières ont pour causes ordinaires des blessures. Si le sang s'échappe d'une veine, il y a peu de danger; s'il vient d'une artère ouverte, il y a danger de mourir en peu d'instans, et c'est ce qui peut arriver dans une saignée mal faite : un chirurgien mal-adroit peut vous tuer de cette manière. Toutefois il est curieux d'apprendre comment Dionis et Heister cherchent à tirer d'embarras un mauvais phlébotomiste qui aurait eu le malheur d'ouvrir une artère ; ils lui conseillent de laisser écouler le sang jusqu'à ce que le malade tombe en syncope, et de prouver aux assistans que cela était nécessaire parce que le sang était trop ardent et trop impétueux.

Si les parens de la victime n'avaient pas eux-mêmes les plus grands torts pour avoir fait appeler un tel ignorant, il faudrait poursuivre celui-ci par-devant les tribunaux criminels ; mais en attendant, ce meurtrier involontaire doit pour trouver grâce devant Dieu, avouer le premier sa faute et demander promptement les secours d'un homme plus habile.

Beaucoup de moyens sont offerts pour arrêter le sang : les styptiques, la cautérisation et la ligature des vaisseaux ; celle-ci est le moyen le plus sûr, mais on ne l'emploie qu'à la dernière extrémité.

Les anciens ne connaissaient pas toutes nos ressources ; ils parlent seulement de leurs astringens, de leurs styptiques et de la cautérisation.

Les modernes ont beaucoup vanté et employé le sang de dragon, le bol d'Arménie et la colophane.

Pierre Borel a fait mention des chevilles d'alun, dont les chirurgiens de son temps lardaient les chairs autour de l'artère coupée.

Au milieu du siècle dernier, Brossard, chirurgien de la Châtre en Berri, vendit au roi un secret de son invention très propre à arrêter les hémorragies dans les cas de blessures d'artère ; ce secret n'est autre que l'agaric préparé.

Jean Bauhin avait auparavant constaté des propriétés analogues dans le lycoperdon.

Belloq vante les heureux effets de la cire intro-
duite en bougie, ou en forme de clous, dans les ou-
vertures par où le sang s'échappe.

Horstius a observé que l'application du laudanum
arrête l'hémorragie de l'artère.

Aujourd'hui on fait quelquefois un heureux emploi des astringents, des lames de plomb et du
tourniquet ; mais tous ces moyens ne sont pas aussi
sûrs que la ligature, et pourtant la ligature produit quelquefois la gangrène.

CHAPITRE XXI.

HÉMORRAGIES INTERNES :
ÉPISTAXIS, HÉMOPHTHISIE, HÉMATÉMÈSE, HÉMATURIE, etc.

IL faut étudier, observer et se taire, mais agir suivant les circonstances avec précaution; autrement on s'expose à parler mal et à agir plus mal encore. Les hommes les plus habiles se trompent, et certainement il y a des savans dans l'erreur au sujet des hémorragies; témoins les dissentimens qui existent sur la nature de ces maladies. Sthal et M. Broussais soutiennent que toutes les hémorragies sont actives (les traumatiques exceptées); Brown au contraire prétend qu'elles sont toutes passives. Arrive M. Pinel qui prend le parti modéré de partager le différend et de reconnaître des hémorragies passives et des actives, ou asténiques et hypersténiques. On voit qu'il est bien difficile d'asseoir ici un traitement rationel et de prendre une détermination quelconque; ce n'est pas un procédé indifférent que d'appliquer au gré du système qu'on adopte, les astringens et les compressifs ou les saignées et les tempérans. L'âge, le sexe et la constitution du malade, doivent diriger le médecin dans des cas où il n'y a pas de préceptes positifs et absolus.

L'épistaxis ou saignement de nez est la plus commune de toutes les hémorragies, et n'est inquiétante que par sa violence et par sa durée.

Celle qui est produite par la pléthore, ou qui arrive au printemps, ou par l'effet du soleil et chez les jeunes gens, se calme assez facilement par le repos, les tempérans et les acidules.

Celle qui arrive comme symptôme d'une autre affection, doit être remarquée et soignée avec plus d'attention.

Celle qui vient à la suite d'une autre maladie, et qui peut en être regardée comme la crise, ne doit pas être contrariée; et il serait dangereux de l'arrêter.

Celle enfin qui a lieu chez les cacochymes, les vieillards, les personnes faibles, est souvent d'un mauvais présage et doit être arrêtée avec précaution.

On en peut dire autant de presque toutes les hémorragies.

L'hémophthisie est l'hémorragie du poumon. La toux, la douleur, la pesanteur, la démengeaison, l'oppression, la chaleur qu'on ressent à la poitrine, et surtout la couleur vermeille du sang, en sont les principaux symptômes; elle est dangereuse, si elle est rebelle et si elle tient à une cause permanente. Dans tous les cas il faut remarquer si elle est essentielle, ou si elle est dépendante d'une autre maladie.

Hippocrate employait la graine de jusquiame pour l'arrêter, et la plupart des médecins anciens se servaient de ce remède comme spécifique. Il s'est trouvé des modernes qui en ont parlé avantageusement.

Sydenham saignait, purgeait à plusieurs reprises, et terminait par les astringens.

Morton dit bien que les astringens l'arrêtent, mais que le quinquina est le meilleur moyen.

Sauvages veut qu'on saigne souvent et dans certains cas toutes les quatre heures.

Barbeyrac veut d'abord qu'on saigne et qu'on purge surtout avec la rhubarbe, ensuite qu'on use des astringens. Malgré cela il recommande de revenir de temps en temps aux minoratifs.

Allen, outre les astringens et la saignée, vante les narcotiques et surtout la graine de jusquiame.

Gordon célèbre les vertus de l'oxycrat.

On a également beaucoup vanté le suc d'ortie et surtout celui de lierre terrestre. On a vu la fumigation de chaux-vive et de vinaigre avoir d'heureux effets dans des circonstances extrêmes.

M. Pinel fait un heureux emploi de bols composés de nitre avec quatre fois autant de conserve de roses.

L'hématémèse est le vomissement du sang; mais ce sang qu'on rend par la bouche, vient-il de la bouche elle-même, vient-il des poumons, ou sort-il de l'estomac? Après avoir résolu ces questions, il faut se demander encore: Provient-il d'un état pléthorique ou d'une évacuation supprimée, ou du scorbut, d'un embarras du foie, d'une substance qu'on aurait avalée, ou de toute autre cause? C'est de là qu'on tire le pronostic et les moyens de guérison.

Cette hémorragie est, ainsi que les autres, souvent moins dangereuse chez les femmes, parce qu'elle remplace leurs menstrues.

Dodonnée regarde ce vomissement comme tellement grave qu'il n'a jamais vu qu'un seul homme en guérir, et ce fut par l'usage continué de l'absinthe.

Michelot a obtenu des succès avec de l'eau à la glace.

L'hématurie est le pissement de sang ; il faut encore connaître sa cause, car s'il remplace les menstrues ou les hémorroïdes, il serait dangereux de l'arrêter tout-à-coup.

Le lait était très employé chez les anciens, et même il l'est encore de nos jours. Forestus faisait prendre quatre onces de lait de brebis, tous les matins, avec un gros de bol d'Arménie.

Mayerne a vu un malade désespéré guérir par le lait de vache mêlé avec du sirop de coing et de cannelle.

La semence de jusquiame est encore célébrée même parmi les modernes.

On lit dans Sauvages que le médecin Hahnius fut atteint, pendant une année, d'un pissement de sang abondant par suite d'une commotion. Van Swieten lui conseilla pour boisson une décoction de racines de plantain et de grande consoude et une purgation renouvelée de temps en temps, et composée de manne dissoute dans du petit-lait. Haller lui prescrivit une saignée, une nourriture végétale, l'usage de la rhubarbe torréfiée, le lait, le petit-lait et les

émulsions. Werlhof lui ordonna la saignée, le quinquina, les eaux de Spa, la manne et le petit-lait,
la décoction de prêle et les injections dans la vessie.
Ainsi trois des plus illustres médecins de leur siècle
donnèrent des soins à un médecin qui était luimême célèbre, et il mourut. Un ignare aurait peutêtre réussi; mais aussi l'ignare, dans mille autres
circonstances, aurait fait payer cher à l'humanité
l'éclat d'un tel triomphe.

CHAPITRE XXII.

ANÉVRISME ET VARICES.

Soyez habile dans les moindres parties de la médecine, ou abandonnez entièrement l'exercice de cet art si utile et quelquefois si meurtrier.

Un chirurgien, ou n'importe quelque individu que ce soit, a obtenu votre confiance dans un degré suffisant pour lui livrer votre bras; il vous fait une saignée, pique l'artère, vous assure que tout va à merveille, et vous le croyez. Peu de temps après, une tumeur molle, insensible, incolore, se développe au pli du bras; elle s'accroît, et vous apprenez avec étonnement d'un médecin plus instruit, la cause de ce nouveau mal, et le terrible moyen qu'il reste à employer pour vous sauver la vie.

En un mot, c'est un anévrisme que vous avez, et c'est une opération grave qu'il s'agit de pratiquer, pour que votre vie, dans l'instant le moins attendu, ne s'échappe pas avec les flots du sang artériel.

Quelquefois cette opération n'a pas tout le succès désirable, et on vous ampute le bras; le tout pour une saignée mal faite.

Cependant les anévrismes ne sont pas toujours le résultat de la mal-adresse des officiers de santé;

des coups et des efforts peuvent le produire, surtout si à ces causes occasionelles se joignent la mollesse et la laxité de la fibre.

Les anévrismes qui se manifestent aux extrémités tant supérieures qu'inférieures, sont susceptibles de guérison; ceux qui attaquent le cœur et les gros vaisseaux sont ordinairement mortels. Le diagnostic de ceux-ci est très obscur; on les confond souvent avec diverses affections de poitrine, et il faut être très exercé pour donner ici un avis décisif.

Les anciens, ainsi que les médecins du moyen âge, n'ont pas connu les anévrismes du cœur et de l'aorte; ils les ont seulement entrevus sous les noms de polypes du cœur et de palpitation, et les traitent avec la saignée et les antispasmodiques. Galien avait remarqué que quand la maladie tire en longueur, on est menacé de mort subite.

Morgagni, Bonet, Lanscisi, parmi les modernes, ont fourni de grandes lumières à l'histoire de ces maladies.

Plus récemment, M. Corvisart a pleinement démontré la nature des anévrismes du cœur, sur lesquels il régnait encore beaucoup d'obscurité et d'incertitude.

Quant au traitement, on voit que Paul d'Œgine qui connaissait assez bien les anévrismes des extrémités, recommande l'opération, et la décrit de manière à ce qu'elle ressemble à celle qui est pratiquée de nos jours.

Jean-Louis Petit, qui était habile opérateur, espérait pourtant qu'on pourrait se dispenser de l'opération, en favorisant la formation des caillots de sang à l'ouverture de l'artère, à l'aide des bandages et d'un régime convenable.

Valsava désirait qu'on diminuât le volume du sang, et qu'on fortifiât les solides.

Les praticiens modernes suivent à peu près cet avis. La saignée, le régime, les astringens et les compressions, sont des moyens qu'ils emploient souvent avec succès. Verduc était bien éloigné de là, quand il recommandait les volatils alkalins et les spiritueux.

Les varices ne sont qu'une dilatation extraordinaire des veines. Le repos, la compression, les rafraîchissans, les font disparaître. Les femmes enceintes y sont sujettes, et elles en sont facilement délivrées par l'accouchement.

CHAPITRE XXIII.

CANCER, CHANCRE, SQUIRRE.

CETTE cruelle maladie fournit un argument irrésistible en faveur du système des compensations. Le tempérament le plus heureux, le teint le plus vermeil, les formes les mieux développées, en un mot la santé la plus florissante, sont des avantages que les femmes, au midi de leurs années, rachètent bien cruellement par la perspective d'une mort aussi lente que douloureuse.

Dès leur neuvième lustre, elles éprouvent pour la plupart les symptômes avant-coureurs et menaçans du mal qui plus tard les conduit à leur perte. Des douleurs sourdes, pongitives, lancinantes, irrégulières, les avertissent de l'existence du germe fatal ; et heureuses alors celles qui peuvent tirer parti des secours que la médecine leur offre !

Passé une certaine époque, ces secours sont inutiles ; le mal a jeté ses racines, et c'est en vain, Clytia, que vous appelez autour de vous tout ce que le délire de la douleur peut faire supporter de remèdes bizarres et dégoûtans : le flambeau de votre vie se consume, et quand enfin vous avez lassé la patience et les soins de ceux qui vous aiment, et

que de vaines applications de remèdes n'entretiennent plus aucun espoir, vous êtes trop heureuse
que, par une cruelle extirpation, le fer impitoyable
tente encore une dernière chance en faveur de la
vie.

Mais tel est le malheur de votre situation, qu'aux
accès déchirans de la plus vive douleur se joint encore une affreuse incertitude sur le parti que vous
avez à prendre, lorsque, combattue par les opinions
de ceux qui vous conseillent, vous avez à prononcer
vous-même sur votre propre sort, et à résoudre
ainsi la plus terrible des questions.

Ici, sous les apparences du zèle et de la bienveillance, de petites passions s'agitent encore à votre détriment ; et quand un médecin vous crie : « Li-
vrez-vous à l'opération », un autre s'y oppose et dit :
« Gardez-vous d'un si funeste conseil : aux chances
douteuses de l'issue de l'opération se joindra la presque certitude du retour du mal. » Tous les deux
invoquent l'expérience, et tous les deux, sans leurs
motifs intéressés, auraient raison dans l'hypothèse
où ils vous placent chacun de leur côté. Le médecin
Tant-Mieux opine pour opérer, dans l'espoir qu'il
obtiendra votre confiance, et qu'en vous démontrant
son habileté, il acquerra une renommée dont il a
besoin. Son antagoniste Tant-Pis, incapable d'o-
pérer lui-même, s'en tient à écarter l'idée d'une
opération qui peut faire triompher un rival. Pendant ce temps-là vous restez dans l'indécision ; le
mal fait des progrès, il s'établit ce qu'on nomme
une diathèse cancéreuse, et l'opération n'offre plus

les mêmes chances de succès ; cependant, poussée par l'excès de la douleur, vous en venez, mais trop tard, à ce dernier moyen. Six mois après le cancer répullule ; et, tous les deux triomphans, Tant-Mieux s'écrie : « Elle s'est fait opérer trop tard », et Tant-Pis répond : « Je l'avais bien prévu. »

Les cancers, chancres, squirres et carcinomes, affections toutes à peu près semblables, peuvent attaquer toutes les parties du corps, et surtout le visage ; mais leur nature est partout la même : bizarre et cruelle, elle s'irrite souvent des remèdes les plus doux, et convertit, au détriment des malades, les plus tendres soins en moyens dangereux.

Hippocrate redoutait singulièrement les cancers, et condamnait également ceux qui en étaient atteints et ceux qui en guérissaient ; sa méthode palliative était même très restreinte, de peur d'atteindre ou d'altérer le principe cancéreux.

Galien, plus hardi, parce qu'il connaissait mieux cette maladie, proposait d'abord de la guérir en purgeant les humeurs atrabilaires ; et si, avec ce moyen, on ne réussissait pas, il conseillait l'extirpation par le fer ou le feu.

Quoique les Arabes fussent généralement partisans du feu, cependant on voit qu'Albucasis ne s'en souciait pas.

Fabrice de Hilden était de cet avis ; il disait que le feu et les escarotiques irritent, endurcissent et augmentent le mal, et qu'il fallait leur préférer les instrumens tranchans ; cependant il avait une grande confiance dans un onguent fait avec des grenouilles vertes.

Verduc, à l'observance d'un régime exact, veut qu'on joigne l'usage des volatils, des alkalis et des diaphorétiques.

Sennert regardait le fer comme un puissant moyen dans tous les cas de squirre.

Ettmuller voulait qu'on tentât d'abord d'arrêter les progrès du cancer ; et si cela était impossible, il fallait employer le cataplasme de ciguë, ouvrir des cautères, purger avec l'ellébore et le mercure doux. Il assure que l'huile d'excrémens humains arrête les progrès de l'ulcération, et que l'arsenic termine radicalement la cure.

On connaît les fameuses expériences de Storck, d'après lesquelles l'usage de la ciguë peut être si avantageux.

Wiseman avait proposé et employé avec quelque succès un épithème fait avec le sucre de saturne dissous dans l'eau de frai de grenouille. Ettmuller avait déjà vanté les remèdes saturnins.

Winter recommandait la diète lactée, les eaux de Bristol, et s'opposait à l'emploi de tout médicament, et surtout des mercuriaux et des topiques.

Cependant Poterius parlait très avantageusement de son baume mercuriel.

Beaucoup de médecins, entre autres, Fontana, Asti, Moo, Florès, Rœmer et Baldini, ont célébré l'usage des lésards, et surtout l'espèce appelée anolis, tant en topique qu'à l'intérieur, et ils citent de nombreux exemples de guérison.

Muys recommandait la poudre de grenouille de rivière desséchée au four.

Ronnou, médecin suédois, regarde l'arsenic comme spécifique dans le cancer et le carcinôme; il le donne à l'intérieur en très petites doses, et en lotion à l'extérieur, quand il y a ulcération. Cinquante ans d'expérience et de succès justifient, dit-il, ce qu'il avance.

Jœnisch, médecin allemand, d'après une étude particulière qu'il a faite du cancer pendant vingt-six ans, a remarqué que les remèdes les plus avantageux étaient les préparations de plomb; il rejette tous les emplâtres et les onguens, et tout ce qui peut gêner l'ulcère.

Richter, de Gottingue, blâme vivement les médecins qui s'occupent à employer les remèdes internes, souvent plus pernicieux que salutaires, au lieu d'avoir recours à temps à l'extirpation.

Pouteau regardait, comme cause interne du cancer, un principe qu'il appelait âcre rhumatismal; il avait très peu de confiance dans les remèdes internes, à l'exception de l'eau à la glace pour toute boisson pendant plusieurs semaines. Le moyen de guérison le plus sûr était, suivant lui, l'amputation et ensuite l'application du feu.

Ledran, après avoir rapporté beaucoup d'observations de cancer au sein, dit que, malgré l'opération, la récidive est à craindre, quand même il n'y aurait pas d'engorgement sensible sous l'aisselle. Il ajoute que les cautères peuvent empêcher le retour de cette funeste maladie; et que le mercure n'est pas capable de guérir le vice chancreux.

Pissier, chirurgien à Troyes en Champagne, avait

trouvé une méthode de traiter le cancer ulcéré très avantageuse, d'après les observations qu'il rapporte. Elle consiste dans l'usage des bains et l'application sur l'ulcère d'un onguent adoucissant , dans lequel l'opium joue le principal rôle.

Georges Bell propose une méthode analogue à celle de Pissier, puisqu'il emploie les lotions d'eau chaude et des emplâtres émolliens où entrent la ciguë et souvent l'opium.

Plusieurs médecins, entre autres, M. Bouillon-Lagrange plus récemment, avaient préconisé le suc de *daucus carota* comme le remède par excellence; mais M. Montègre en a reconnu l'inertie.

Dans la Bibliothèque Médicale de mai 1815, on célèbre, presque comme spécifique, le suc de *gallium aparine*, à la dose de chopine par jour, et appliqué en même temps à l'extérieur.

Que de contradictions dans le traitement d'une maladie si bien connue, si évidente et si terrible ! La nature se joue de l'intelligence des hommes, et met en défaut les élémens les plus positifs de leurs connaissances. Nous ne pouvons plus dire ici : *Qui bene judicat, bene curat.*

CHAPITRE XXIV.

SIPHILIS OU MALADIE VÉNÉRIENNE.

L'INNOCENCE et la pureté des mœurs ne vous mettent pas hors des atteintes de cette honteuse maladie, juste punition des libertins; elle est d'autant plus dangereuse chez les personnes d'une vie austère, que leur conduite privée les met loin de soupçonner dans leur sang son virus affreux, et qu'enfin elle a produit tous ses ravages, quand on songe sérieusement à la détruire. Des pustules, des taches à la peau, des exostoses, des ulcères rebelles annoncent son ancienne existence, et présagent l'opiniâtreté qu'elle opposera aux traitemens les plus sages et les mieux combinés.

La siphilis est la mine heureuse qu'exploitent les charlatans avec des succès momentanés. L'un vous propose la guérison en quinze jours, un autre en dix; un autre, qui renchérit sur tous, vous promet de vous guérir en cinq, et même aussitôt que vous l'aurez voulu; et pour cela, tous vous offrent un déluge de pilules, de bols, de tablettes, d'eaux, de sirops, d'élixirs, et surtout la commodité et le secret. Ils déclament contre le mercure, parce que ce médicament produit quelquefois la chute des cheveux et des dents, la surdité, la cécité, la phthisie et la paralysie; et cependant ils emploient le mercure plus ou moins déguisé; en un mot, ils trompent parce qu'on leur demande à être trompé.

Il existe une infinité d'ouvrages sur les maladies vénériennes : les bibliographes en comptent plus de deux mille depuis trois cents et quelques années. Astruc est un des auteurs qui aient donné l'écrit le plus complet; il a beaucoup rectifié la doctrine de ses devanciers, et lui-même a été singulièrement modifié par des médecins plus modernes que lui.

Baglivi dit positivement qu'à l'aide des remèdes on peut mitiger la maladie vénérienne, et jamais la guérir totalement.

Dessault, de Bordeaux, et surtout Deidier, croyaient qu'elle n'était que le produit de certains petits vers microscopiques, et que le mercure, en la guérissant, n'agissait que comme vermifuge. Ce dernier recommandait de ne faire que des frictions partielles, afin qu'elles ne produisissent aucune évacuation, ce qui, suivant lui, était inutile. Quant à Dessault, il traitait ses malades différemment : il commençait par provoquer un cours de ventre avec les purgatifs; et puis, il l'entretenait par les frictions mercurielles, dont l'action ne se portait plus sur les glandes salivaires.

Fernel, qui était ennemi du mercure, était persuadé que les sudorifiques, et surtout le gaïac, suffisaient pour détruire cette maladie.

Ettmuller, quoique partisan des frictions, recommande les sudorifiques, en observant de donner le gaïac aux constitutions froides, et la salsepareille aux tempéramens chauds.

Nisbet, opposé au plus grand nombre des médecins, ne voulait pas qu'on fît suppurer les bubons; la suppuration, suivant lui, était le plus sûr moyen d'introduire le virus dans le corps.

Lister n'employait jamais le mercure sans lui joindre le gaïac, qu'il regardait comme son correctif et son antidote.

Sydenham déclare que cette maladie ne se guérit qu'à l'aide de la salivation excitée par le mercure; il permet d'y procéder sans aucune préparation et sans avoir fait usage des remèdes généraux.

Barbeyrac, au contraire, n'administre jamais le mercure, qu'il regarde comme spécifique, sans avoir préalablement saigné, baigné et purgé son malade.

Pitcairn commence par faire vomir deux ou trois fois; il donne ensuite le mercure pendant quelques jours, puis le fait alterner avec les purgatifs.

Indépendamment des frictions et de quelques remèdes accessoires, on voit que Boerhaave, Storck, Dehaen, Pringle et van Swieten faisaient beaucoup de cas du sublimé corrosif, et l'employaient avec les plus grands succès; on connaît la célébrité dont jouit la liqueur à laquelle ce dernier a donné son nom.

Cependant Pibrac blâme tellement l'emploi du sublimé corrosif, qu'il ne peut concevoir comment il y a des hommes assez téméraires pour s'en servir; il semble, dit-il, que ce soit une conspiration contre l'humanité.

Girtanner ne conseille pas non plus ce médicament; il traite ses malades avec diverses plantes, et notamment avec l'*astragalus exscapus* de Linné, qu'il regarde comme un remède merveilleux.

Sanchès et Schreiber, qui, des premiers, ont reconnu l'efficacité du sublimé, voulaient qu'on y joignît l'usage des bains de vapeur, afin d'amortir la violence de ce remède.

Dominique Cirillo avait, pour l'employer, une méthode particulière. Elle consistait à triturer un gros de cette substance avec une once de saindoux pendant douze heures, et de cet onguent il faisait faire des frictions sous la plante des pieds; quelquefois, suivant les circonstances, il y joignait l'opium ou l'ammoniaque.

Clare avait une autre manière d'administrer le mercure : il faisait prendre au bout du doigt, humecté de salive, un grain ou demi-grain de calomélas, et le faisait frotter sur les parties intérieures des joues, en répétant cette opération trois ou quatre fois par jour. Ce procédé, qu'on appela méthode d'absorption, eut beaucoup de partisans en Angleterre, entre autres, Hunter, Cruickshank, Buchan et Home.

Carrère veut qu'on rejette le mercure quand la maladie est ancienne, et conseille de s'en tenir à l'usage des dépuratifs et sudorifiques.

Souville, médecin de Calais, proclame les heureux effets des mercuriaux unis au quina dans tous les cas de siphilis ancienne et dégénérée ; il prétend encore qu'il ne faut se fier à l'opium que comme accessoire, et que ce dernier remède n'est réellement heureux que dans les affections vénériennes cutanées.

Tode, Pasta, Délius, Thuessink, vantent l'opium comme un puissant antivénérien ; Turnbull conseille ce remède à l'intérieur, à l'extérieur, soit en poudre, soit en décoction, et ne voit rien au-dessus de lui, si ce n'est le suc de pavot, ce qui revient au même.

Schœpff dit : Aucun des vérolés que j'ai traités n'a pris un seul grain de mercure, et je n'ai eu aucun sujet de revenir à l'usage des mercuriaux pour remplacer celui de l'opium.

Beaucoup d'autres remèdes ont été proposés; ainsi Jurine, de Genève, employait très heureusement la saponaire officinale en décoction ou en extrait, surtout dans les cas où il se manifestait des ulcères à la gorge.

On sait que le professeur Peyrilhe voulait guérir toutes les maladies vénériennes avec l'ammoniaque.

Plusieurs remèdes particuliers ont été proposés, entre autres la *lobelia syphilitica*, le *prunus padus*, etc.

Diverses formes ont été données au mercure ; ainsi le mercure gommeux de Plenk, les pilules de Belloste, les dragées de Keyser, le rob de L'affecteur, les gateaux toniques de Bru ont eu de la réputation et des succès.

M. Chrestien, de Montpellier, emploie heureusement plusieurs préparations d'or tant à l'intérieur qu'à l'extérieur.

Nous venons de voir une grande diversité de moyens à employer dans le traitement de cette maladie; mais personne n'avait songé à élever la question de son existence : cela était réservé à notre époque, comme une des merveilles de la médecine d'irritation. Depuis quelques années on avait déjà formé des doutes à ce sujet; M. Jourdan les avait renforcés dans le Journal universel des sciences médicales, et voilà que tout récemment M. Richond, de Strasbourg, se décide pour la négative d'une manière expresse : il n'existe pas de virus vénérien; Hippocrate et tous les anciens ont connu les symptômes que nous attribuons à ce prétendu virus. M. Richond se fonde sur l'observation exacte de deux mille malades; nous ne savons plus où nous sommes.

CHAPITRE XXV.

SCORBUT.

Tout le monde connaît cette maladie quand elle est bornée aux ravages qu'elle fait dans la bouche, en corrompant l'haleine et détruisant les gencives ; ce ne sont-là que ses premiers symptômes, mais plus tard et successivement il s'en développe d'autres plus graves : taches brunes , pesanteur des jambes , maux de tête violens , alternative d'assoupissement et d'insomnie; faiblesse, tremblement, fièvre irrégulière ou périodique, syncope, gonflement du ventre, nausées, coliques, ulcères rebelles, hémorragies alarmantes, décomposition insensible du corps, et enfin la mort s'ensuit.

Cependant les malades en viennent rarement là: un bon régime tiré surtout du règne végétal, un air pur, l'usage des plantes antiscorbutiques, suffisent ordinairement pour rétablir la santé.

Cette affection qui n'est bien connue que depuis deux ou trois siècles, est regardée par la plupart des médecins, entre autres par le savant auteur de la Nosographie , comme une complication de plusieurs maladies.

Eugalenus, qui a écrit spécialement sur cette affection, varie beaucoup son traitement et le rend, pour ainsi dire, symptomatique.

Dolœus, au contraire, prétend guérir toute espèce de scorbut en douze jours à l'aide d'un seul remède, le mercure doux rendu sudorifique par une sublimation particulière; car la sueur, suivant lui, enlève le principe de cette maladie; il exige en même temps que le malade s'abstienne des acides, et fasse usage pour boisson d'une décoction appropriée.

Waldschmid ne pense pas comme Dolœus sur la facilité à guérir le scorbut; il dit qu'une fois fixée et établie dans une partie du corps, cette maladie peut se pallier par le régime, mais rarement se guérir.

Gilbert Blane a observé, par des expériences constantes, que rien n'est plus avantageux et plus salutaire que l'usage des citrons frais et des oranges; le jus de ces mêmes fruits est le meilleur moyen pour panser les ulcères scorbutiques.

CHAPITRE XXVI.

SCROPHULES OU ÉCROUELLES.

QUOIQU'ON soit sûr d'attirer l'attention des femmes chaque fois qu'on parle d'agrémens personnels et de moyens de plaire, nous ne nous flatterons pas de vous séduire par le tableau que font certains médecins de certaines maladies. On dit ordinairement que les humeurs froides entretiennent une peau douce, polie et agréablement colorée; mais ce léger avantage est bien détruit par les vestiges dégoûtans d'une maladie tenace et repoussante. Quoi qu'il en soit, la fraîcheur du teint des scrophuleux, l'éclat de celui des phthisiques, la pâleur intéressante des chlorotiques, l'air spirituel du rachitique, peuvent, avec telles conditions qu'il vous plaira d'y joindre, constituer de beaux malades et non pas de belles personnes. La beauté ne capitule pas avec les maladies, parce qu'elle est fille de la santé; et jadis, comme aujourd'hui, jamais la reine de Gnide ne revendiqua pour ses sujettes celles qui sont dans la nécessité de porter leur offrande au dieu d'Epidaure.

Les scrophules héréditaires ou innées se guérissent difficilement et jamais sans danger. On a des exemples malheureux de leur répercussion sur la poitrine. Sauvages dit formellement que la plupart des phthisies sont occasionées par les écrouelles.

Quoi qu'il en soit, on n'entreprend guères leur traitement qu'à l'âge de puberté, époque où l'on peut espérer des succès, et l'on se fonde en général sur les dépurans, les antiscorbutiques, les fondans, les désobstruans, les martiaux, les savonneux et les alkalins; et à tout cet appareil de médicamens il faut joindre encore une patience imperturbable dans leur usage, sans espérer quelquefois des changemens avantageux avant une année.

Les moyens de guérison proposés ont été si nombreux qu'ils en sont devenus quelquefois extraordinaires. On sait ce qui a été dit de l'attouchement du roi de France pour guérir cette maladie; mais ce qui est encore ici plus extraordinaire; c'est que le recueil savant qui porte le nom de Transactions philosophiques parle d'écrouelles guéries par l'application de la main d'un homme mort. Les scrophuleux n'ont pas en général l'imagination bien vive, et il serait difficile d'expliquer de semblables cures par l'action énergique du cerveau et des nerfs sur le système lymphatique.

Ettmuller vante beaucoup la racine de scrophulaire; il est vrai que le nom de cette plante lui vient de la vertu qu'on lui attribue. Le même auteur proclame aussi l'effet avantageux de l'infusion de romarin; d'autres en disent autant de la rue des murailles.

Sauvages célèbre les grands avantages qu'on retire de l'extrait de ciguë donné graduellement de-

puis deux grains par jour jusqu'à un gros, et en faisant usage de l'eau de mer pour boisson.

Fuller prétend que la décoction de feuilles de
tussilage, prise intérieurément pendant long-temps,
est le meilleur de tous les remèdes; il en donne
des exemples dans sa Médecine gymnastique. M. Bo-
dard, dans son ouvrage sur les engorgemens glan-
dulaires scrophuleux, vante également les effets du
tussilage.

Zacutus dit qu'on guérit très certainement les
écrouelles avec un onguent fait avec de la racine
de bryone, de la térébenthine et de la cire.

Wiseman veut qu'on les extirpe par le fer si elles
sont mobiles, et si elles sont profondes, par les caus-
tiques et les escarotiques.

M. Pinel prescrit un grain de muriate de baryte
dissous dans deux onces d'eau distillée.

M. Schrœder, professeur à Magdebourg, célèbre
les glands et publie ses succès avec ce moyen.

M. Baumes, trouvant une grande analogie entre
les scrophules et le rachitis, veut qu'en conséquence le traitement soit analogue et qu'on fasse
usage des martiaux, de la garance, et suivant les
cas des alkalis.

Enfin, un remède nouveau, l'iode et ses composés, employé tant à l'intérieur qu'à l'extérieur, a
une action bien constatée sur les systèmes glandu-
leux, lymphatiques et celluleux, et produit les plus
heureux effets dans les scrophules et les maladies
qui en dépendent.

CHAPITRE XXVII.

ASTHME.

Existe-t-il des maladies qui portent avec elles un avantage réel à ceux qui en sont atteints? Cette question ne peut se résoudre par l'affirmative qu'en démontrant la nécessité d'une affection quelconque pour préserver d'une affection plus grave, c'est ainsi que la gale préserve de la dyssenterie. Mais il n'est pas établi que l'asthme garantisse des autres maladies, tandis qu'il est évident qu'elle entraîne quelquefois à sa suite l'apoplexie et l'hydropisie.

Ce qui a fait dire que les asthmatiques vivaient long-temps, c'est que leur maladie est plus longue que chronique, suivant l'expression de Sauvages.

L'asthme, ou sec ou humide, peut être le produit de diverses causes très nombreuses et très différentes; aussi le traitement en est-il très difficile, très embarrassant et très souvent sans succès. Les meilleurs praticiens travaillent seulement à diminuer l'intensité des accès trop violens, à l'aide des purgatifs dans l'asthme humide, et avec les béchiques, les délayans et les antispasmodiques dans l'asthme sec.

16

Cette maladie existe *sui generis* , et ne doit pas être confondue avec la suffocation , affection très souvent symptomatique et qui peut être produite par des causes très différentes ; c'est ainsi que la grande agitation , la colère , une tumeur ou un corps étranger dans l'œsophage, ou la trachée-artère le cauchemar, l'angine, l'hémoptysie, la vomique, l'hypocondrie, l'hystérie, le catarrhe suffoquant , l'hydropisie de poitrine et du péricarde, les anévrismes du cœur et de l'aorte, produisent la suffocation et simulent l'asthme.

Quelle prudence ne faut-il donc pas pour établir le diagnostic, et ensuite pour déterminer le traitement ? La divergence des opinions parmi les auteurs les plus illustres justifie notre incertitude et condamne tout avis tranchant et décisif.

Galien conseillait de calmer les accès plutôt que d'entreprendre une cure radicale ; cependant on voit que dans sa pratique il employait l'aloès dissout dans le vinaigre, ainsi que les oxymels ; il défendait les âcres, les astringens et les narcotiques.

Arétée recommandait le nitre avec la décoction d'hyssope , et l'oximel avec quelques substances âcres.

Archigène se servait de la racine d'estragon.

Celse, en rapportant la série des pectoraux chauds, vante le nitre et le cresson.

Alexandre de Tralles faisait bouillir du marrube dans son oxymel.

Pline recommande le vinaigre et surtout le vinaigre scillitique ; tous les anciens auteurs parlent de ce remède avantageusement.

Les anciens faisaient beaucoup de cas de la bryone et de la centaurée dans cette maladie ; mais pendant l'accès ils donnaient ordinairement trois gros d'*aphronitrum* dans une livre et demie d'hydromel.

Dioscoride recommandait l'aristoloche bouillie dans l'eau.

Paul d'Œgine faisait vomir avec le raifort dans les accès pressans, et faisait toujours entrer l'*aphronitrum* dans toutes ses potions.

Aëtius dit qu'il est très bon de purger fortement, et il employait pour cela la sabine dont il graduait les doses d'un jour à l'autre ; il employait généralement les échauffans et les pénétrans avec le vinaigre.

Oribase recommande le vinaigre de scille, et préconise aussi une fomentation sur la poitrine avec deux parties d'iris et une de nitre.

Avicenne traite cette affection comme un catarrhe ; il purge, fait vomir, emploie les remèdes où entrent les acides ; il met au premier rang le safran, la décoction de fenu-grec avec les figues et le miel.

Actuarius traite également cette maladie comme un rhume ou un catarrhe.

Van Helmont soutient que l'asthme n'est pas produit par les flegmes, il le regarde comme une convulsion, et le traite avec ses teintures et les ammoniacaux ; Willis est à peu près de son opinion.

Ettmuler et Sylvius ont cru que cette maladie se rapprochait de l'hypocondriacie, et ont, à cet effet, employé les digestifs, les fondans et les carminatifs.

Zecchius qui paraît l'avoir bien connue par la description qu'il en a faite, observe que les asthmatiques se trouvent mal des remèdes chauds, ainsi que du vent du midi; il conseille le petit-lait de chèvre et le suc dépuré de chicorée; pendant les accès très violens il fait prendre dix grains de safran et un grain de musc dans un petit verre de vin aromatique.

Willis, dans la supposition que cette affection est spasmodique, dit que pour apaiser la difficulté de respirer il n'y a rien de tel que la teinture d'opium. Du reste il fait peu de cas du nitre, de l'oxymel et du sel ammoniac qui étaient les meilleurs remèdes des anciens.

Sennert pense que l'asthme dépend d'une effervescence de la sérosité, et fait entendre que les médicamens acides sont préférables.

Théodore Mayerne traite cette maladie comme le catarrhe, et emploie le soufre, le benjoin, le safran et autres médicamens chauds.

Rivière qui confond ces deux maladies, l'asthme et le catarrhe, les traite avec les pectoraux chauds combinés avec l'esprit de vitriol.

Baglivi vante par-dessus tous les autres médicamens, la gomme ammoniaque, l'oxymel scillitique, le blanc de baleine et le julep de tabac.

Grembs est un disciple de van Helmont; il emploie le cinnabre d'antimoine, des oxymels et des sirops de tabac.

Ruland recommande le suc de joubarbe avec un peu de sel ammoniac.

Baillou est d'avis qu'on doit purger de temps en temps.

Septal, au contraire, conseille de s'abstenir de toute espèce d'évacuans et surtout des émétiques, de peur d'étouffer le malade.

Mais Hartmann veut qu'on fasse vomir avec l'*aqua benedicta*, et qu'ensuite on fasse usage de l'eau de racine de bryone dans laquelle on met de l'esprit de vitriol.

Lieutaud cite, suivant son usage, une foule de médicamens qu'on peut employer, et dont les vertus sont entièrement opposées les unes aux autres.

Brown veut qu'on emploie les toniques, les stimulans et la bonne nourriture.

Enfin Jean Floyer qui fut asthmatique pendant trente ans, qui employa tous les remèdes imaginables sans pouvoir guérir, qui fit sur lui-même des essais, Floyer dit positivement qu'on ne peut ni guérir, ni prévenir un accès d'asthme sans employer les acides. Du reste il pense comme les anciens sur cette maladie; il conseille d'abattre d'abord ce qu'il appelle une enflure de l'estomac et une effervescence du sang, et ensuite d'évacuer les humeurs; il regarde l'accès comme une fièvre éphémère que les tempérans doivent guérir, et rejette tous les remèdes chauds comme nuisibles.

Quelques médecins modernes se rapprochaient assez de l'opinion de Floyer, et il y en a qui ont prodigué la saignée et recommandé l'eau pure pour boisson.

Mead surtout est un des partisans de la saignée , et veut qu'on en use dans toutes les espèces d'asthme.

Quelques autres modernes, au contraire, pensaient que les nerfs manquaient de ton, d'après une expérience de Lower qui rendit un chien sujet à l'asthme en lui coupant les nerfs diaphragmatiques.

Les Anglais ont beaucoup vanté les eaux minérales de Bath.

Tout récemment M. Fodéré a trouvé que l'arséniate de soude était avantageux.

M. Lesage a obtenu d'heureux effets du sirop de sulfure de potasse.

Enfin l'asthme, malgré tous les moyens que nous avons rapportés, passe encore aujourd'hui pour une maladie opiniâtre ; cependant, depuis quelques années, on a fait d'heureux essais du sulfure de potasse : on a trouvé un puissant palliatif dans la digitale pourprée, et M. Bidault de Villiers l'a employée avec succès. L'acide hydrocianique a aussi été célébré depuis peu comme un excellent calmant.

Au milieu de tant d'essais et d'expériences dans cette maladie, on retrouve, comme dans beaucoup d'autres , les traces de l'empirisme et du charlatanisme. Parmi les remèdes singuliers et ridicules nous citerons seulement celui de Jean de Gaddesden qui ordonne deux gros de poumon de renard dans l'hydromel, et soutient que c'est un moyen excellent et éprouvé.

CHAPITRE XXVIII.

VAPEURS OU HYPOCONDRIE ET HYSTÉRIE.

SAUVAGES attribue l'hypocondrie à la trop grande attention qu'on a pour sa santé, à un amour excessif de soi-même, à l'attachement qu'on a pour la vie et les plaisirs qu'elle procure; nous pourrions ajouter que les passions tristes, haineuses et violentes y entrent pour quelque chose; et, en récapitulant toutes les causes productrices de cette maladie, nous verrions qu'elle est enfantée autant par les désordres de la vie morale que par les abus de l'organisation physique.

Mead avait ainsi exprimé les causes de cette affection : trop de repos du corps et trop d'agitation d'esprit.

Un honnête laboureur ne connaît pas plus l'hypocondrie que la goutte et la pierre, parce que les travaux du corps sont les conservateurs de la santé.

Hypocondriaques ou vaporeux, vivez sobrement, travaillez de vos mains, vous guérirez et ne serez plus la vache à lait des charlatans, et l'amusement des parasites.

Les symptômes variés et singuliers de cette maladie la font quelquefois ressembler à plusieurs autres; mais ses caractères les plus saillans se tirent toujours du dérangement des digestions, du gonflement des hypocondres, et des inquiétudes de l'esprit. Elle est souvent moins dangereuse qu'elle ne le paraît, et se traite autant par les moyens hygiéniques et moraux que par les médicamenteux.

L'hypocondrie attaque plus particulièrement les hommes, et l'hystérie est une maladie propre aux femmes; ces deux affections ont souvent été confondues entre elles, et il ne serait peut-être pas bien exact de dire qu'elles sont exclusives à l'un ou à l'autre sexe, car Sauvages lui-même semble l'affirmer, en disant que les hommes sont peu sujets à l'affection hystérique; ce qui veut dire qu'ils n'en sont pas exempts.

L'hystérie ou mal-de-mère se manifeste par toutes les irrégularités et les contradictions possibles dans les sentimens et les affections. Pourquoi, Clytia, cette maladie n'est-elle pas toujours le prétexte ou l'excuse des défauts que l'on reproche à votre sexe, et qui forment le contre-poids de tant de qualités qui nous séduisent? elle a tout ce qu'il faut pour cela; elle peut tout justifier et tout faire excuser chez vous. Oui, mesdames, pour votre gloire et pour notre bonheur, ne pourriez-vous pas aider à l'illusion, et vous faire croire hystériques, quand vous voulez cesser d'être bonnes, douces et patientes?

Une hystérique n'est pas une malade ordinaire; elle éprouve tout : joie, tristesse, vertige, syncope, extase, chute, convulsion, insensibilité, changement subit de visage, roideur et extension des membres, tintement d'oreilles, sentiment d'une boule qui remonte, suffocation, mort apparente, etc.. C'est parmi les hystériques qu'on rencontre ordinairement les prophétesses, les sorcières et les possédées. Autrefois on les brûlait comme telles ; maintenant on les traite comme malades, et on leur fait prendre des clystères, des bains et des calmans..

Les auteurs, dans les traitemens qu'ils proposent, sont souvent aussi vagues et aussi singuliers que les vapeurs elles-mêmes ; et il est quelquefois difficile de distinguer si telle maladie dont ils parlent est une hypocondrie, une hystérie, une mélancolie, ou toute autre.

Sydenham recommandait les fortifians, les amers, les martiaux, le quina et l'exercice du cheval.

Willis paraît avoir de la confiance dans les antispasmodiques, les doux fondans, les martiaux et les eaux minérales.

Sauvages prescrit les exercices du corps comme essentiels, puis un régime doux et lacté ; et il défend la saignée et les purgatifs.

Ettmuller offre une série de médicamens assez dégoûtans, si on en excepte le castoreum et l'orvale qu'il recommande.

Baglivi, Pitcairn et Woodward préfèrent l'emploi de l'émétique à tous les remèdes, parce qu'il secoue le foie et débarrasse ainsi le ventre de ses superfluités.

Kœmps qui voyait la cause de l'hypocondrie dans

les obstructions, voulait qu'on procédât à la guérison par des lavemens fréquens, composés de divers
végétaux, parmi lesquels il faisait dominer l'assa-
fétida; il donnait à ces lavemens le nom de viscé-
raux, et voulait qu'ils fussent continués pendant
deux ans. Il rapporte l'histoire de malades qui en
ont pris jusqu'à cinq mille avant d'être débarrassés
de leurs obstructions.

Je finis en recommandant de ne pas se presser
d'enterrer les vaporeux.

CHAPITRE XXIX.

MÉLANCOLIE OU MANIE.

On dit communément que la mélancolie est la maladie des hommes de génie, et l'on cite à l'appui la vie du Tasse, de Cervantes, de Pascal, de Rousseau et de Zimmermann ; on pourrait dire aussi qu'elle est celle des grands criminels, et nous rappellerions l'histoire de Saül, de Tibère, de Louis XI et de Ravaillac.

Ses symptômes sont très variés ; en général, ils se rapportent tous à une profonde préoccupation de l'esprit et à sa fixation sur des idées tristes et malheureuses. Les différentes variétés de cette maladie lui ont valu les noms de zoanthropie, lycanthropie, cynanthropie, métromanie, mélomanie, érotomanie, spleen anglais, etc., suivant ses causes, ou même suivant les effets qu'elle produit.

On peut la confondre avec l'hypocondrie et la manie, dont celle-ci semble être le second degré ou la suite.

C'est surtout dans ces maladies que l'ellébore avait acquis tant de réputation parmi les anciens et même parmi les modernes en petit nombre ; ce médicament passe pour être infidèle et peu sûr.

La méthode de traitement d'Hippocrate a été à peu près renouvelée par Baillou et Andry ; elle consistait dans l'usage des forts purgatifs combinés avec les mucilagineux, après avoir toutefois appliqué les sangsues aux hémorroïdes.

Arétée employait les saignées, les bains, les purgatifs et les ventouses.

Aétius ne conseille la saignée que dans les cas de pléthore et de suppression des flux hémorroïdaux ou menstruels, et proclame l'avantage des plaisirs vénériens.

Actuarius établit que rien n'est plus utile que le flux hémorroïdal.

Parmi les modernes, on voit qu'Ettmuller faisait un certain cas de l'ellébore, et l'employait beaucoup comme émétique ; il dit même que les vomitifs peuvent opérer la cure radicale de la mélancolie.

Sennert était partisan des purgatifs, propres, disait-il, à évacuer l'humeur noire ; mais auparavant il y préparait ses malades.

Boerhaave voulait qu'on employât un traitement moral, et que le médecin s'emparât de l'esprit de son malade pour le diriger. Cette méthode a beaucoup de rapport avec celle qui est usitée par l'illustre auteur de la Nosographie.

Percival Pott, quand les moyens hygiéniques et moraux étaient inutiles, se servait de la teinture de Colombo à grandes doses, et en même temps d'une infusion de séné acidulée avec le jus d'un citron.

Locher, après les remèdes généraux, donnait une infusion très forte de sommités de mille-pertuis à la dose d'une chopine, et chaque fois après le dîner il faisait prendre une once et demie de vinaigre distillé en plusieurs doses.

Hoffman employait beaucoup la saignée, et ne regardait le reste du traitement que comme un accessoire.

Van Helmont conseillait l'immersion subite dans l'eau froide en surprenant le malade ; les bains ont effectivement eu leurs prôneurs. On sait que Galien avait par ce moyen obtenu des succès.

Plusieurs auteurs ont vanté l'*anagallis* à fleurs rouges ; quelques-uns même en ont parlé comme d'un spécifique.

La manie trouve ici sa place, parce qu'elle semble être le dernier degré de la mélancolie. Elle se manifeste par un dérangement ou une perversion des facultés intellectuelles et par un penchant, quelquefois irrésistible, à des actes de violence. Le professeur Pinel, dans son excellent traité, en distingue quatre espèces.

En général, les idées des anciens ne sont plus admises dans la doctrine des maladies de l'esprit. Les modernes et surtout, de nos jours, MM. Pinel, Georget et Esquirol, ont fait faire de grands pas à la science dans cette partie ; et néanmoins ce dernier, persuadé qu'il reste encore beaucoup à faire, propose chaque année un prix pour le meilleur mémoire sur l'aliénation mentale. Ces maladies se rangent sous deux classes : les sthéniques, telle est la manie, et les asthéniques ; telles sont l'imbécillité, l'idiotisme, le mammisme, etc.

Celse est de tous les anciens celui qui parle le mieux de la manie, et il propose souvent l'ellébore comme le souverain remède. La jusquiame a été également prônée par divers auteurs anciens et modernes; mais M. Fouquier vient de prouver par des expériences l'infidélité de ce remède.

Friborg, médecin anglais, avoit fait, il y a trente ans, des essais heureux avec l'opium.

Aujourd'hui on affaiblit un maniaque par les saignées, les bains et les purgatifs, et on tâche de lui inspirer de la crainte pour le maîtriser.

Ce serait une grande erreur que de confondre la manie avec la phrénésie, la paraphrénésie, le délire fébrile et les accès hystériques; cependant cela arrive quelquefois chez certains individus qui, dans les cercles de bonnes femmes, se font appeler de grands médecins.

~~~~~~

CHAPITRE XXX.

ÉPILEPSIE.

MALADIE sainte, maladie sacrée, mal de St-Jean, maladie d'Hercule. D'après cette respectable no-menclature ne dirait-on pas que cette maladie est le partage de ceux que le ciel favorise? On croyait autrefois qu'elle était produite par l'agita-tion d'un esprit ou d'un être surnaturel qui avait pris possession du corps humain. Le respect et l'é-tonnement entouraient le possédé; on lui rendait une espèce de culte; mais aujourd'hui que les lu-mières du siècle ont détruit le charme, un épilep-tique n'est plus qu'un infortuné qu'on plaint et qu'on n'admire pas.

L'épilepsie est très commune et très connue; mal-gré cela on peut la confondre avec d'autres affec-tions; telles que les vapeurs, l'apoplexie, la cata-lepsie, la léthargie, la syncope, les empoisonne-mens, la passion iliaque, la néphrétique, l'asphyxie, etc. Ses symptômes les plus constans sont la chute du corps, le tournoiement des yeux, les convul-sions des membres, le gonflement du ventre.

Sauvages en fait quatorze espèces, toutes d'après des causes différentes. L'auteur de la Nosographie
~~~~~~

philosophique en distingue trois; l'une provenant de cause irritante interne, l'autre de cause irritante externe, et la troisième de cause morale.

Chez les enfans, l'épilepsie qui n'est point héréditaire se guérit à l'âge de puberté. Suivant Hippocrate et Cœlius Aurelianus, celle qui vient après l'âge de vingt-cinq ans dure toute la vie.

Avicenne recommande le vinaigre scillitique réduit en sirop.

On lit dans Celse que les anciens avaient la coutume de raser la tête, d'y faire des douches et des fomentations, de purger avec l'ellébore noir, et enfin, quand cela ne suffisait pas, avec l'ellébore blanc. Ils se servaient encore du cautère actuel et des scarifications à la nuque.

Chez les modernes, les médicamens ont été très nombreux, très variés, quelques-uns même ont passé pour spécifiques; cependant on a remarqué que les moyens hygiéniques étaient souvent plus avantageux que les pharmaceutiques.

Craton recommande le cinnabre naturel; d'autres médecins le vantent également.

Ettmuller prétend que l'épilepsie essentielle se règle particulièrement sur le cours de la lune; il veut qu'on commence le traitement de celle qui est symptomatique par un vomitif.

Barbette a grande confiance dans l'ammoniaque liquide et le sel ammoniac, et leur a donné la préférence sur tous les autres remèdes.

Pitcairn emploie surtout l'émétique et les vésicatoires, après quoi il donne une certaine teinture très composée.

Cheyne rapporte des exemples en faveur de la diète lactée, et Mayerne en faveur de la jusquiame.

Guillaume Whitt, Fode et Home se sont servi des fleurs de zinc avec beaucoup de succès.

Beaucoup d'auteurs vantent la valériane, le gui de chêne, sans compter certains médicamens dégoûtans, comme le crâne humain et les vers de terre. On a fait grand bruit dans ces derniers temps de la vermiculaire brûlante.

M. Clara, médecin d'Édimbourg, dit avoir souvent employé avec succès les cantharides en application à l'extérieur, en teinture à l'intérieur. On sait que Mercurialis, Fricius, Stocker, Zacutus Lusitanicus, avaient fait d'heureux emplois de ce moyen.

D'après le Journal médical d'Édimbourg on voit que l'huile de térébenthine a obtenu de grands succès.

Depuis quelques années, on a beaucoup vanté l'efficacité d'un mélange d'arsenic et de valériane ; on sait que Fabius Columna et Marchant avaient regardé cette dernière substance comme le vrai spécifique.

M. le professeur Percy avait renouvelé les expériences de Gatereau et de Harmand de Montgarny sur l'if et particulièrement sur ses baies, et avait constaté les heureux effets de ce remède.

M. Hufeland traite les affections nerveuses, et surtout l'épilepsie, avec beaucoup de succès, à l'aide des vapeurs narcotiques sèches ; il emploie préférablement la jusquiame et la belladone, et y joint quelquefois dix ou vingt grains d'opium pour augmenter l'action de ces végétaux. Théodore de Mayerne avait déjà parlé avantageusement de la jusquiame.

Quand d'honnêtes médecins ont tenté inutilement la guérison d'un épileptique, celui-ci se met ordinairement entre les mains de quelque charlatan qui donne les meilleures promesses et essaie des remèdes dangereux et extraordinaires. Ses succès sont tels que, ou le malade meurt, et il n'y a rien à dire, ou il guérit, et alors notre fripon est admiré de la multitude comme un grand homme poursuivi par la jalousie de ses confrères; sa réputation s'en accroît, et ce n'est qu'après avoir assassiné beaucoup d'épileptiques que le public le remet à sa place.

CHAPITRE XXXI.

TÉTANOS.

C'EST la contraction énergique et continue d'une partie ou de tout le corps. Les malades sont roides, immobiles, privés de la parole, et pourtant ils entendent et voient tout ce qui se passe autour d'eux.

L'expérience nous apprend que le tétanos est, le plus souvent, causé par l'action du froid en opposition avec une chaleur considérable, et qu'on en guérit à peine un sur cinquante.

Les anciens connaissaient aussi bien que nous les causes et le traitement du tétanos. On voit qu'Hippocrate prescrivait la saignée répétée, et faisait fomenter les jambes avec l'eau chaude : en général, les anciens employaient beaucoup les bains partiels et les onctions huileuses dans cette maladie.

Arétée donnait jusqu'à trois oboles de castoreum, et, si les malades ne pouvaient avaler ce médicament, il le faisait donner dans un lavement d'huile ; il faisait saigner, quelle que fût la cause de la maladie, et faisait envelopper le corps de laine trempée dans une décoction émolliente.

Cœlius Aurelianus faisait saigner quand les douleurs étaient fortes, et dans tous les cas il faisait appliquer des vessies pleines d'huile chaude, ou bien des sachets pleins de semences de lin rôties.

Galien et Celse avaient recours à la saignée seulement dans certaines circonstances. Celse rapporte qu'on exposait le malade à l'insolation sur le sable.

Si l'on consulte les modernes, on trouve beaucoup d'incertitude dans leurs méthodes de traitement.

Parmi eux Dehaen est presque le seul qui ait quelque confiance dans la saignée ; mais il emploie beaucoup l'opium, et fait peu de cas des applications émollientes. Cullen était de son avis.

Dazille pensait à peu près de même, et préférait le laudanum à l'opium.

Bontius dit qu'on tenterait en vain de guérir cette maladie sans les calmans.

Sauvages, dans le traitement qu'il indique, veut qu'on commence par de fortes saignées.

Chambers, Lind, Hillary, Delaborde et Bajon ont observé dans les Antilles que les narcotiques avaient beaucoup d'avantages, et surtout un mélange d'opium et de thériaque. Chambers, Bajon , Poupée-Desportes et Hillary ont vu de bons effets des applications émollientes.

L'usage des bains a quelquefois amené de grandes contestations entre les praticiens : les uns les veulent froids, les autres les veulent chauds, et ils apportent des faits à l'appui de leurs sentimens.

Brown veut qu'on emploie sans relâche les puissans stimulans et l'opium.

Le Cercle des Philadelphes au Cap-Français publia, il y a trente ou quarante ans, des observations d'après lesquelles il conste que l'opium et le mercure combinés entre eux sont les moyens préférables à employer.

M. Cross, médecin à Glascow, rapporte deux exemples de tétanos, dans lesquels il a eu des succès par le traitement antiphlogistique. L'un est un enfant de treize ans, attaqué d'un opisthotonos qui céda à cinq saignées copieuses et à l'usage du vin jusqu'à l'ivresse. L'autre est un homme de quarante-cinq ans, attaqué d'un emprosthotonos qui céda à huit sangsues et à deux saignées.

On lit dans un journal que M. Hull, de Manchester, a guéri un trisme chronique (espèce de tétanos) à l'aide d'une solution d'arsenic à fortes doses, en y joignant le musc, l'opium et le mercure. Plus récemment M. Hutchinson a obtenu les plus heureux succès à l'aide de l'huile de térébenthine, avalée toutes les deux heures à la dose de demi-once chaque fois.

On a célébré, dans ces derniers temps, l'usage de l'opium uni au carbonate de potasse.

M. Heurteloup, dans son Précis sur le Tétanos des adultes, convient qu'il n'a rien pu ajouter à la connaissance de cette maladie, et ne tend qu'à encourager à faire des recherches.

Et enfin, M. Larrey propose l'amputation du té-

tanos partiel, quand les autres remèdes sont insuffisans.

J'ai dit en commençant qu'on guérissait à peine
un tétanos sur cinquante. A ce sujet voici ce qui se
passe dans la pratique.

En dépit de l'envie, il arrive quelquefois qu'un
vrai médecin, jouissant d'une grande réputation et
d'une confiance justement méritée, est appelé pour
traiter un tétanos. Comme il est très instruit, il n'a
pas de peine à reconnaître la maladie ; et comme il
est honnête homme, ce qui marche toujours ensemble, il témoigne ses doutes sur la guérison et son
peu de confiance dans les meilleurs remèdes ; il
fait néanmoins ce qu'il croit le plus avantageux,
et le malade meurt. Soudain toute la sequelle pur-
gative en tressaille de joie, et insinue adroitement
que M. le grand médecin s'est trompé ou n'a pas
connu le mal ; le dernier herboriste en prend avantage pour sortir de son obscurité, et raisonne avec
les dévotes de son quartier sur cet événement, suivant lui, très malheureux. Bientôt, depuis monseigneur jusqu'à celui qui lui fait des souliers, chacun
en conclut que ce médecin n'est pas plus habile que
les autres ; et voilà que tous les sots de la médecine
en prennent occasion de se réhabiliter dans l'esprit
public et de remonter sur l'eau.

Ensuite, travaillez, jeunes gens, passez les plus
belles années de votre vie dans les études les plus
tristes, les plus pénibles, les plus dégoûtantes et les

plus périlleuses! Pendant que vous êtes au milieu des cadavres ou des malades, au même instant un tel que vous connoissez joue du violon ou bat des entrechats; l'idée lui viendra peut-être un jour d'être médecin : il le sera, et sera autant que vous devant le public. Travaillez donc, mais pour compter sur votre propre estime plutôt que sur celle d'autrui.

CHAPITRE XXXII.

APOPLEXIE.

La foudre qui tombe inopinément sur un toit paisible n'est pas plus épouvantable que l'apoplexie qui frappe tout-à-coup un père au milieu de ses enfans ; aussi dit-on apoplexie foudroyante.

Toutefois cette comparaison n'est pas sans exactitude : si la foudre ne part que d'un ciel orageux et couvert, l'apoplexie ne frappe pas sans être précédée d'une disposition particulière due à l'habitude du corps, à une passion violente, ou à un excès d'intempérance.

Elle attaque très rarement les enfans, rarement les jeunes gens, et souvent les vieillards. Les pauvres, les gens de la campagne, les personnes maigres, sobres, laborieuses, en sont exemptes ; mais elle choisit pour ses victimes les riches, les gourmands, les ivrognes, les oisifs, les gens de lettres, les habitans des villes, et en général toutes les personnes replètes et sédentaires.

On en distingue communément deux espèces ; on peut en distinguer trois et davantage : Sauvages en compte quinze.

Walter, dans les Mémoires de l'Académie de Berlin, soutient que de dix vieillards, neuf sont victimes de l'apoplexie; il est vrai qu'il étend l'apoplexie symptomatique à un grand nombre de maladies : hydropisie de poitrine, hydrophobie, fièvres chaudes, épilepsies, convulsions, etc.

On la reconnaît à l'abolition des facultés de l'entendement, à la diminution ou à la perte de la sensibilité, au râlement, et à la paralysie partielle du corps. Ces symptômes sont plus ou moins subits et prononcés, suivant l'intensité de la maladie, et sans que le pouls en soit beaucoup altéré.

Il est très important de reconnaître les causes de l'apoplexie dans son traitement, car il n'en est pas de cette maladie comme de beaucoup d'autres : aucun remède ne lui est indifférent; et c'est une espèce d'adage avoué des meilleurs praticiens, que de dire : Ce qui ne guérit pas le malade le tue.

Cependant l'anatomie pathologique nous apprend qu'il ne faut pas toujours regarder, comme cause de cette maladie, un épanchement de sang ou de lymphe sur le cerveau, puisque dans plusieurs cas mortels on ne trouve aucune altération morbide dans ce viscère, malgré l'examen le plus rigoureux. C'est alors qu'elle reçoit le nom d'apoplexie nerveuse; on la nomme aujourd'hui apoplexie simple.

Depuis quelques années, on a prouvé que les moyens chirurgicaux étaient souvent plus avantageux que les secours de la pharmacie.

Boerhaave dit que l'apoplexie faible se guérit par la sueur, un flux d'urine, un flux hémorroïdal ou menstruel, ou une grosse fièvre; l'apoplexie médiocre, par la paralysie de quelque partie du corps; l'apoplexie forte entraîne le malade.

Il dit que le traitement doit être très varié, suivant les causes; car, si on ne soulage pas, on augmente le mal. C'est pour cela qu'Hippocrate et Celse disent que la saignée ou soulage ou tue. Au surplus, Boerhaave voudrait que le malade ne restât pas couché, et qu'on tentât de lui procurer une diarrhée.

Rivière et Zacutus Lusitanicus regardent les ventouses appliquées sur la tête comme le remède le plus efficace.

Morgagni voulait qu'on fît des saignées abondantes aux veines occipitales.

Barbette veut que le malade, au lieu d'être couché dans son lit, soit assis; il vante les frictions mercurielles et l'or diaphorétique de Poterius. Il recommande encore de ne pas se presser d'enterrer les apoplectiques, parce qu'on en a vu revenir après trois jours d'une mort apparente, ainsi qu'il le rapporte.

Cole est grand partisan de la saignée, et se fonde sur son expérience; il vante comme prophylactiques le thé, le café et les infusions des plantes labiées.

Catherwood s'est fait une certaine réputation en Angleterre et en Hollande par l'emploi de l'artériotomie; mais Freind doute beaucoup de ses succès en France.

Cependant quelques médecins de nos jours ont tout nouvellement préconisé l'emploi de ce moyen, et surtout de la saignée des jugulaires.

Walter que nous avons déjà cité prétend que la saignée par les sangsues aux yeux est préférable à celle du bras; il ajoute que l'émétique tue ordinairement.

Sauvages dit que dans les apoplexies sanguines, si les malades, après avoir subi plusieurs saignées, ne se trouvent pas mieux dès le premier jour, ils périssent sans ressource.

Brown proscrit les débilitans comme pernicieux, recommande les stimulans avec circonspection et variété. Il ne peut pas s'imaginer que le sang soit la cause de cette maladie, puisque ce sont surtout les vieillards qui en sont atteints, et qu'ils manquent de ce fluide précieux.

Les apoplectiques sont souvent les victimes des soins inconsidérés que leur rendent les personnes qui les entourent. On les contraint d'avaler des spiritueux, des cordiaux et des aromatiques, comme s'ils étaient atteints de syncopes ou de vapeurs, et il s'ensuit que les parties servant à la déglutition étant plus ou moins paralysées, les liquides introduits passent par les voies aériennes, rendent plus difficiles les mouvemens de la respiration, et, par conséquent, augmentent les embarras du cerveau. Dans l'incertitude et en attendant que le médecin arrive, il faut se contenter de tenir le malade couché à la renverse, et la tête très élevée, comme le recommandait Boerhaave.

CHAPITRE XXXIII.

PARALYSIE.

C'EST une privation du sentiment et du mouvement dans quelque partie que ce soit; et suivant qu'elle affecte la moitié du corps d'un côté, ou la moitié du corps d'en haut ou d'en bas, elle reçoit le nom d'hémiplégie ou de paraplexie.

C'est une maladie grave; cependant on la regarde comme un événement heureux quand elle succède à une maladie plus grave encore, l'apoplexie. Elle est assez bizarre pour échapper ordinairement au pronostic des médecins, assez opiniâtre pour résister souvent à tous leurs remèdes, et assez capricieuse pour guérir quelquefois sans eux. En général, quand elle n'est pas universelle, et quand elle n'emporte pas le malade en peu de jours, on peut espérer de vivre long-temps avec elle.

Outre qu'elle est quelquefois la suite de l'apoplexie, elle peut encore être enfantée par une infinité de causes; les coups, les chutes, les suppressions, l'abus des plaisirs, et surtout un traitement mal-entendu des maladies cutanées, la produisent également. On sait trop comment nos médicastres, pour

.faire preuve d'une grande habileté, guérissent en peu de temps une gale, une dartre, et arrêtent une gonorrhée; ils occasionent ainsi une paralysie, et ils ont encore la grande habileté de prouver aux malades que leurs humeurs étaient corrompues. Ceux-ci, intimement persuadés, s'estiment heureux de n'être pas encore morts et se savent bon gré d'avoir ainsi rencontré un médecin grand-homme.

Les médicamens à employer sont extrêmement nombreux; mais leur application dépend surtout des circonstances et de la cause du mal.

Outre les potions, linimens, fomentations, lavemens, etc. , le plus grand nombre des praticiens s'accordent surtout pour l'usage des eaux minérales sulfureuses.

Willis, après l'énumération des nombreux moyens qu'il propose, trouve qu'il n'y a rien de plus avantageux que les bains chauds de Bath; cependant Méad contredit formellement l'utilité de ces mêmes bains, parce qu'ils font retomber les malades dans l'apoplexie.

Ettmuller se sert préférablement des purgatifs doux, et ensuite des sudorifiques, apoplectiques et nervins; il vante surtout la flagellation des membres paralysés.

Chesnau dit avoir éprouvé les succès de l'huile des philosophes et de l'huile de térébenthine.

Harris célèbre la térébenthine de Chio prise dans un jaune d'œuf mêlé avec du sirop de Stœchas.

Sauvages, quelles que soient les causes de la paralysie, a grande confiance dans l'électricité. Dehaen,

Jallabert, Desbois, Sigaud de la Fond, Mauduyt et Marat, ont aussi célébré les succès de l'électricité; cependant Franklin, Linné, Zetzell et l'abbé Nollet, ont déclaré que ce moyen de guérison n'avait nullement réussi dans leurs essais. Falconnet pensait comme eux, et préférait à tout l'usage des stimulans.

Brown soutient qu'on détruira radicalement la maladie, en stimulant la surface du corps ; il préconise les frictions, la chaleur, l'opium et tous les moyens analogues.

M. Gaitskell, chirurgien anglais, a récemment employé avec succès la noix vomique depuis deux grains graduellement jusqu'à sept; M. Fouquier a également parlé avec avantage de ce même médicament. Aujourd'hui on se sert du principe actif de la noix vomique qui est connue sous le nom de strychnine.

M. Pinel pense qu'on doit beaucoup plus attendre des secours de la gymnastique que de ceux de la pharmacie.

Le *London medical Repository* de mars 1815 fait mention des heureux effets du phosphore.

CHAPITRE XXXIV.

HYDROPHOBIE OU RAGE.

TOUTES les maladies tendent au dépérissement et à la dissolution de notre être; mais la plus affreuse de toutes est celle qui nous atteint inopinément au sein de notre famille, dans l'état de santé le moins suspect, et par l'organe du doux et fidèle animal que, dans ce siècle de perversité, nous sommes réduits à appeler le seul ami de l'homme.

Vous savez ce que c'est que la calomnie, Clytia; ses funestes effets s'augmentent par le silence même de celui qui en est victime: ce silence est pris pour de la conviction de la part des personnes indifférentes, et détermine l'unanimité des suffrages contre le malheureux qu'elle poursuit. Que va donc devenir ce seul ami, votre chien, qui n'a d'autre défenseur que vous-même, qu'une fantaisie imprudente, ou même qu'un jugement soupçonneux sur l'état de sa santé vous le déclare malade et partant suspect ? Soudain toutes les imaginations se montent, un cri funeste part : Il est enragé; et dans un clin-d'œil le haro universel de proscription l'atteint; on le poursuit, on le frappe. Le pauvre animal se débat à vos yeux, vous êtes impitoyable; il se défend, il vous mord et la sentence est prononcée. On vous traite, mais vous n'en mourrez pas, grâces au docteur; et pourtant tous les trois, le chien, le médecin et vous, êtes dupes d'une farce qui ne serait que ridicule si elle n'était pas abominable.

C'est-là l'histoire d'un grand nombre de cas où l'on se croit infecté de virus hydrophobique; la crainte et l'imagination en font tous les frais, et il ne s'agissait que d'un acte de prudence pour vivre tous en bonne union.

Il s'agissait donc de reconnaître l'état du chien. Quand cet animal est enragé, il marche au hasard, l'œil égaré, la tête penchée, la langue pendante, noire ou écumeuse, le poil hérissé; il se jette indifféremment sur tout ce qui se présente, il fuit les alimens et surtout les liquides. Néanmoins, si tous ces symptômes ne se trouvent pas réunis, on court risque de se tromper; car on lit dans la Bibliothèque universelle, que sur cent chiens envoyés tous les ans par la police à l'école vétérinaire de Vienne en Autriche, comme étant enragés, il s'en trouve seulement quatre ou cinq atteints véritablement d'hydrophobie. Combien donc ne portez-vous pas de faux jugemens!

Mais enfin, quelle que soit votre conduite à cet égard, dans le doute liez le membre blessé, incisez la plaie, cautérisez-la profondément avec un fer rouge : on ne doit point hésiter ici sur la cruauté d'un pareil moyen; le péril fait taire la pitié. Pour prouver l'utilité de la cautérisation et l'espoir qu'elle donne, Médérer, de Fribourg, raconte que onze personnes, mordues par un chien enragé, ne furent cautérisées que trois jours après ; elles ne firent aucun autre remède, et toutes furent guéries. Cependant à ce traitement on y joint des accessoires, parmi lesquels la tranquillité d'esprit est certainement le premier. On a vu des personnes devenir hydrophobes par la seule crainte de le devenir, et d'autres, après avoir été mordues, être exemptes de cette affreuse maladie, parce qu'elles avaient ignoré leur situation.

La rage se manifeste ordinairement après quarante jours, quelquefois plus tôt, quelquefois après une année. On trouve dans Méad l'histoire d'un nouveau marié qui devint hydrophobe avant vingt-quatre heures.

Il est à peu près convenu de regarder cette maladie comme incurable, quand elle s'est bien développée; cependant quelques praticiens conservent de l'espoir jusqu'à la fin.

On lit que les anciens employaient le vinaigre et surtout l'huile tant dans l'intérieur qu'à l'extérieur. Un prétendu spécifique de grande réputation parmi eux, était le foie de chien enragé que Pline estimait mieux rôti que bouilli.

Galien connaissait aussi bien que nous l'usage avantageux de la cautérisation ; mais il préconise les alexipharmaques, entre lesquels les cendres d'écrevisses sont préférables, puisque, dit-il, ceux qui ont pris ce remède n'ont jamais péri.

Celse établit un traitement qui ressemble beaucoup au traitement usité de nos jours : cautérisation de la plaie ; et, si elle est impossible, les saignées et les ventouses, puis les bains ou plutôt les immersions soudaines, enfin les applications de sel marin.

Ettmuller, après le fer chaud, célèbre les cantharides comme spécifique.

Vanswieten et Sauvages ont la plus grande confiance dans les frictions mercurielles, mais comme préservatif. Le dernier dit qu'avant l'emploi de ce remède personne n'en avait échappé. Dessault, de Bordeaux, est encore un grand partisan des frictions mercurielles.

Cependant Nugent et Lecamus veulent qu'on s'en abstienne.

Boerhaave, qui regardait cette maladie comme éminemment inflammatoire, voulait qu'on saignât jusqu'à défaillance dès la première invasion. Pictet pensait de même.

Méad est aussi de l'avis de saigner jusqu'à défaillance quand la maladie est bien prononcée ; mais il assure avoir toujours obtenu des succès d'une méthode qu'il a employée plus de cent fois pendant l'espace de trente ans, avant toutefois que l'hydrophobie ne se fût déclarée. Cette méthode consiste à faire prendre au malade, tous les matins, dans du lait un mélange d'un tiers de poivre noir et deux tiers de lichen cendré terrestre pendant quatre jours, et ensuite lui faire prendre les bains froids.

Cullen dit que dans cette maladie il compterait plus sur le mercure que sur tout autre spécifique.

Macbride et Nugent veulent qu'on saigne largement, et qu'on emploie en même temps, à fortes doses, l'opium, le musc, le cinnabre et l'assa-fœtida ; mais l'opium est surtout le remède sur lequel on doit compter.

Le fameux spécifique des Indes, composé de musc et de cinnabre, ainsi que l'alkali volatil fluor de Lesage, ont eu dans un temps beaucoup de prôneurs.

Schwarts, médecin prussien, célèbre le ver de mai ou méloé proscarabé, comme le meilleur des remèdes; il fournit des observations à l'appui, et dit qu'en Silésie ce moyen est tellement sûr que le peuple ne s'effraie point de la rage. Dehne, autre allemand, a composé un gros livre pour prouver que le ver de mai est préférable même à la cautérisation.

Munch, de Gottingue, prétend qu'on doit donner la préférence à la racine de *belladona*.

Asti, médecin italien, après avoir énuméré l'usage interne des cantharides, le mercure, le musc marié au camphre, le spécifique du roi de Prusse, finit par donner la préférence aux frictions mercurielles. On se rappelle que le P. Bocconi avait vanté le bédéguar outre mesure.

MM. Tymon et Schoolbred ont remis en honneur le traitement par la saignée.

M. Busnout, dans une dissertation soutenue à la Faculté, soutient que l'hydrophobie, soit spontanée, soit communiquée, est incurable. M. Girard, médecin à Lyon, soutient le contraire et apporte beaucoup de faits à l'appui.

M. Petit, médecin à Aubenton, rapporte que sur trente hydrophobes qu'il a traités, il n'en est pas péri un seul; il s'est servi pour cela du muriate d'antimoine, et dit n'avoir pas connaissance qu'on ait guéri la rage confirmée.

On lit dans le Journal de Médecine de Hufeland, deux exemples de guérison obtenue par la poudre de *belladona* administrée à l'intérieur. Dans le même Journal on trouve plus récemment l'annonce des succès d'une plante préconisée depuis quelques temps, *l'anagallis arvensis*. On en donne, dans les trois premiers jours de la morsure, un scrupule en poudre. Cette dernière plante a été donnée comme spécifique dans la manie et dans la mélancolie par Ettmuller, Hartman, Willis, Sennert et Quercetan; serait-ce par une sorte d'analogie qu'on la vanterait pour la rage?

On trouve dans les journaux anglais un exemple de guérison obtenue par de fortes saignées fréquemment répétées; cependant nous avons vu plus récemment dans le *London medical Repository* plusieurs observations et remarques qui démontrent l'inutilité de l'émission du sang.

Enfin, le professeur Brugnatelli n'a-t-il pas trouvé un nouveau remède dans l'hydroclore employé tant à l'intérieur qu'à l'extérieur, et de nouveaux faits n'ont-ils pas été présentés à l'appui de ce moyen? Tauvry ne l'avait-il pas pressenti en parlant de l'eau salée et du sel marin? Que n'a-t-on pas dit de l'immersion et de l'eau de la mer?

Dans ce moment n'est-il pas encore question de *l'alisma plantago*?

Il y a peu de temps que M. Salvatori, médecin à St-Pétersbourg, a écrit qu'il s'agit seulement d'ouvrir et de faire dégorger jusqu'au sang les tubercules ou points blanchâtres qui se trouvent sous la langue de ceux qui ont été mordus par un animal enragé. M. Heller a dit très récemment qu'en Grèce on ouvre et on cautérise les pustules qui croissent sous la langue aux deux côtés du filet, au bout de neuf à dix jours, chez ceux qui ont été mordus par un animal enragé.

Marochetti avait également prescrit de regarder, tous les jours, sous la langue de ceux qui ont été mordus, pendant six semaines, afin de reconnaître et de cautériser les petites pustules qui indiquent l'existence du virus rabifique.

Cependant la plupart des médecins instruits, malgré tant de ressources, tombent dans un découragement accablant dès que la maladie est bien confirmée; c'est que les moyens prophylactiques les plus vantés n'ont pas toujours le succès qu'on s'en était promis; c'est aussi ce qui avait porté Hunter à dire que quand les symptômes de l'hydrophobie ont paru, aucun remède n'a jamais pu ni sauver, ni même soulager les malades.

Parr, auteur d'un dictionnaire de médecine, après avoir raisonné toutes les méthodes curatives, dit que tout ce qui a été tenté n'ayant obtenu aucun succès, le plus sûr est d'amputer le membre mordu.

Les journaux de 1820 annoncent que M. Sieber, à Vienne en Autriche, vient de découvrir un spécifique, et que l'empereur d'Autriche lui a assuré une pension de cinq cents florins à condition qu'il le publiera.

Enfin, plus récemment M. Magendie a démontré que les substances les plus énergiques n'ont aucune action sur l'homme ou sur les chiens enragés; et, d'après ses expériences, il paraîtrait que le meilleur moyen de diminuer l'extrême activité du système nerveux dans cette maladie, serait d'établir une pléthore aqueuse artificielle, en injectant par les veines une certaine quantité d'eau, après en avoir tiré une quantité égale de sang.

CHAPITRE XXXV.

VERS.

C'EST ici que les charlatans ont beau jeu. La multiplicité des vers, leur formation obscure, la variété, la bizarrerie des symptômes qu'ils font naître, et les succès même des remèdes, donnent une grande importance à tout ce qui se rapporte à la médecine vermifuge. Un enfant est indisposé, ce sont les vers ; une grande personne languit, ce sont les vers, et surtout le ver solitaire ; en un mot, tout homme qui s'annonce contre les vers dispose favorablement le public à l'écouter, et quand il opère avec sa drogue, il les expulse, on les voit ; si on ne les voit pas, ils sont fondus, et il n'en est pas moins un habile homme.

Une sage et loyale expérience contrarie pourtant cette heureuse pratique de tels ou tels docteurs, et je ferai ici une confession pour eux et pour moi, et profitable à tous : c'est que nous prenons souvent l'effet pour la cause, et qu'il y a des maladies productrices des vers, comme elles seraient productrices des mauvaises humeurs, et que le plus souvent les vers ne causent aucune maladie : on peut en avoir beaucoup et se bien porter ; enfin, les vers ne tuent pas ordinairement, et l'on peut mourir d'un vermifuge.

Les symptômes par lesquels ils se manifestent sont, il est vrai, quelquefois assez singuliers, pour ne pas être alarmans : syncopes, convulsions, délire, paralysie. Les vers simulent ainsi des maladies qu'on serait loin de leur attribuer; mais c'est surtout le solitaire qui agit ainsi, et qui, par son opiniâtreté à rester dans le corps où il se loge, ennuie quelquefois et le médecin et le malade. En vain on accable celui-ci de potions et de pilules; il est fatigué de tant de soins, et son état, au lieu d'inspirer la commisération, lui donne un certain ridicule dans le monde, par la persuasion où l'on est que sa maladie est imaginaire. Mais si sa guérison est tardive, si même elle est impossible, c'est peut-être alors la faute du médecin : il appelle solitaire tout ver récalcitrant, et neglige de reconnaître quelle peut être sa véritable espèce; ce qui toutefois n'est pas facile. Peut-on ne pas confondre, d'après tant de symptômes communs, la présence du *tænia solium* d'avec celle du *tænia lata*, du *bothriocephalus latus*, du curcubitain? et ne serait-ce pas là la raison pour laquelle il y a un si grand nombre de méthodes de traitement, dont aucune ne peut être appelée spécifique?

Baglivi dit qu'il n'y a point de symptômes si étranges que les vers ne puissent produire; il cite des observations curieuses à ce sujet, et soutient que l'ellébore noir lui a paru le meilleur et le plus sûr des vermifuges.

Andry a tellement multiplié les espèces de vers et tellement démontré qu'il s'en forme dans toutes les parties du corps, qu'on ne peut se défendre de l'idée d'en rencontrer dans toutes les maladies; en cela il a peut-être autant servi les charlatans que les médecins : ténia, curcubitains, strongles, ascarides, solitaires. Cette dénomination est aujourd'hui un peu changée par le progrès des sciences : il est question du tricocéphale, du spiroptère, du polystoma, du bothriocéphale, de deux espèces d'ascarides, du cysticerque, de l'échinocoque, du ditrachycère, etc. Il y a de quoi effrayer les gens timides; mais encore, quoi qu'en aient dit quelques helmintologues, on n'en meurt pas.

On lit que Brown, Bergius et Gilibert donnaient comme le meilleur des vermifuges l'infusion de la *spigelia anthelmia* de Linné. Les sauvages de l'Amérique septentrionale faisaient un secret de cette plante, qu'ils communiquèrent enfin au docteur Linning en 1754.

Bisset, médecin anglais, avait célébré les vertus de l'ellébore fétide, desséché et réduit en poudre.

Boulduc, Ange Salá et Echardt employaient avec succès la gratiole.

Fordice se servait fort heureusement de la limaille d'étain, et la vantait en conséquence.

Leclerc et Mead se servaient aussi de l'étain, mais uni au corail rouge, parties égales en poudre.

Seeliger et Schmucker avaient, des premiers, mis la cévadille à la mode. Marcus Herz regarde ce remède comme spécifique.

Russel se servait d'une forte décoction d'écorce de grenade et de semences de *convolvulus niloticus* et d'*erytrhina monosperma;* ces deux derniers ingrédiens à la dose d'un demi-gros.

Clossius usait d'une potion faite avec un gros de térébenthine dissoute dans un jaune d'œuf et quatre onces d'eau de menthe poivrée; si le ver n'était pas expulsé, il compliquait le traitement d'un régime préparatoire, d'un grain d'opium tous les soirs, d'une poudre dont le principal ingrédient était le mercure doux, et enfin d'un drastique dont la gomme gutte était la base.

M. Bremser propose comme un puissant remède un électuaire qui a pour base la tanaisie, la valériane et le jalap. Après qu'on en a fait usage, il recommande de prendre matin et soir deux cuillerées à café de l'huile vermifuge de Chabert. Cette huile de Chabert, qui passa dans le temps pour un excellent vermifuge, est un composé d'huile essentielle de térébenthine distillée et de carbonate d'ammoniaque liquide.

M. Beck, médecin russe, donne à ses malades, le premier jour, une poudre composée de calomel, de cinabre d'antimoine et de corne de cerf brûlée; le lendemain, il leur donne une autre poudre dont les ingrédiens sont la racine de fougère, le jalap, la gomme gutte, le chardon-bénit et l'ivoire brûlé.

M. Hufeland donne le matin une décoction d'ail mêlée à du lait, dans le courant du jour une demi-once de limaille d'étain, et le soir une cuillerée d'huile de ricin.

Rathier propose un bol fait avec la sabine, la rue, le mercure doux et l'huile de tanaisie.

Weigel fait prendre, le soir, une solution de sulfate de soude, et, le lendemain, trente gouttes d'élixir vitriolique de Mynsicht ou d'elixir acide de Haller, et continue ce traitement pendant plusieurs mois.

Le respectable Pinel, dans les cas d'affections vermineuses rebelles, se sert d'une poudre composée de dix grains de mercure doux et de trente grains de rhubarbe, et donnée en trois doses.

M. Darbon promet depuis peu d'heureux succès dans le traitement du ténia, à l'aide d'une potion qu'il a inventée.

En général, les remèdes dont les heureux effets sont le mieux constatés se réduisent à l'huile essentielle de térébenthine donnée à hautes doses, à l'huile de ricin, et à la racine de fougère aidée de quelques accessoires. Mais, encore une fois, il faut connaître quelle est l'espèce de vers que l'on a à combattre, sans quoi on donne les médicamens au hasard, et on guérit par hasard.

CHAPITRE XXXVI.

CALCUL OU PIERRE DE LA VESSIE.

Les personnes sobres, actives, laborieuses et continentes ne connaissent point cette maladie. Celles qui en sont atteintes éprouvent des douleurs dans les reins, des envies fréquentes d'uriner, des difficultés de rendre les urines qui sont troubles ou sanglantes ; tous ces signes sont encore équivoques, jusqu'à ce que la sonde ait confirmé la présence de la pierre dans la vessie.

La cupidité des charlatans et la bonne foi aveugle des malades ont souvent mis en vogue un grand nombre de médicamens ; mais ceux de tant de remèdes qui avec raison ont été réputés les meilleurs, n'ont pas été exempts de l'exagération que donne la mode, et qui n'est détruite que par une trop funeste expérience. Plus récemment, la chimie avait fait aux calculeux de brillantes promesses, quand des essais trop infructueux les ont démenties et ont réduit l'usage de ce qu'on appelle lithontriptiques aux seuls cas où la pierre n'est pas encore formée, mais où elle est annoncée par l'issue des graviers urinaires.

Un des moyens lithontriptiques qui a long-temps passé pour le meilleur, est celui de Robert Wilt ; il consiste dans une eau de chaux faite avec des écailles d'huitres calcinées, et qu'on boit à grandes verrées; on aide l'effet de cette eau en faisant avaler au malade des pilules de savon blanc, et on continue ce traitement pendant six mois ou même une année.

Boerhaave dit qu'il ne faut pas désespérer de trouver un menstrue contre le calcul de la vessie; il donne à entendre qu'on pourrait le trouver dans le pain de seigle; cependant il recommande l'huile de sinapis.

Beaucoup de médecins ont vanté l'usage de la bière, et surtout de la petite, non-seulement pour empêcher la formation de la pierre, mais encore pour la dissoudre.

L'école de Montpellier avait mis à la mode sa méthode lithontriptique, qui consiste dans une boisson faite avec le raisin d'ours.

La chimie moderne avait fait espérer de grands secours de l'acide muriatique plus ou moins étendu d'eau, et pris surtout en injection dans la vessie; néanmoins Guyton-Morveau avait prétendu que les alkalis et le carbonate de potasse seraient très avantageux.

Non-seulement des charlatans, mais aussi des médecins célèbres ont publié des remèdes qui n'ont pas toujours été sans succès, et qui seraient encore employés utilement.

Ainsi Listre, en convenant de la difficulté d'expulser la pierre, propose les trochisques d'Alke-kenge. Ettmuller espère beaucoup des émolliens et des doux diurétiques. Deckers propose le nitre, et pourtant il convient qu'on ne peut pas toujours s'y fier. Robert Home célèbre la lessive des savonniers au-dessus de tous les lithontriptiques.

Thomas Bartholin fait grand cas des coquilles calcinées. Boyle recommande l'eau de persicaire. Radcliff emploie beaucoup l'eau d'aubépine.

Hamilton dit que l'huile de lin, prise pendant plusieurs semaines, fait rejeter la pierre presque sans douleurs. Matthiole et Dodonnée vantent beaucoup la verge dorée.

Enfin, parmi les médicamens qui ont eu de la réputation on cite l'élixir de Daffy, la poudre de Rogers, la liqueur de Tipping, les pilules de Starkey, le remède de M. Baville, et surtout celui de Mlle Stephens.

Mais le meilleur motif d'espoir et de consolation pour le malheureux qui est atteint du calcul, c'est le perfectionnement des procédés opératoires et l'extrême habileté des opérateurs de notre âge; pourtant il serait injuste de ne pas reconnaître chez les médecins anciens ce qu'ils ont dit de la pierre et de l'opération. Hippocrate connaissait l'une et l'autre, et ne pratiquait pas l'opération parce qu'on la regardait comme mortelle. Ses successeurs plus hardis et plus heureux opérèrent et obtinrent des succès ; Ammonius, Mégès, Celse, puis Paul d'Egine, Albucasis, ont décrit et pratiqué l'opération. Elle fut négligée jusqu'au quatorzième siècle, où Gui de Chauliac la renouvela ; plus tard, Germain Colot tenta avec succès une nouvelle méthode sur un criminel que Louis XI lui abandonna : enfin, dans le seizième siècle, on vit, à peu de distance les uns des autres, Jean des Romains, Marianus Sanctus, Octavien Deville, la famille des Colot, Covillard, Thévenin, Tolet et autres, qui perfectionnèrent les procédés opératoires autant que cela pouvait être, en attendant Hawkins, Chelseden, Heister et Louis.

Mais c'est de notre âge qu'on devait attendre des faits miraculeux : MM. Prévôt et Dumas ont décomposé, dans la vessie même, à l'aide de la pile voltaïque, des calculs urinaires, et il n'y aurait, suivant eux, d'exception que pour les pierres formées d'acide urique.

MM. Leroi, Civiale et Amussat sont venus à bout de briser, avec des instrumens appropriés, les calculs dans la vessie, même ceux qui sont formés de cet acide urique, l'élément le plus résistant dans la formation de ces pierres.

M. Marcet, dans ses excellentes Recherches sur les Calculs, nous apprend qu'en Angleterre les enfans des classes pauvres y sont plus sujets que ceux des classes aisées ; que les hommes y sont plus sujets que les femmes dans la proportion de 17 à 1 ; et qu'enfin, cette maladie devient plus rare à mesure qu'on approche des pays chauds. Il nous apprend encore que les calculs d'acide urique composent le tiers de ceux qu'on extrait, et que la plus grande proportion des morts est parmi les calculs mixtes, et la moindre parmi les muraux ; ce qui indiquerait que le succès de l'opération dépend moins de l'irritation mécanique produite par ces derniers, comme on l'a cru long-temps, que d'une disposition morbide particulière.

CHAPITRE XXXVII.

POISON.

Au mot de poison, l'inquiétude se manifeste, l'imagination se réveille, la susceptibilité s'enflamme, et l'idée du crime se présente la première, comme s'il ne s'agissait que de crime, là où le plus souvent on ne rencontre que de l'ignorance et de la mal-adresse.

Un médecin qui remplit son malade de manne et de séné, au lieu de lui faire avaler du vin et du laudanum, dans certaines affections asthéniques ;

Un autre, qui gorge un fiévreux de quinquina quand il faudrait de l'ammoniaque ou des sucs d'herbes pour le désobstruer ;

Un autre, qui donnera des narcotiques dans une inflammation provenant de cause interne ;

Se servent tous du poison. Mais il serait injuste de les appeler empoisonneurs, parce qu'ils n'ont fait que ce qu'ils ont pu faire ; c'est vous qui êtes coupables, parce que vous leur avez donné une confiance qu'ils ne méritaient pas.

Ce qui constitue le poison, ce n'est pas la substance, mais ce sont la dose, l'emploi et les accessoires.

Quant à vous, mes belles Dames, qui aimez tant une médecine douce et lénitive et des médecins doux et patelins, vous apprendrez que vos maladies ne se guérissent pas toujours toutes avec du sucre; et quand vous chargez vos maris de l'origine de certaines maladies, vous ne pouvez pas les charger également du soin d'avaler des drogues pour vous; et néanmoins vous vous estimez fort heureuses de guérir de toutes ces vilenies-là avec des doses répétées de sublimé corrosif, et vous savez que le sublimé corrosif a une très mauvaise réputation.

Quand vous avez des dartres, vous êtes bien contentes qu'on puisse les ronger avec de l'arsenic; et quand, enfin, vous avez un cancer, vous prenez fort bien de la ciguë.

L'objet de la médecine est d'opposer un poison à un autre poison, et de détruire un ennemi par un autre. Cependant les poisons nous environnent, là où nous ne devrions pas les soupçonner, et la mort est toujours prête à fondre sur nous.

Ainsi l'ivraie se mêle au froment, et le seigle s'entache de cette espèce de charbon qu'on nomme ergot.

La pomme de terre, la pomme d'amour et la melongène contiennent un principe narcotique qui ne se dissout que dans l'eau et par la cuisson.

On connaît assez les funestes accidens causés par les champignons.

La famille des légumineux, si utile dans l'économie domestique et qui fournit tant d'espèces d'alimens et de médicamens, renferme pourtant une

plante dangereuse : l'espèce de vesce appelée ja-
rosse (*viscia monanthos*) produit la paralysie quand
on en fait usage dans le pain.

Qui n'a pas entendu parler des terribles méprises
que la ciguë a occasionées par sa ressemblance avec
le persil et le cerfeuil ?

Les viandes et toutes les substances animales portent quelquefois avec elles les germes de ces charbons ou tumeurs malignes qui surprennent et ra-
vagent des familles entières. Les viandes grasses et
salées surtout contiennent un poison que M. Kerner
a reconnu pour être de l'acide sébacique.

Les vins falsifiés et les eaux impures causent aussi
de grands malheurs.

L'air que nous respirons, nécessaire à la vie comme le sang qui coule dans nos veines ; l'air est un
composé de deux ou trois poisons, dont l'effet est
neutralisé par leur propre mélange. Nous serions
brûlés en peu d'instans , comme le disent les chimistes , si nous ne respirions que de l'oxygène ;
nous serions suffoqués , si nos poumons ne rece-
vaient que de l'azote ; enfin , de trop fréquens et de
trop funestes exemples nous apprennent qu'une mort
soudaine frappe ceux qui se plongent dans le gaz
acide carbonique , ou tout autre gaz délétère.

Il existe quelquefois des miasmes putrides , pesti-
lentiels et contagieux qui portent la désolation et
dépeuplent les cités en peu de jours.

On ne peut pas apprêter les alimens dans certains
vases de cuivre , d'étain ou de plomb , sans inquiétude.

D'où proviennent certaines coliques, certaines indigestions et certains autres dérangemens du corps? Ce n'est pas toujours pour avoir trop mangé, mais bien pour s'être empoisonné très innocemment.

Les symptômes de l'empoisonnement sont très nombreux et très variés, à raison de la substance qui a été avalée; mais les plus communs sont des maux de tête, vertiges, vue égarée, délire, tremblement, enflure et noirceur de la langue, palpitations, syncopes, hoquet, douleurs vives de l'estomac, tranchées, vomissemens, déjections, gonflement du ventre, pouls faible et inégal, sueurs froides, pétéchies, noirceur des ongles, etc.

Ces divers accidens sont quelquefois tels qu'ils simulent certaines maladies nerveuses, et il faut être habile pour reconnaître toutes ces différences; il faut être encore plus habile pour reconnaître la nature des substances avalées. L'empoisonnement par les acides concentrés, par l'opium, par l'arsenic, par le verre pilé, par la ciguë ou par le vert-de-gris, n'est pas la même chose pour le traitement, quoiqu'il y ait des indications générales auxquelles, dans le doute, il faut se confier.

Ce qu'on appelle vulgairement antidote ou contre-poison n'est le plus souvent qu'une suite de drogues sans vertu, ou tout au moins de remèdes sans qualités absolues; il n'y a point ici de spécifiques. Ce mot dans un empoisonnement est un rêve heureux de la physique ancienne, et ensuite de la chimie moderne. La philosophie corpusculaire avait, depuis long-temps, représenté les poisons comme un composé d'atomes aigus, crochus, tranchans, susceptibles d'être enveloppés par des atomes arrondis et capables d'émousser les pointes; de là le préjugé, encore assez répandu, en faveur du lait, de l'huile et de tous les corps gras. Plus récemment, la philosophie chimique avait cru possibles, dans le corps humain, des réactions entre les élémens de natures opposées; supposition imaginée par analogie de ce qui se passe dans les vases d'un laboratoire, mais que la triple circonstance de la susceptibilité des fibres animales, de la composition des humeurs, et des forces vitales, a suffisamment démentie pour diminuer notre confiance dans les contre-poisons.

Le raisonnement, la prudence, et surtout le temps qui ne permet pas ici des délais, conseillent de recourir au moyen le plus simple, le plus prompt, celui enfin dont on ne peut craindre des effets dangereux : c'est une boisson abondante et sans mesure d'eau pure (1), d'eau sucrée ou gommée, et rendue ensuite par le vomissement.

L'eau, le grand dissolvant de la nature, le grand remède dans bien des cas, est une ressource précieuse qu'il ne faut pas dédaigner. La solution du poison dans une grande quantité de liquide, l'atténue, le divise et le facilite à être rejeté; et quand nous vous parlons défavorablement des antidotes,

____

(1) MM. Christison et Coïndet viennent de me donner un démenti dans les cas d'empoisonnement par l'acide oxalique; l'eau accroît les accidens.

ce n'est pas pour vous en dégoûter, mais bien pour leur donner la place qui leur convient, et en mieux diriger l'emploi.

Quand une main criminelle se sert du poison, elle prend en même temps le soin d'en faire disparaître les vestiges, et il faut alors au médecin une grande sagacité pour le reconnaître. Il n'en est pas de même, lorsque, dans le louable dessein de purger ou de désopiler, vous avez donné à quelqu'un de vos amis une potion intempestive, et que, d'une indisposition légère, vous avez fait une maladie grave. Vous vous rappelez le nom de la fatale drogue; déclarez-le de suite au docteur, non pas au docteur du coin de la rue, qui distribue son adresse, et qui, au défaut de créatures raisonnables, traiterait les ânes et les chiens, mais bien au médecin sage et prudent; lequel fera tout ce qu'il conviendra, et vous pardonnera votre imprudence au nom de la Faculté, moyennant la ferme résolution que vous ferez de ne plus toucher aux médicamens.

Parce que certaines substances sont d'un usage habituel en médecine, on ne veut pas les croire dangereuses; cependant l'émétique cause des convulsions, la manne des nausées et des ventosités, le séné des coliques, le sel de nitre des vertiges et des défaillances, les vésicatoires l'ischurie, et ainsi des autres; tous peuvent aggraver l'état d'un malade, et par conséquent le tuer.

Quant aux substances qui portent et qui méritent vraiment le nom de poisons, il est si difficile, même pour les hommes instruits, de reconnaître leur présence dans un empoisonnement, que tout le monde doit se tenir dans la plus grande réserve pour porter un jugement. En effet, pendant qu'un docte propose comme infaillibles ses procédés chimiques, pour reconnaître la présence du poison, un autre vient, qui les dément formellement et donne à l'appui des faits particuliers qui ne laissent plus dans notre esprit que doute et incertitude.

Fournirai-je ici des exemples? L'arsenic tue à très petites doses et très rapidement, quelques grains en quelques heures suffisent ; cependant nos meilleurs toxicologues, nos meilleurs chimistes, ne sont pas d'accord sur les procédés à employer pour constater l'existence de cette fatale drogue. Plusieurs, entre autres M. Orfila, proposent surtout l'eau de chaux et le sulfate de cuivre ammoniacal. M. Gœrtner, pharmacien à Hanau, ne veut employer aucune de ces substances, et motive son opinion ; il préférerait le gaz hydrogène sulfuré récemment préparé, parce que, dit-il, ce gaz est de tous les réactifs le plus sensible, et celui dont l'action est beaucoup moins susceptible d'être modifié par la présence d'autres corps. Le docteur Home fournit un procédé particulier, qui consiste à toucher instantanément le liquide qui contient l'arsenic, avec deux tubes de verre humectés, l'un d'une solution ammoniacale, et l'autre, d'une solution de nitrate d'argent. Le Journal de Physique de Brugnatelli fait connaître une autre méthode qui consiste dans une solution d'amidon, à laquelle on ajoute de l'iode.

Le deuto-chlorure de mercure ne le cède pas au

deutoxide d'arsenic par ses effets prompts et violens, et il est peut-être encore plus difficile à découvrir dans les empoisonnemens, malgré le grand jour que M. Orfila a jeté sur cette matière. On trouve à la suite de l'ouvrage de M. Gœrtner une observation d'après laquelle on voit qu'une fille, empoisonnée avec une once de sublimé, mourut au bout de six jours ; l'analyse chimique la plus rigoureuse ne put faire trouver aucune trace de poison, ni dans les matières vomies douze heures après l'empoisonnement, ni dans les matières contenues dans l'estomac.

Je suis persuadé que si, dans ce cas, quelqu'un de ces savans qu'on rencontre par douzaines dans certaines villes de provinces, eût été appelé par le ministère public pour faire un rapport judiciaire, il n'aurait pas manqué de raisonner comme Diafoirus : « Cette fille est morte, parce que quelque « chose l'a tuée : or rien ne tue mieux que le poi- « son, mais le sublimé est un poison; donc c'est « le sublimé qui l'a tuée » ; et, comme il faut être conséquent, il n'aurait pas manqué de trouver dans l'estomac des parcelles de cette substance, malgré les expériences de M. Orfila, qui démontrent qu'on ne trouve souvent que du mercure doux.

Les sciences naturelles, et surtout la chimie, se perfectionnent tellement, que les poisons de l'ancienne droguerie le cèdent par le nombre et par la violence à ceux de la pharmacie moderne. L'arsenic et le sublimé même sont bénins en comparaison de l'acide hydro-cyanique, qui tue à la dose d'une goutte, et de la strychnine, qui tue à la dose d'un huitième et même d'un douzième de grain; et pourtant l'acide hydro-cyanique est un des médicamens les plus heureux, et il opère des prodiges dans des mains habiles; il faut donc multiplier les mains habiles pour ne pas multiplier les empoisonnemens.

Des expériences multipliées ont appris que la promptitude et la facilité des empoisonnemens tenaient à des dispositions particulières de l'individu, et qu'une dose égale de deuto-chlorure de mercure, par exemple, donnée à des animaux égaux d'âge et de force, agissait d'une manière très diverse, et qu'enfin le deutoxide d'arsenic n'agissait pas assez constamment sur la substance du cœur, pour borner à l'examen de ce viscère les recherches nécessaires pour constater l'ingestion de la fatale drogue.

CHAPITRE XXXVIII.

MORSURE DES SERPENS ET DES INSECTES.

QUAND vous irez aux champs admirer les beautés de la nature, et que le serpent caché piquera le pied qui foule la fleur ou la main qui la cueille, rassurez-vous, Clytia, et que le sort d'Eurydice ne frappe pas votre imagination ; on ne meurt plus de cette blessure. Depuis qu'un savant italien, Fontana, a fait des expériences sur le venin de la vipère, et a démontré que, sur cent personnes mordues, il n'en mourrait probablement aucune, même sans faire aucun traitement, vous devez, à plus forte raison, rester calme et tranquille, vous qui êtes environnée de tous les secours.

Plus récemment, M. Mangili a confirmé les motifs de cette sécurité, en prouvant que les seules forces vitales peuvent surmonter les effets de ce même venin.

Les accidens qui se manifestent sont plus alarmans que dangereux, et se dissipent ordinairement à l'aide de lotions d'alkali volatil, et ensuite de l'usage des cordiaux et des calmans. L'arsenic, qui est aujourd'hui un médicament à la mode, est vanté, à la dose d'un grain uni à la potasse et à l'opium, sous la forme d'une potion. Les morts funestes qu'on a pu citer comme occasionées par la morsure des serpens, ont plutôt été l'effet d'une excessive frayeur, et nous pourrions en dire autant de beaucoup d'accidens analogues; c'est ainsi qu'on a vu l'hydrophobie survenir après la morsure d'un chien, quoique cet animal ne fût pas enragé.

L'opinion contraire, émise par M. Orfila à propos de la vipère de Fontainebleau, ne tiendrait-elle pas à quelque localité?

On parle quelquefois de la piqûre du scorpion, de l'araignée et des abeilles, du venin du crapaud, de celui des cantharides, etc.; on pourrait mourir de tout cela, si la peur s'en mêlait.

On lit que les anciens, dans les cas de morsures ou de piqûres de serpens, attribuaient de grands succès à certains airs phrygiens qu'ils faisaient jouer sur la partie affectée. Pythagore, au rapport de Jamblique, avait composé des airs pour guérir les passions de l'ame, et d'autres pour guérir les morsures des animaux venimeux.

Il est très probable que les malades de Pythagore étaient tous des mélancoliques que, de nos jours, on aurait guéri également avec des violons et des flûtes.

Nous pourrions en dire autant du tarentisme, en dépit de l'autorité de Baglivi. Cette maladie est ordinairement une affection nerveuse dépendante d'une autre cause que la piqûre d'un scorpion (c'est ainsi que pensent l'abbé Nollet et quelques autres);

cependant on ne conteste pas les singuliers symptômes qui la manifestent, et les joyeux moyens qui la guérissent.

Félix Plater rapporte qu'une femme de Bâle dansa pendant un mois sans discontinuer, et même malgré les efforts des assistans.

Gastaldi assure que, si on a été mordu d'une tarentule, le grand remède est de danser et de sauter le plus qu'on peut.

Il est des pays où l'envie ou plutôt le besoin de danser est périodique ; témoin ce qu'en dit Sauvages des femmes des environs d'Ulm en Souabe, et ce qu'il dit avoir vu lui-même des filles des Cévennes. Baglivi dit que cette maladie revient tous les ans parmi les habitans de la Pouille, et que ceux-ci ne guérissent qu'au son d'une bonne musique.

LA
NOUVELLE AGNODICE,

ou

PRÉCIS DE MÉDECINE.

<div align="center">~~~~~~</div>

QUATRIÈME PARTIE.

PRATIQUE MÉDICALE.

———

CHAPITRE PREMIER.

DE LA PRATIQUE EN GÉNÉRAL.

Vous venez de voir dans la troisième partie de cet ouvrage, une esquisse des principales infirmités qui affligent l'espèce humaine, et à leur suite les nombreux secours que les pères de la science ont éprouvés et proposés. Secours terribles, presque autant que le mal, puisque, dans les cas en apparence les mêmes, la plupart ont des vertus opposées et produisent des effets semblables, et que vous ne pouvez vous rendre raison de ces différences et de ces frappantes oppositions; ils ne vous laissent, dans vos empressemens à soulager les malheureux, qu'une triste incertitude, et mêlent ainsi, avec l'espoir de la guérison qu'ils vous offrent, la possibilité de rencontrer aussi bien le funeste poison que le vrai remède.

Si, à une maladie bien connue et bien positive, on pouvait appliquer le médicament également bien connu et bien éprouvé, le succès serait certain ; mais aussi dès long-temps la médecine eût cessé d'exister, ou bien elle n'eût été tout au plus qu'un art facile, à la portée de tous, pour lequel il n'eût fallu qu'une mémoire ordinaire, et une expérience médiocre. Semblable à l'art journalier qui dispose et confectionne les substances alimentaires suivant le besoin du moment, il n'eût pas présenté plus d'obstacles : on eût traité une maladie comme on apprête un repas ; la mère de famille eût donné à son enfant, d'une main également sûre, ou le pain qui le nourrit, ou le breuvage qui lui conserve la vie.

Ici tout est différent. Il ne s'agit pas seulement d'alimenter une organisation régulière et d'entretenir des phénomènes toujours semblables, il faut prévenir les altérations commençantes, s'opposer aux accidens imprévus, réparer les désorganisations, en un mot, rétablir la machine animale dans son intégrité.

Mais, dans ces désordres, quelle immensité de causes productrices, et quelle variété prodigieuse

de formes ! C'est précisément ce qui constitue cette
science si profonde, si étendue, et dont la naissance, les progrès et le perfectionnement tiennent
au système général des connaissances humaines,
comme une de ses parties les plus importantes et
les plus utiles.

Dès l'origine des sociétés, on reconnut et on étudia les irrégularités ou les anomalies introduites dans
l'organisme animal. On rechercha ensuite les moyens
de rectification ou les remèdes ; l'application de ceux-
ci et l'observation de leurs effets furent appelés expérience. Mais l'expérience fut raisonnée ; tantôt
d'après les idées hypothétiques qui régissaient les
systèmes de philosophie, tantôt d'après des faits
bien reconnus ; de là une diversité de doctrine :
Hérodicus, Hippocrate, Asclépiade, Thémison,
Galien, les médecins arabes, Paracelse, Hoffman,
Stalh, Boerhaave, firent tour-à-tour régner leurs
idées dans l'empire de la médecine ; et cette science
fut successivement péripatéticienne, épicurienne,
cartésienne, leibnitzienne, neutonienne et chimique ; on vit figurer dans ses annales les noms des
naturistes, des pneumatiques, des galénistes, des
alchimistes, des animistes, des solidistes et des hu-
moristes ; en un mot, la masse prodigieuse des travaux de l'esprit humain prit mille formes, et se hé-
rissa d'aspérités nombreuses, propres à décourager
de l'étude tout individu que le ciel, par une voca-
tion particulière, n'appela pas au rôle sublime de
consolateur des malheureux.

Mais enfin, quelque immense que soit cette masse

des travaux des hommes, quelque pénible que soit à débrouiller le fatras obscur de leurs hypothèses, on doit encore en faire une certaine étude, pour les apprécier, reconnaître l'erreur, et suivre de cette manière une des méthodes les plus sûres pour arriver à la vérité.

On n'a jamais reproché à un médecin d'en savoir trop ; c'est pourquoi il ne faut pas tenir compte du dédain que les esprits bornés ou paresseux témoignent pour les grandes études et les vastes recherches ; c'est le seul dédommagement qu'ils puissent accorder à leur médiocrité, et qu'ils expriment par ces mots insignifians : « C'est de la théorie », comme qui dirait : « Ce sont des billevesées et des fadaises. »

De la théorie ! Ah ! Clytia, saviez-vous qu'Hippocrate était un des hommes les plus savans de l'antiquité, et que sa tête prodigieuse est mise à côté de celle d'Aristote ; que Galien était infiniment instruit ; que, dans nos temps modernes, Haller et Boerhaave passaient pour être universels ; que, si encore aujourd'hui vous cherchiez dans le monde un lettré, un érudit, un savant, vous seriez assuré de le rencontrer dans la classe des médecins, non pas des médecins qui se sont formés dans un laps de temps de six mois, en broyant des cataplasmes dans quelque hôpital de galeux, ou de ceux qui ont porté la boîte à pilules à la suite de quelque guérisseur de département ? Il faut distinguer : un mauvais phlébotomiste reçu par un juri médical, un herboriste qui connaît aux urines, un vétérinaire qui étend ses

attributions sur ses semblables , un apothicaire qui
donne tout à la fois des consultations et des remèdes , une sœur d'hôpital qui, pour avoir tenu la se-
ringue, s'avise de tâter le pouls , une dame de qualité qui , ayant composé un sirop pour les pauvres,
le trouve bon pour les riches , et autres (1) , sont
bien des espèces de médecins , mais ne sont pas des
savans, et l'on aurait une petite idée de l'art de guérir
si l'on s'en prenait à leurs paroles. Quant à la théorie en médecine, c'est de nos jours , l'expérience
écrite , ainsi que l'a dit un excellent professeur ;
c'est l'histoire des faits , c'est le récit de ce qui s'est
passé ; cette théorie-là n'est jamais démentie. On
la retrouve dans les écrits d'Hippocrate , d'Arétée ,
de Cœlius Aurelianus , d'Alexandre de Tralles , de
Fernel , de Baillou , de Sydenham , de Bordeu et de
mille autres , toujours la même et toujours inal-
térable.

Quant à la pratique, c'est l'application immédiate
des secours de la médecine ; mais si cette application
n'est pas raisonnée d'après la constitution physique
du malade, d'après l'état des choses environnantes,
d'après les résultats obtenus hier dans les cas analogues, et que vous n'en tiriez pas des conséquences
pour les cas que vous rencontrerez demain, vous
n'êtes qu'un empirique et un animal dangereux.

(1) Il faudrait peut-être bien comprendre ici M. un tel,
docteur en médecine, membre des sociétés savantes de...,
correspondant de l'académie de......, parce que les titres
ne constituent pas le mérite.

Un vrai médecin doit avoir constamment dans la mé-moire ce qu'il a fait précédemment, et ce qu'on a fait avant lui ; il doit se rendre raison de ce qu'il fait maintenant, et prévoir ce qu'il en résultera; c'est ce qu'on nomme la théorie en action, ou la pratique.

Toutefois, à propos de pratique, c'est le cas de faire remarquer combien on fait abus du mot expé-rience, en appelant ainsi les résultats de la routine et des préjugés, comme s'il ne s'agissait que d'avoir beaucoup vu pour savoir beaucoup, d'avoir beau-coup fait pour avoir bien fait, de s'être enfin mul-tiplié dans la société autant que la vie de l'homme peut le comporter, pour avoir le droit de se croire homme supérieur; orgueil ou faiblesse, délire ou sottise. Le purgon le plus stupide, appuyé de tout ce que son voisinage a enfanté de commères et de dé-votes du vieil âge, parle de son expérience comme de l'écueil de toutes les objections qu'on peut faire; et alors de cette espèce de retranchement il écrase toute discussion et entraîne les suffrages ; on dirait qu'il y a solidarité avec la société qu'il fréquente, et qu'un servile écho retentit de la même sottise. De telles gens ne se refont pas ; mais le mal véri-table est dans cette ridicule imitation, de la part de certains médecins susceptibles d'être estimés, et qui se font les copistes des médicastres, en s'exprimant comme eux par ces mêmes formules de suffisance et de sottise : J'ai vu, j'ai fait, j'ai éprouvé ; se met-tant à la place de la médecine tout entière, et ne comptant pour rien les travaux des âges précédens, ils consacrent ainsi les procédés obscurs et dangereux de la routine. Ah! malheureux confrères, vous avez mal vu, rien fait de bon, éprouvé rien qui vaille, et votre raisonnement m'inspire de la défiance. Les malades que la nature a guéris en votre présence, et ceux que vous avez tués malgré elle, n'ont rien de commun avec le malade en question; c'est vous qui trouvez ici de l'analogie, parce que votre jugement est faux, et que si le cas présent était bien clair, il n'y aurait pas besoin de consultation. Ne parlez donc plus de votre expérience, car les faits que vous avez observés jusqu'ici sont plus ou moins isolés, et que la plupart ne se sont pas encore présentés deux fois à vous qui avez tant d'années de pratique, et que peut-être ils ne se représenteront jamais; et qu'enfin, dans la connaissance de certaines maladies, vous n'êtes pas plus avancés qu'un esculape de dix-huit ans, qu'un bachelier imberbe, lequel peut aussi parler de son expérience sans être plus ridicule que vous; car, enfin, le hasard peut l'avoir mieux servi et lui avoir fait rencontrer un cas particulier dont vous n'avez jamais entendu parler.

Defendez-vous donc de ces mouvemens de l'amour-propre, si souvent funestes à vos malades; le seul résultat qu'un vrai médecin doive attendre de son expérience particulière est un doute raisonné et une réserve continuelle; il n'appartient qu'à l'homme borné et au charlatan de dire d'un ton assuré: J'ai vu, j'ai éprouvé; ce sont gens à reconstruire seuls tout l'édifice de la science. Que Dieu nous préserve de tels philosophes!

La vraie expérience n'est pas l'expérience de la

vie d'un seul homme, c'est celle de tous les âges qui l'ont précédé ; ce sont les conséquences déduites de tous les faits médicaux précédemment arrivés, lesquels doivent tenir un médecin sage en garde contre les promesses de la doctrine. Peu de faits nous rendent confians, hardis et vains ; beaucoup nous jettent dans l'incertitude ; un plus grand nombre encore nous préparent de loin à tenter quelque chose (1).

Ce n'est pas qu'à l'aide de cette même expérience, telle que nous la comprenons, la pratique la mieux raisonnée soit toujours exempte de revers, mais au moins elle offre des motifs de satisfaction et d'utilité publique ; nous en avons des exemples dans les écrits de mille praticiens, et tous les jours nous admirons la noble candeur du plus illustre des asclépiades dans le premier et le troisième livre de ses Épidémies : sur quarante-deux malades, il en avoue vingt-trois de morts. Ici, le médecin le moins exercé reconnaît que la violence du mal était, dans le plus grand nombre d'individus, au-dessus de la puissance de l'art, et qu'enfin Hippocrate ne promit pas, à l'instar de nos guérisseurs, le rétablissement certain de tels ou de tels qu'il jugea perdus dès les premiers jours.

L'homme instruit, dans des cas pareils, a le grand avantage de reconnaître que la mort arrive par la

____

(1) *Pauca experimenta nos confidentes reddunt, audaces, gloriosos; multa incertos, plurima denique, etc.*

(*Ex Muschenbroeck.*)

seule violence du mal, ou qu'elle est hâtée par des circonstances extérieures indépendantes de tout le monde, ou enfin qu'elle est occasionée par l'emploi intempestif des remèdes; l'empirique, au contraire, voit la mort arriver également pour tous, et là, où d'autres feraient des réflexions utiles à l'humanité, lui ne voit qu'un cadavre et du temps perdu.

L'homme instruit a encore l'avantage de juger sainement des choses, et de ne pas s'aveugler sur les succès qu'il obtient; il est toujours sur la réserve contre le penchant qu'a tout homme de se croire habile quand il est heureux. J'adjure ici les praticiens les plus sages : quelquefois un succès brillant, que vous aurez obtenu par de bonnes combinaisons, et dont la gloire vous est justement acquise, sera une amorce à laquelle votre amour-propre se laissera prendre, et vous vous croirez déjà l'égal d'un grand médecin; ce ne sera donc qu'aux dépens du premier malade venu que vous rentrerez dans l'idée de votre médiocrité, et que vous vous ferez sage une seconde fois. Mais l'esprit humain est si mobile, que ces scènes peuvent se répéter, et l'acquisition de cette expérience tant souhaitée, tant nécessaire, se fait alors, comme toujours, aux dépens du prochain, attendu que les médecins ne font pas leurs études sur eux-mêmes. Que penserez-vous donc de ceux à qui les fautes ne profitent pas ?

Il ne suffit pas encore de se faire sage par les revers qu'on peut éprouver dans la pratique; il faut tirer parti des opinions d'autrui, non pour les adopter, mais, ainsi que nous l'avons déjà dit, pour les juger d'abord, et s'en faire ensuite un préservatif continuel contre cette mobilité d'esprit, contre cette fougue d'imagination qui nous pousse toujours au-delà des limites de la raison; mais qu'il est difficile. de se conduire ainsi! Tel se livre aveuglément à la doctrine de son auteur favori, qui est intolérant pour tous les autres; tel autre, après avoir beaucoup lu, se forge lui-même un système médical, et met de l'esprit partout où il ne faut que du bon sens. En un mot, tout érudit qui n'est qu'érudit marche dans une fausse route, parce que les livres sont toujours insuffisans et souvent trompeurs dans l'instruction médicale, et qu'enfin il est dans la constitution des livres d'être faits ainsi.

Les livres sont faits ainsi, parce que d'un côté il est à peu près impossible à un auteur, quelque logicien qu'il soit, d'exprimer tous les sentimens qu'il éprouve ou toutes les nuances qu'il aperçoit dans les diverses parties de sa doctrine; et qu'en conséquence, un écrit, tout prolixe et tout clair qu'il puisse être, n'est jamais que le sommaire des idées et l'index des connaissances de celui qui l'a composé.

D'un autre côté, la plupart des livres, quelque bien faits qu'ils soient, ne sont guère profitables qu'aux gens instruits, et sont souvent dangereux pour les autres, parce qu'il est reconnu que, pour tirer un parti avantageux d'un livre, il faut connaître la matière presque aussi bien que l'auteur, et quelquefois avoir plus d'esprit que lui pour saisir ce qu'il n'a pas rigoureusement démontré, ou tout au moins pour se tenir dans une prudente réserve ou un sage pyrrhonisme.

Il n'y a pas là de paradoxe ; car celui qui écrit sait ce qu'il fait, mais celui qui lit ne sait pas ce qu'il apprendra ; et quoi que ce soit qu'il reste dans la mémoire de ce dernier, il s'y joindra toujours une assez forte dose de présomption, et certainement aussi de bonnes dispositions à fausser son esprit par l'amalgame des idées d'autrui avec celles qui lui sont propres.

Or donc, abus des livres, abus des études, quand on manque de jugement et de sagacité ; alors, la tête remplie du fatras de l'érudition et des extravagances des hypothèses, on essaie, on combine, on éprouve sur le malade, on parle éloquemment, on persuade, on trompe, on empoisonne, on tue ; il ne reste plus que l'étonnement et la surprise, parce qu'on n'a pas cru les revers possibles, et qu'on ne veut pas croire la science dangereuse. Le public, il est vrai, ramène quelquefois son esprit sur des faits qui n'auraient rien d'avantageux pour la réputation médicale de notre confrère, si celui-ci n'était pas inattaquable, attendu que ses cliens ont attaché leur amour-propre au choix qu'ils ont fait de lui ; mais alors le jugement est porté contre la médecine, et l'on dit : C'est un art conjectural ; il fallait dire : Le docteur est un homme instruit et n'est pas médecin. Autre chose est de posséder tous les élémens de la science, et d'avoir l'heureux talent d'en faire une bonne application.

Ce faux raisonnement, en faveur d'un homme mal-adroit, contre l'art de guérir, amène nécessairement des sarcasmes ridicules, et par suite un défaut de confiance dans les préceptes les plus positifs et les plus salutaires; c'est bien là encore le cas de ceux qui, ayant été trompés une fois, pensent ensuite qu'on peut les tromper toujours; c'est bien aussi la situation de ceux qui, s'estimant beaucoup, se fient en leurs propres lumières et se trompent eux-mêmes. Les uns et les autres composent une majorité d'insoucians, à laquelle on ne peut rien opposer, parce que rien ne peut avoir d'empire sur elle.

Oui, c'est un grand mal que l'insouciance; elle conduit à la fatalité et au libre cours de tous les fléaux. On ne s'informe plus si un médecin est instruit, si le danger est éminent et si on a des moyens à lui opposer; on voit d'un œil indifférent le bien et le mal se succéder. La mort donnant le bras à un médecin, quand celle-ci veut s'introduire dans les cercles, est une image grotesque qu'Young a mal-à-propos placée dans un poème célèbre; mais à part cette inconvenance littéraire, elle est l'expression vraie de ce qui se passe alors dans l'exercice de la médecine. Le couple sinistre marche d'un pas assuré sans effrayer personne, et, telle est la sécurité qui règne dans le monde, l'habitude de voir le malheur fondre sur nos voisins, nous familiarise avec lui, et il suffit seulement que la vie nous reste encore pour croire qu'on ne peut pas nous la ravir. Mais enfin ce moment arrive; alors de la nécessité de mourir un jour on conclut, dès la première douleur, que ce jour est arrivé, et que toute résistance à une destruction aussi prochaine qu'inévitable est au moins superflue. On y répond avec une stupide résignation par ces mots : *Puisque la mort y est*; arrêt terrible, sentence irrévocable contre laquelle tout appel est inutile ; il semble encore que le malheureux condamné met, dans les tourmens de son agonie, trop de lenteur à payer le fatal tribut, comme s'il ne s'acquittait que d'un devoir dépendant de sa volonté.

La mort y est ! Qui a dit que la mort y était, si ce n'est vous-mêmes ? Qui assurera qu'elle fût venue, si vous ne l'eussiez pas appelée sur une tête qui eût dû vous être chère, et dont pourtant vous faites abandon aux puissances infernales par un raisonnement aussi pitoyable que cruel?

Qui est-ce qui n'a pas été quelquefois le témoin d'un pareil langage et d'une pareille conduite ? On prononce, au nom de la mort, l'arrêt fatal ; on fait appeler le médecin pour satisfaire à une sorte de bienséance et pour condescendre aux volontés des individus crédules et pusillanimes : qu'importe alors la nature ou l'espèce du médecin, pourvu qu'il soit appelé comme tel ?

Ce n'est pas seulement là la manière de penser et d'agir du vulgaire, c'est quelquefois aussi celle de certaines personnes distinguées qui font profession de ne rien croire, et qui se placent au rang des esprits forts pour ne s'être par mises au rang des esprits éclairés.

Certainement si beaucoup de personnes deviennent insouciantes en médecine , c'est pour avoir été trompées ; mais à qui la faute ? Au lieu de chercher l'honnête homme d'abord , et le médecin ensuite , vous courez aveuglément entendre celui-ci , sans s'informer s'il a des titres suffisans pour prononcer sur les questions délicates que vous lui proposez. En lui parlant , vous le supposez franc , sincère et instruit ; il se sent honoré de la bonne opinion que vous avez de lui, et il n'a garde de vous désiller les yeux ; il n'ira pas faire l'acte d'humilité de se dire indigne , ni vous faire remarquer insolemment que vous êtes aveugle : c'est bien assez qu'il ne monte pas sur les tréteaux pour se vanter. Pourquoi exigeriez-vous donc qu'il fût plus discret et plus probe que vous n'êtes sensés et pénétrans ? Il sent qu'il est fourbe et que vous êtes des sots , et que par conséquent vous êtes faits les uns pour les autres. Il vous a trompés ; ne vous en plaignez pas, mais rectifiez votre esprit, et ne dites pas que vous seriez trompés par d'autres et que la médecine est un art trompeur ; vous feriez un pitoyable raisonnement : autant vaudrait dire que la rivière est homicide, parce que votre voisin s'est noyé.

Je suis toujours ramené, par la nature des objets que je traite, à vous rappeler une même vérité, savoir : que la médecine est une science certaine et positive, mais qu'elle n'est pas à la portée de tout le monde. Un médecin , contemporain de Galien , disait à ce grand homme : « Je connais aussi bien que « vous les maladies, et pourtant je ne puis pas com- « me vous prédire leur terminaison. » Cet aveu n'a pas besoin de commentaire.

CHAPITRE II.

DE LA PRATIQUE EN PARTICULIER.

QUE va-t-il donc résulter pour vous de mes leçons, quel fruit en recueillerez-vous , après tant de discours dont le but est toujours de vous représenter les difficultés de la science et la faiblesse de l'esprit humain ? Rien d'avantageux peut-être , si vous n'êtes pas douée d'une raison suffisante pour vous mettre à votre place et juger convenablement tout ce qui vous entoure. Vous donnerez dans tous les piéges, vous cèderez au torrent de l'opinion , vous vous ferez partisan de l'erreur, et vous croirez votre conscience libre, parce que vous aurez applaudi avec la foule au triomphe de quelque charlatan pris pour un honnête homme. Il n'est pas aisé de se défendre des préjugés à la mode, de repousser les héros du jour , de penser autrement que les autres, surtout quand le public met en avant l'évidence des faits ; or, dans mainte œuvre des trompeurs de votre âge, lors même que votre conviction vous porterait à exprimer le mépris ou à garder le silence, vous serez entraînée malgré vous dans la discussion et obligée de prendre parti. On ne reste pas neutre au cri d'admiration : Une cure! il a fait une cure! c'est ainsi que s'écrie la foule émerveillée, au sujet de quelque Figaro dont le bonheur a servi l'audace ; mais quelle cure, bon Dieu ! Qu'un gentilhomme du voisinage ou un spadassin en réputation ait été assez malheureux dans un duel pour se laisser percer le corps d'un coup d'épée, l'événement fait du bruit, le savant du coin est appelé ; et pour peu que celui-ci ajoute, par quelque galimathias scientifique, à l'importance de la blessure, et surtout qu'il dise bien que la pointe du fer a réellement traversé de part en part son blessé, la curiosité est au comble. Un certain charme qu'on trouve dans l'incertitude de ce qui doit s'ensuivre, un certain intérêt involontaire qu'on porte alors autant au médecin qu'au malade, partage les esprits, et il y a cabale : Il guérira, il ne guérira pas, il est percé à jour. En effet le cas est rare, on voit peu d'hommes traversés par une épée, et par conséquent peu survivre à une telle blessure; mais si le frater a seulement l'air de faire quelque chose par lui-même et le bon sens de laisser réellement tout faire à la nature, le blessé, doué d'une constitution heureuse, se rétablit; c'est une cure, et l'on crie au miracle. Telle femmelette, tel gros butor, ou tel autre, qui n'a jamais été conduit que par des émotions communicatives, se livre aveuglément entre les mains de notre savant pour une fièvre, une hydropisie, une névralgie, parce que ledit savant a guéri un homme perforé, et qu'à cette occasion il a fait une cure qui sert d'assurance pour toutes les cures qu'on peut lui demander.

Il est bien d'autres cures de la même force et qui peuvent produire un grand effet, comme par exemple : remettre un bras qui ne tient que par un fil, coller une oreille tombée par terre, coudre la peau du ventre, et autres merveilles. Ce sont là les faits sublimes de certains tabarins qui, faisant métier d'étonner et d'éblouir, rivalisent avec leurs confrères des tréteaux, et marchent comme eux de plus fort en plus fort.

La vraie pratique médicale est modeste et silencieuse, parce qu'elle est difficile et tient à des combinaisons inappréciables, immenses et jamais semblables ; aussi l'a-t-on comparée au sentier qu'un voyageur a tracé sur le sable : les vestiges d'un prédécesseur, c'est-à-dire les préceptes des grands médecins venus avant nous, ne sont que des guides infidèles pour ceux qui tentent la même route.

En effet, que de grands esprits sont dangereux à suivre dans la pratique, et combien de leurs travaux les plus précieux nous paraissent souvent autant d'hérésies médicales ! Peut-on, par exemple, consulter sans danger les observations de Chirac et de Lobb, quand il s'agit des fièvres ? faut-il suivre les avis du sage Fernel, parce qu'il veut exclure le mercure de la matière médicale ? faut-il prendre parti pour le fougueux Dehaen, quand il se déclare l'ennemi outré de l'émétique ? faut-il écouter Silva, quand il parle de la saignée, et Stoll, quand il s'agit du nitre ? faut-il reconnaître un grand mérite à Verduc, pour avoir recommandé, dans presque toutes les maladies, le vin, le thé et le café ?

Pourtant Fernel, Dehaen, Stoll et autres, furent des praticiens aussi heureux que savans, et nous sommes réduits à admirer sans pouvoir juger leurs œuvres, parce qu'il est trop difficile de s'élever à la hauteur de leurs combinaisons médicales.

Mais enfin, lorsque vous vous serez mise en garde contre les opinions systématiques, et que vous connaîtrez exactement la nature de chaque maladie, vous ne serez pas encore parvenue au terme de vos études. Les leçons pathologiques ne sont que des abstractions ou des règles générales que la pratique modifie continuellement; ainsi l'âge, le sexe, le tempérament, la profession, les lieux et les saisons, sont autant de considérations particulières qu'il ne faut jamais perdre de vue, sous peine de tomber dans l'erreur.

Les enfans du premier âge sont sujets aux convulsions, au cauchemar, aux aphtes, aux douleurs de la dentition, à la chartre, à l'hydrorachis, à l'hydrocéphale, à l'ictère jaune, aux vomissemens, aux tranchées, aux diarrhées, aux vers, à la teigne, au millet, au croup et à la coqueluche. On remarque que chez eux les fièvres sont presque toutes symptomatiques, et que toutes leurs maladies aiguës pourraient se passer de médicamens, en mettant seulement en usage les ressources hygiéniques.

Les enfans de sept à quinze ans éprouvent plus particulièrement des engorgemens dans les glandes, les scrophules, le rachitis, les vers et les fièvres intermittentes.

A l'âge de puberté et au-dessus, on est fréquemment atteint de crachemens de sang, de palpitations et d'essoufflemens, de phthisie et de fièvres inflammatoires. Dans la vigueur de l'âge, on est plus sujet aux inflammations de poitrine, aux fièvres ardentes, aux dyssenteries, aux hémorroïdes et aux maladies nerveuses. Les vieillards éprouvent plus fréquemment l'asthme, les catarrhes, les rhumatismes, la goutte, la pierre, les cours de ventre, les hydropisies, l'apoplexie et les diverses affections de la vessie.

On remarque en général que chez les jeunes gens les maladies sont vives et promptes à se terminer, tandis que chez les vieillards elles sont plus souvent chroniques ; mais encore ceux-ci ont l'avantage d'être moins souvent malades que les premiers.

Le tempérament sanguin dispose aux inflammations et aux crachemens de sang ; le bilieux, aux fièvres ardentes et aux hydropisies ; le lymphatique, aux engorgemens des glandes et aux hydropisies ; le mélancolique, aux obstructions et aux dérangemens des facultés intellectuelles. Mais cette ancienne division des tempéramens étant très arbitraire et très limitée, on ne doit pas s'y restreindre pour juger des dispositions à telle ou telle autre maladie. Les personnes maigres sont plus sujettes aux douleurs, aux inflammations, à la phthisie, au marasme ; mais les grasses le sont davantage à l'asthme, à l'apoplexie, à l'hydropisie et aux obstructions.

Dans les pays froids, l'apoplexie, la paralysie, l'angine, la goutte, les affections du poumon et de la vessie sont plus fréquens ; mais dans ceux du midi, on est plus exposé aux fièvres bilieuses, ar-

dentes et pestilentielles, aux ophthalmies et aux dyssenteries. Nous voyons parmi nous l'effet de cette différence de chaleur et de froid, dans la différence des
saisons ; les maladies de l'été ne ressemblent point à
celles de l'hiver. Le printemps est de toutes les saisons celle pendant laquelle les maladies sont le moins
dangereuses et se guérissent le plus facilement ; elles
sont alors le plus souvent inflammatoires, exhanté-
mateuses, et se terminent par les seules forces de
la nature.

L'été est plus à craindre que le printemps ; mais
l'automne est le pire de toutes les saisons, parce
que les maladies y sont plus longues, plus souvent
mortelles et se manifestent en plus grand nombre.
L'hiver est moins pernicieux que l'été et l'automne ;
mais il produit le plus souvent des paralysies et des
morts subites. Généralement, il convient mieux pour
la santé dans toutes les saisons que l'air soit léger, le
temps sec, le ciel serein et le vent nord ou nord-est.

Relativement aux localités, on observe que, dans
les pays élevés où l'air est sec et vif, la phthisie sèche,
la consomption, le crachement de sang sont plus fréquens ; mais dans les lieux bas et humides, les fièvres quartes, le scorbut, l'enflure des jambes, les
empâtemens et les hydropisies, sont les affections
les plus ordinaires et y sont même endémiques.

Si maintenant on examine les diverses professions
des individus, on verra que les gens de cabinet sont
exposés aux affections de la vessie, de l'estomac,
aux apoplexies séreuses ; les médecins, les naturalis-
tes, aux miasmes putrides des divers corps ; les avo-

cats, les prédicateurs, les orateurs, les acteurs,
aux affections de poitrine, aux hémoptysies; les
chimistes, métallurgistes, fondeurs, verriers, aux
affections chroniques du poumon, tels que l'asthme, la consomption; les mineurs, vidangeurs,
brasseurs, aux asphyxies; les gypseurs, chaufour-
niers, marbriers, aux tremblemens, à l'asthme, à
la phthisie; les bateliers, tanneurs, étuvistes, la-
vandières, aux affections cutanées, aux catarrhes,
aux rhumatismes; et ainsi des autres.

Enfin, indépendamment des affections particulières à chacun de nos organes ou de nos viscères,
l'observation fait reconnaître qu'il peut y avoir un
côté du corps plus sujet à telle ou telle affection
que l'autre; ainsi le rein gauche est plus disposé
que le droit à engendrer des pierres; le bubonocèle
se rencontre plus souvent du côté droit que du
côté opposé; les parotides critiques occupent, en
plus grand nombre, la joue gauche. On remarque
encore, surtout chez les femmes, que l'épaule
droite est plus élevée que la gauche, et à plus forte
raison quand il existe un vice rachitique.

Ce qui pourrait servir à constater l'instabilité des
objets dont nous nous occupons, c'est que ces mêmes dérangemens physiques, si variés et si nombreux, disparaissent quelquefois par une longue
suite d'années et même de siècles. La lecture des
anciens nous apprend que certaines maladies ont
régné autrefois, ont disparu entièrement, et ne peuvent être prises pour aucunes de celles qui nous
affligent aujourd'hui, tandis que nous en voyons

maintenant de très communes et de très répandues qui ne paraissent pas avoir été connues jadis ; ainsi on ne sait pas précisément ce que c'est que le typhus des anciens, le pachy, l'avanté, la maladie des Scythes, les grandes rates d'Hippocrate, le gemmursa de Pline et beaucoup d'autres. La lèpre était très commune autrefois ; elle est très rare aujourd'hui. La maladie vénérienne, si répandue de nos jours, était inconnue à Hippocrate et à Galien. La petite vérole, grâces à la vaccine, disparaîtra peut-être un jour. Il semble que maintenant les maladies nerveuses et les apoplexies soient plus fréquentes que dans le milieu du siècle dernier ; mais, en revanche, on croirait que les dyssenteries deviennent plus rares. Il semblerait que les systèmes de pratique médicale ont été établis, ou au moins influencés dans chaque siècle par la nature des maladies régnantes ; par exemple, à l'époque où vivait Botal, les maladies n'étaient-elles pas plus inflammatoires?

CHAPITRE III.

DES MÉDICAMENS.

Il est dans le monde un préjugé d'autant plus enraciné qu'il a pour lui des apparences séduisantes ; c'est celui qui fait consister toute la médecine dans l'application des remèdes, comme si les remèdes guérissaient toujours et toutes les maladies. Pourtant la vraie médecine consiste à bien reconnaître les divers dérangemens de l'économie animale, leurs causes, leurs effets actuels et leur terminaison, et elle ne considère les médicamens que comme des auxiliaires propres à aider aux forces de la nature, et dont souvent celle-ci peut se passer.

Le nombre des médicamens est prodigieux ; il comprend tous les corps, toutes les substances simples et tous les composés ; nos officines les plus riches ne sont que de chétives collections d'un petit nombre de remèdes, en comparaison de ceux qui existent, et nous nous bornons à ce petit nombre, parce que nous n'en connaissons pas davantage, et parce qu'avec l'application de ceux-ci nous nous croyons en état de combattre presque toutes les maladies.

Leurs propriétés sont très difficiles à apprécier, et il est reconnu que le terme de spécifique donné si libéralement à telle drogue, ou à telle recette, est fréquemment une sottise, parce qu'il n'y a rien ici d'absolu, et que souvent une substance salutaire pour tel individu est funeste pour tel autre.

Les noms donnés aux médicamens n'ont rien que de très arbitraire et de très inexact, et ce serait une grande imprudence que de s'en rapporter à leurs dénominations collectives pour apprécier leurs vertus ; ce qui est échauffant pour un malade est rafraîchissant pour un autre ; l'émétique est vomitif pour les uns, purgatif pour les autres. Le même médicament peut avoir vingt propriétés diverses ; ainsi le quinquina, par exemple, si connu, si vanté par les uns, si décrié par les autres, classé ordinairement parmi les meilleurs fébrifuges, augmente quelquefois, au contraire, l'intensité des fièvres, et produit les plus heureux succès dans des maladies qui paraissaient d'abord hors de ses attributions. Morton a guéri avec le quina la migraine et des douleurs périodiques de tête ; With a soulagé des maladies nerveuses ; van Swieten a guéri quelques maladies des yeux. Les Transactions philosophiques, n.° 174, parlent des heureux effets du quina dans les maladies convulsives. Piquet l'avait ordonné avec succès à des épileptiques ; Haller le recommande dans la jaunisse ; Fordice et Fotergill dans les maladies scrofuleuses ; Dehaën le recommande dans l'anasarque et l'hydropisie, pourvu qu'il n'y ait pas obstruction ; Pringle l'a employé dans les maladies chroniques du poumon, et même dans la phthisie ; Cullen l'opposait à la coqueluche ; Piquet et Morton l'employaient encore comme astringent dans certaines hémorragies et même dans l'hémophthisie ; enfin, le quina est un tonique et un antiseptique puissant , et comme tel il est d'un usage très fréquent.

Si nous examinions quelques autres substances médicamenteuses, prises parmi les plus renommées, on ne pourrait pas non plus leur accorder beaucoup de confiance. La rhubarbe , si employée contre les cours de ventre , augmente les accidens par son astriction ; l'opium , loin de calmer et d'engourdir, produit souvent un effet tout contraire ; le mercure ne guérit pas toujours les maladies siphillitiques , et son usage est quelquefois plus à craindre que ces maladies elles-mêmes. Ce sont là des médicamens puissans , des remèdes héroïques ; mais entrons dans la catégorie des substances moins énergiques, et nous trouverons chez elles des qualités quelquefois si opposées ou si bizarrement assorties , qu'on les croirait désignées par le hasard plutôt que par l'expérience. Je prends la chicorée ; suivant Lieutaud , dont l'ouvrage fut classique il y a quarante ans , « cette plante est un remède polychreste ; elle
« est employée dans presque toutes les maladies ;
« elle est tempérante , rafraîchissante , adoucis-
« sante , résolutive , diaphorétique , dépurative ,
« hépatique , apéritive , diurétique, stomachique,
« tonique , fébrifuge , antiartitrique , etc. Les uns
« disent qu'elle est une plante froide, d'autres sou-
« tiennent qu'elle est chaude ; ils peuvent tous
« avoir raison (c'est toujours le même auteur qui
« parle), parce qu'elle produit l'un et l'autre effet

« selon la disposition actuelle de celui qui en fait
« usage : la chose est si évidente qu'il est inutile de
« s'y arrêter. »

Quelles réflexions ce langage ne doit-il pas faire
naître chez les personnes qui s'occupent de médecine, et qui tranchent impudemment toutes les difficultés, en disant : Ceci est échauffant, cela est rafraîchissant ; or, ce que nous avons dit sur la chicorée peut appartenir à mille autres végétaux connus,
et peut-être à vingt mille que nous ne connaissons
pas. L'esprit de l'homme est borné ; les œuvres du
Créateur sont immenses : *Multa sunt abscondita,
pauca enim vidimus*. Je connais pourtant des docteurs qui n'ignorent de rien dans le monde.

Les médicamens dont les qualités sont analogues,
et qui par conséquent sont rangés sous une dénomination commune, ne fournissent pas toujours
leurs secours avec succès pour les maladies dont la
guérison leur est attribuée. La pratique journalière
confirme à cet égard ce que nous avons déjà dit sur
les prétendus spécifiques. On a guéri le scorbut
sans antiscorbutiques, des hydropisies sans hydra-
gogues, la fièvre quarte sans quina, des dyssenteries sans simarouba, des péripneumonies sans saignées, des fausses péripneumonies et des fièvres
putrides, sans vomitifs et sans purgatifs, des jaunisses sans savons. On remplace les médicamens les
plus héroïques par des substances d'une moindre
vertu, et on obtient des succès avec des ressources
dédaignées des pharmacologues, et quelquefois
avec les seuls secours de l'hygiène.

La meilleure médecine consiste quelquefois à n'en pas faire du tout; la nature en qui Hippocrate avait tant de confiance, se charge elle-même de se débarrasser des poids qui l'oppressent, ou des obstacles qui l'entravent, et l'art ne consiste qu'à lui servir d'auxiliaire et à faciliter les issues aux substances hétérogènes et morbifiques.

Tout le secret consiste donc dans l'art d'agir à propos; car ce serait une autre sorte d'abus que d'abandonner, par excès de prudence et de timidité, la nature à elle-même quand elle a besoin d'être secourue. La nature guérit, il est vrai, les petites véroles bénignes; mais elle est opprimée par les confluentes, et l'art peut venir fort heureusement à son secours. Dans un catarrhe suffocant, dans une apoplexie, la nature est trop faible; mais l'art offre des ressources. Dans les épidémies, l'art diminue ou suspend la mortalité avec une promptitude étonnante. Les fièvres intermittentes soporeuses conduiraient à la mort, si on ne donnait le quinquina à fortes doses. Dans les maladies de poitrine, l'art détourne du poumon le sang et les autres fluides qui s'y portent impétueusement en le suffoquant. Dans la plupart des hydropisies, la nature donne bien quelques indications curatives; mais l'art vient ajouter à la force qui manque pour opérer la guérison. Enfin, la nature guérit la plupart des maladies légères, et quelquefois des maladies graves; mais dans celles-ci, ses efforts sont trop tumultueux ou trop faibles.

En général, les maladies dont la guérison peut

s'obtenir sans le secours absolu de la médecine,
sont les affections propres à certains âges, celles qui
tiennent aux diverses professions, celles des lieux
humides et marécageux, celles qui dépendent de la
grossesse et de l'accouchement, les douleurs qui ne
sont point entretenues par des vices particuliers, la
plupart des convulsions et un grand nombre de maladies chirurgicales.

D'autres sont rebelles à tous les efforts combinés
de la nature et de la médecine; ce sont particulièrement les maladies héréditaires et celles des organes.
D'autres, enfin, deviennent plus dangereuses par leur
guérison que lorsqu'elles sont abandonnées à elles-
mêmes ou entretenues; ce sont celles qu'on a nom-
mées quelquefois salutaires, parce qu'elles servent de
moyen dépuratoire ou d'égout pour les humeurs superflues et les matières morbifères. Dans ce nombre
on peut compter les affections cutanées, les hémor
roïdes, les ulcères, les hémorragies, les vomissemens
et diarrhées, la gonorrhée, la goutte, etc.

Mais que vous dirai-je enfin sur les médicamens?
Ouvrez le Codex, lisez ce recueil de remèdes composé par les savans de ce siècle, et adopté par le gouvernement; toutes les recettes et les drogues n'y
sont pas comprises, et pourtant celles dont il est
fait mention exigeraient la vie entière d'un homme
pour en bien connaître la nature, la composition et
ses effets. Cependant le Codex ne constitue qu'une
petite partie de l'art de guérir; jugez-vous donc
vous-même, pensez aux études que vous avez faites,
et quand l'envie vous prendra de parler de médica-

mens et surtout d'en faire application, frémissez de
ce penchant malheureux excité par l'esprit malin ;
c'est le génie de la destruction qui agit en vous. Si,
après ce que je viens de vous dire, la nécéssité, le
désir même du malheureux qui vous est cher, vous
mettait dans la douloureuse alternative, ou de refuser à ses vœux un secours qu'il réclame de vous, ou
de recourir au médecin et à ses remèdes également
suspects, ô Clytia, mes conseils ne sont point des-
potiques, et autant pour soulager votre malade que
pour satisfaire votre cœur, je me relâche de ma sé-
vérité, et j'abandonne à quelque emploi que vous
veuillez en faire et à quelque dose que vous veuillez
le donner, le seul médicament qu'on puisse vous
permettre ; avec lui vous pourrez guérir toutes les
fièvres simples, toutes les éruptions bénignes, et
généralement toutes celles qui ne sont point entretenues par un vice particulier, et vous avez là une
belle latitude pour médicamenter.

Ce remède divin c'est l'eau, l'eau pure ; mais si
le charlatanisme entre pour quelque chose dans
vos procédés, ajoutez-y un peu de sucre, et quelquefois même une substance colorante; le remède
n'en sera pas moins bénin, et avec son aide vous
rendrez de grands services à l'humanité souffrante.
On a vu ainsi des attrapeurs, même brevetés, opérer des cures merveilleuses et s'attirer l'admiration des bonnes ames.

Quant à ceux des médecins qui ont de la réputation, qui par conséquent se croient habiles, et qui,
pour le démontrer à leurs malades, les surchargent

de remèdes (1), ils bouleversent ordinairement la marche de la maladie, altèrent les signes, rendent le prognostic plus incertain, et on a alors de la peine à se reconnaître dans la confusion qu'ils ont excitée; c'est ce qui a fait dire à Galien : « Quand « un malade a fait usage de beaucoup de médica- « mens dont il s'est trouvé bien ou mal, il est vé- « ritablement difficile, pour ne pas dire impossible, « de juger auxquels d'entre eux on peut attribuer « le soulagement ou les accidens fâcheux. »

Cela veut dire, en d'autres termes, qu'on a obs- curci ce qui souvent n'est pas très clair.

(1) Ce chapitre me conduit à une réflexion sur ce que nous appelons les progrès étonnans de la science médi- cale. Je crois que tout se réduit à quelques points d'ana- tomie pathologique mieux éclaircis, c'est un bon com- mencement; mais la thérapeutique! Je pense que tout se réduit encore à sentir seulement le ridicule qu'il y a de se moquer de nos prédécesseurs les polypharmaques; car on se moquera de nous dans cent ans; on nous appellera aussi polypharmaques ou empiriques. Nous sommes em- piriques autant qu'on peut l'être dans nos prescriptions médicales. Je propose donc, pour ouvrir à l'art de médi- camenter une carrière plus rationnelle, de commencer par bien déterminer quelle est l'action de l'eau pure dans divers cas pathologiques; on procédera ensuite à l'examen d'autres substances moins simples. En attendant, lorsqu'on nous demandera : *Cur opium facit dormire!* nous répon- drons, comme par le passé: *Quia est in eo virtus dormitiva quæ facit sopire.*

CHAPITRE IV.

DE LA MORT.

Vous avez étudié en médecine, et vous avez ensuite expérimenté sur des malades; par conséquent vous avez bien ou mal fait. Or, l'état actuel des choses m'autorise à vous considérer dans cette dernière supposition, et à terminer cet ouvrage par un chapitre qui termine tout, et qui se présente comme un dénouement naturel à toutes les scènes de là vie des hommes.

Quand, enfin, Clytia, vous serez parvenue au but où tendent vos travaux, c'est-à-dire, lorsqu'à force d'imprudences vous aurez mis un terme aux jours du malheureux que vous avez médicamenté, et que vous aurez acquis aux dépens d'autrui une funeste expérience, ainsi que la démonstration matérielle de votre incapacité, il vous restera encore un devoir à remplir, et qui compose la suite nécessaire de vos œuvres médicales. Il ne vous suffit pas d'avoir opéré mal-adroitement, il faut connaître jusqu'au bout le résultat de vos soins, et enfin vous assurer si votre bien-aimé, votre ami, votre parent est réellement mort, mort autant qu'il doit l'être un jour ; c'est un dernier service que vous devez lui rendre, sous peine de sortir du rang des médecins ignorans pour entrer dans celui des criminels.

Néanmoins, quelles que soient les probabilités que l'on puisse tirer contre vous d'un zèle inconsidéré et d'un amour-propre aveugle, il est des cas nombreux où la fatale faux frappe sans auxiliaire, cas inévitables, tenant à l'ordre des choses, et qu'il importe de connaître pour votre intérêt particulier qui est ici l'intérêt de tous.

Il y a deux manières de mourir. L'une est accidentelle, et l'autre est la conséquence nécessaire des lois qui constituent le corps humain ; d'après celle-ci on meurt graduellement. A peine l'homme est arrivé au plus haut point de force et de vigueur, qu'il commence à décliner ; il sent bientôt ses fonctions organiques se ralentir ; il acquiert une sorte de pesanteur qui ressemble à de la force, et une insensibilité aux influences extérieures qu'on appelle quelquefois santé robuste ; mais pendant que la nature prépare ainsi de loin le terme de la vie dans l'affaiblissement du corps, elle opère de la même manière sur les facultés intellectuelles. L'esprit se ralentit, la sensibilité morale s'émousse, et le sage qui ne viola jamais les lois de la nature, qui ne partagea jamais les extravagances de la société, entrevoit sans inquiétude sa destruction prochaine, calcule froidement le nombre de jours qu'il désire encore après dix-huit lustres, et s'engourdit insensiblement dans le sommeil éternel.

C'est la fin la plus heureuse , c'est la mort naturelle ; et comme elle est placée au dernier degré
possible de sa vie , elle ne laisse pas au philantrope
des doutes sur sa réalité.

Mais quand à la suite de ces mouvemens orageux
que la nature opprimée excite contre les causes de
destruction , quand après une de ces maladies sur
lesquelles , à cause de leur obscurité , l'expérience
la plus sage n'ose prononcer , la vie paraît éteinte
et le corps rendu au vaste réservoir de la matière ,
il faut douter, et ne rien omettre de ce qui peut
lever l'affreuse incertitude de laisser au cercueil un
homme avec un reste de vie.

Les malheureux exemples d'une inhumation trop
précipitée, sont assez fréquens pour justifier le re-
tard qu'on pourrait mettre à s'acquitter d'un devoir
pieux; en un mot, les signes de la mort sont trop
incertains pour s'en rapporter à toute apparence qui
n'indiquerait que la cessation de la vie.

Il faut ici, pour se rassurer, un commencement
de décomposition ; la couleur de la peau n'est pas
suffisante pour donner des signes positifs de la mort,
cette couleur est trop sujette à varier. L'odeur ca-
davéreuse ne suffit pas non plus , puisqu'elle se
manifeste souvent dans les fièvres putrides ; le froid
et la roideur des membres ne donnent aucune certitude ; l'abolition de la respiration et de la circulation a lieu dans l'asphyxie et la syncope, et l'on
ne doit pas se fier à ce signe. On ajoute cependant
plus de confiance à la flétrissure de la conjonctive,
à la couleur terne et sale de l'œil , au détachement

facile de l'épiderme, au relâchement des sphinc-
ters ; mais encore faut-il que tous ces caractères
soient simultanés, et surtout qu'ils aient été précédés d'un état pathologique assez grave pour que
la mort ait été prévue.

On cite des personnes ensevelies trop précipitam-
ment comme mortes, et qui, pour prolonger leur
existence, se sont dévoré les poignets. Les malheureux, dans ces circonstances, ne se dévorent pas eux-
mêmes ; ils appellent inutilement du secours, et
meurent après leur affreux réveil, ou de suffocation
ou de désespoir.

Le marquis de Langle, dans son voyage en Espagne, raconte l'histoire d'un léthargique qui fut dé-
posé parmi les morts dans un caveau dont on mura
la porte. Cet infortuné revint à la lumière, rompit
son drap mortuaire et poussa des cris qui ne purent
être entendus dans le lieu sauvage et désert où le
caveau était situé. A la lueur d'un soupirail, il écri-
vit avec un clou sur un couvercle de plomb son
malheureux délaissement et la barbare ignorance de
ceux qui l'avaient enseveli.

Durande, de Dijon, raconte qu'étant en Allemagne il fut témoin du fait suivant : Un infirmier
de l'hôpital militaire parut avoir rendu le dernier
soupir, et fut porté dans la salle des morts, envelop-
pé d'une serpillière. Quelque temps après il revint
à lui, reconnut le lieu où il était et se traîna jusqu'à la porte qu'il frappa de ses pieds ; le bruit fut
heureusement entendu de la sentinelle, qui appela
du secours. On dépouilla le moribond de sa ser-

pillière , et on le mit dans un lit bien chaud. Durande ajoute que ce prétendu mort guérit bientôt et reprit son service comme par le passé.

Le grand Vésale, le plus habile homme de son temps , voulut disséquer un certain gentilhomme napolitain, et fut trompé par une mort apparente. Poursuivi ensuite par un pouvoir inquisitorial, comme si l'erreur d'un anatomiste eût été le crime d'un assassin , il fut contraint de s'exiler dans l'île de Zante.

Le même anatomiste eut encore le malheur de faire plusieurs incisions à une femme qu'on avait cru morte après un accès d'hystérie ; cette femme ne mourut réellement que de suites de ces blessures.

Zacutus parle d'un homme qui fut atteint d'une attaque d'apoplexie. On allait l'enterrer après vingt heures d'une mort apparente, quand on l'entendit remuer ; on ouvrit le cercueil, et l'homme revint à la vie.

Une sœur du fameux duc de Marlborough, après avoir été d'une mauvaise santé , tomba subitement morte, et fut considérée comme telle même par les médecins ; mais son mari qui avait des doutes à cause de quelques circonstances antérieures, fit retarder l'enterrement , et au bout de sept jours cette dame revint à elle comme d'un profond sommeil, et vécut ensuite plusieurs années en bonne santé.

Le cardinal Spinola, au moment où l'on s'apprêtait pour l'embaumer, porta la main sur le scapel qui commençait à lui entamer la peau.

L'abbé Prévôt, si connu par les sentimens ten-dres et terribles exprimés dans ses épouvantables romans , l'abbé Prévôt termina le drame de sa vie comme il avait terminé celui de la plupart de ses héros. Il fut frappé d'apoplexie pendant qu'il se promenait dans la forêt de Chantilly ; la justice fit transporter son corps au village le plus voisin , et en ordonna l'ouverture sur-le-champ ; mais à peine le scapel est-il enfoncé, que l'abbé Prévôt pousse un cri effrayant, ouvre les yeux et les referme pour jamais. Le fer était entré trop avant, le coup était mortel.

Eh bien ! le cardinal Spinola , l'abbé Prévôt et beaucoup d'autres , auraient été enterrés vivans s'ils n'eussent subi ces terribles épreuves. Combien donc d'individus ont expiré dans leur cercueil même , parce qu'ils n'ont pas eu le triste privilége d'être embaumés ou disséqués !

O Clytia , lorsque vous dicterez le dernier acte de votre volonté , et que maîtresse encore d'un mo-ment qui va cesser pour vous et qui ne doit pas se renouveler , stipulez formellement la condition de laisser reposer vos restes long-temps sur le lit de douleur, et prévenez ainsi le zèle des héritiers quel-quefois trop empressés , sous de vains prétextes , à faire disparaître de leurs yeux jusqu'à vos moin-dres vestiges.

Ordonnez plutôt des épreuves sur votre personne. Pouteau désirait qu'on défendît d'enterrer aucun cadavre sans lui avoir préalablement appliqué le feu à la plante des pieds et à la région épigastrique;

Pouteau avait raison. Peut-on se représenter un tableau plus affreux que celui d'un malheureux dans la tombe, rouvrant les yeux sans voir le jour, réduit à se débattre avec son linceuil et à expirer de rage ? Ah ! puisqu'il faut mourir, c'est bien assez d'une fois.

22

CHAPITRE CINQUIÈME ET DERNIER.

CONCLUSION.

Mais nous aimons à supposer que vous ne méritez aucun reproche, à quoi donc vous serviront nos discours? Vous verrez les merveilles de l'art comme ses dangers; et réduite à admirer ou à craindre, vous vous bornerez à former des vœux pour ne rencontrer que de dignes ministres des plus saintes fonctions du cœur, et à gémir de ce que la pratique de notre art n'est pas instituée au gré de nos désirs et selon nos leçons.

Telle est la situation de notre époque, que rien n'empêchera à un médecin quelconque de tomber dans les piéges que lui tendent mille petites passions, et de rentrer dans le tourbillon d'un monde corrompu, si, au jour présent, il ne juge pas son art plutôt dans le but qu'il doit atteindre que dans les effets qu'il produit.

En vain on établira des portiques pour la propagation des dogmes les plus précieux, en vain on enflera les plus brillantes promesses du style le plus pompeux, tout l'échafaudage de la science s'écroulera comme un frêle monument, si l'homme lui-même n'est pas estimable, et si, dans les transports d'une sainte indignation, l'ami de l'humanité est réduit à s'écrier encore une fois : Que la médecine vienne donc sans le médecin.

La science existe, mais l'homme a besoin d'être fait pour elle ; il faut donc le renouveler dans les principes de cette haute sagesse, dont le prince de la médecine a donné de si beaux exemples, sans quoi tout devient fatras, bavardage et confusion ; les plus brillans travaux s'entachent de la rouille du siècle, et ne passent à travers les âges que comme des résultats du délire et de l'orgueil.

C'est ainsi que parut un instant l'école de Gnide opposée à celle de Cos ; c'est ainsi que passèrent Asclépiade, et ensuite Thémison qui renversa ce dernier ; tels furent les temps de Paracelse d'extravagante mémoire ; telles furent encore les folies de la transfusion, et même quelquefois de la chimie moderne.

Mais de nos jours, et j'en ai la conviction, la médecine se perfectionne pour elle-même, pour le salut de l'humanité, et non plus pour ces petits intérêts d'une gloire passagère, ni pour ces intérêts plus vils encore, dictés par un esprit mercenaire et grossier (1).

La médecine, c'est la philosophie de la nature,

(1) Ne serions-nous pas forcés de faire encore des exceptions et de trouver, dans une doctrine toute récente, de justes motifs pour déplorer la faiblesse de l'esprit humain ? Au reste, le temps nous l'apprendra ; c'est lui qui rectifie les jugemens des hommes.

c'est l'étude des œuvres du Créateur, et l'exécution du mandat divin gravé dans le cœur de tous les honnêtes gens : Aimez vos semblables et soulagez ceux qui souffrent. Certes, elle reprend son rang, la science sacrée, et dans la capitale du monde savant se compte déjà une foule de sages que l'école antique de Platon n'eût pas désavoués; mais pendant que, dans la nouvelle Athènes, nous nous applaudissons de la marche du siècle vers un meilleur but, la foule des barbares se répand de toutes parts, exploite, au gré de son avidité, la crédulité du peuple, et constitue en même temps un système d'opposition à la propagation des lumières.

Que faites-vous dans vos asiles, patiens scrutateurs des secrets de là nature? A quoi serviront vos veilles! Pendant que vous suivez la direction d'une fibre imperceptible dans la composition de nos organes, pendant que vous décomposez et recomposez des substances brutes, et que, rivaux d'une puissance créatrice, vous réduisez tous les corps à leurs premiers élémens pour en former de nouveaux, pendant que vous suivez et reconnaissez les causes, les progrès de la destruction des êtres vivans, et que vous calculez les merveilleux effets d'un nouveau remède, une tourbe d'intrigans se rit de vos soins, et n'accueille qu'avec le stupide dédain de l'ignorance le fruit de vos nobles travaux ; cent visites à quelque Mondor imbécille sont plus importantes, selon eux, qu'une nouvelle découverte ou une observation utile. Travaillez, martyrs de la science, l'humanité ne profitera pas de vos veilles ; l'obscurantisme médical s'y oppose, et estimez-vous heureux s'il ne cabale pas jusqu'à ternir votre gloire.

Oui, tout devient inutile si vous ne perfectionnez pas l'homme, si, par ses qualités morales et intellectuelles, vous ne le rendez pas apte à recevoir les divines leçons, et s'il n'est pas persuadé lui-même de l'importance des fonctions qu'il se dispose à remplir. Il faut nécessairement que le néophite soit pur avant que d'être admis dans le temple, avant que d'entendre les oracles du dieu d'Epidaure, et avant que de se vêtir du manteau des sages ; il faut éconduire cette foule impie qui s'adresse au fils d'Apollon, comme à une divinité du commerce ou de l'industrie, et qui attend de l'or, là où l'on ne s'occupe que du perfectionnement de l'espèce humaine, ou du rétablissement de sa dégradation.

Vertu, honneur, probité, conditions premières pour s'élever dans tous les états de la vie, mais absolument nécessaires pour quiconque veut exercer l'art de conserver la santé ; sans elles, les études médicales n'enfantent qu'un vil troupeau d'intrigans et de fripons, dignes de figurer au dernier rang des bateleurs de la foire ; sans elles, malgré les plus grands efforts, on ne produit que des petitesses, on marche de sottises en sottises ; on est réduit à se vanter soi-même, parce que personne ne veut se charger de ce soin, et tout ce qu'on obtient alors consiste à être poursuivi par le ridicule, si déjà on n'est atteint par le mépris ; sans elles, on n'inspire qu'un dégoût involontaire, qu'un sentiment fade qui ressemble à de la satiété ; on ne porte plus avec soi ce charme séducteur, cet esprit de consolation qui ranime encore le malheureux prêt à quitter la vie, parce qu'on ne fait plus naître la confiance, et que la confiance est de tous les sentimens le plus indépendant et le plus absolu. Eh, peut-on se fier à celui qui rampe au milieu des vices, et qui, pour les déguiser agréablement, les couvre tour-à-tour du langage insignifiant des salons, ou des plates facéties du boulevart? Peut-on présumer qu'il observera la discrétion due aux familles qui ont confié leur secret? Déférera-t-on aux avis qu'il donne, et qu'on réclame dans le malheur, autant d'un médecin que d'un ami, quand il faut être l'un et l'autre? Il est des circonstances où les moyens de guérison ne sont plus du ressort de la pharmacie, et où il faut les puiser dans des sources plus élevées; c'est qu'il faut agir sur l'imagination, frapper l'esprit d'un malade et lui en imposer par un caractère noble et élevé. Espérera-t-on beaucoup alors d'un arlequin médical, dont les discours ne seront entendus que comme des phrases banales dans la bouche d'un comédien?

Certainement un tel individu serait en vain doué de la conception la plus heureuse, de l'intelligence la plus développée, il serait pourvu de tous les trésors de la science, il n'acquerra jamais l'instinct divin d'en faire un heureux usage; il aurait beau se guinder sur l'échafaudage des grands mots et des pensées brillantes, les jongleries ne doivent durer qu'un moment. Ce moment est quelquefois trop long, il est vrai, et c'est ce que je déplore; mais enfin le docteur imprudent, nouvel Icare, retombe toujours dans les lieux infects où il doit ramper et mourir (1).

C'est la conclusion que je retire des promesses que nous fait le siècle à venir, et dont le siècle présent n'a encore acquitté qu'une partie, car le temps viendra où l'inutilité du perfectionnement de l'art sera démontrée par la nécessité du perfectionnement préalable de l'homme moral; et dans nos académies, avant d'exposer la constitution matérielle de tel ou de tel organe, on dira quels doivent être les sentimens et les dispositions de cœur de celui qui se voue à un ministère sublime.

Je m'arrête ici et n'épuise pas une matière inépuisable, tant le mal, sous une infinité de formes, s'est multiplié autour de nous. Mais je n'ai rien dit de trop, je n'ai point produit un tableau trop chargé de couleurs; j'ai vu, j'en ai gémi, j'ai pris la plume, et les expressions échappées à mon indignation ont satisfait ma conscience. J'ai choisi le prétexte d'instruire, pour avoir l'occasion de dire qu'on tolère plus le mal, qu'on ne propage le bien, et que, si la science est à la hauteur du siècle, son ministère ou l'application de ses moyens est digne des temps

(1) Il est des gens qui brillent dans le monde; ils parlent de tout avec assurance, et répondent à toutes les questions qu'on leur adresse. A les entendre, on croirait qu'il n'est pas de mystère pour eux dans la nature.

Cependant, lorsqu'ils meurent, ils ne laissent pas de traces sur la terre.

(SCHILLER, *Poésies trad. par C. J.*)

de la barbarie, et qu'enfin les institutions qui déterminent telles ou telles conditions dans l'exercice de la médecine, ne sont que des concessions faites à l'ignorance ou au charlatanisme, ou plutôt une indigne capitulation, honteuse aux principes moraux, et encourageante pour les travers et les vices de la société.

TABLE DES CHAPITRES.

QUATRIÈME PARTIE.

tomber une des tours du château de San-Cervantes, et craignait pour les défenseurs, lorsqu'elle se décida à envoyer un messager aux Arabes. Ce messager leur dit : « Que s'ils étaient aussi courageux qu'ils le disaient, ils devaient aller combattre l'armée chrétienne réunie autour de Curelia, et non pas faire la guerre à une dame, ce qui n'était ni noble, ni généreux. » Les Arabes, avec un esprit tout chevaleresque, demandèrent à voir doña Berenguela pour lui rendre hommage. La reine monta sur les remparts aux cris de tous. Le lendemain, les Arabes levèrent le siége.

Parlez donc encore de la galanterie française et de la bataille de Fontenoy.

Et le palais de la princesse Galiana, situé sur les bords du Tage. Ici, la légende amène Charlemagne, qui délivre la belle fille de Galafré des mains de Bradamante, l'épouse et l'emmène en France. Les ruines du palais existent encore, et ce sont toujours les mêmes merveilles d'architecture.

C'est près du palais de la Galiana que se trouvaient les fameuses horloges à eau qui indiquaient la révolution des astres, et dont la description se trouve dans les voyageurs arabes, entre autres dans le *Livre de géographie, qui est la description du monde*, par Abou-Abdallah-Ben-Abi-Beckr-Aly-Zahri. Un beau nom de géographe, n'est-ce pas ?

Au moyen âge, les Arabes et les Juifs ont été

les premiers voyageurs, les premiers géographes.

C'est grâce à eux que nous sommes sortis de cette ignorance qui plaçait Jérusalem au centre du monde et donnait aux continents une forme humaine.

Tolède était une des villes importantes de l'Espagne musulmane, et les Arabes, un peuple qui sut aussi bien gouverner que conquérir, ont tout fait pour s'en assurer l'heureuse possession. Ils construisirent sur le Tage plusieurs ponts, dont un, celui d'Al-Kantara, que gardent deux tours majestueuses, est encore debout. Une double ligne de fortifications fut établie du côté de la plaine. Les portes d'el Sol et de Visagra attestent encore que la question d'utilité ne les préoccupait pas seulement, et qu'ils voulaient et savaient être artistes.

Leur influence s'est fait sentir partout, et jamais elle n'a été destructrice. Les églises chrétiennes occupées par eux ont été embellies des milles caprices de leur architecture. L'ancienne église de Santa-Leocadia, où se réunissaient les grands conciles de Tolède si célèbres dans les premiers temps du christianisme, rappelle leur passage. Santiago del Arrabal fut construit dans leur goût, qui devint le goût espagnol. La mosquée principale, construite par le sultan Alma-Hun-Billah sur les ruines de l'église de Recarède, était, paraît-il, une merveille. Ce qui explique l'empressement que les catholiques ont mis à s'en emparer et à la détruire pour la remplacer par la cathédrale actuelle.

Tolède était devenue, grâce aux Arabes, un grand centre commercial. Un seul fait pourra en donner une idée. Au treizième siècle, Alonso XIII fut obligé de frapper des monnaies arabes dont voici la devise :

« Au nom du Père, du Fils et du Saint-Esprit.

» Dieu est un. Celui qui croit et est baptisé sera sauvé. »

Et au revers : « Ce dinar a été frappé à Tolède en l'an 1230 de l'ère espagnole (1). » Quelle devait être l'importance de cette population arabe qui, près de deux siècles après la prise de Tolède par les chrétiens, imposait sa langue aux monnaies, et par conséquent au commerce ? Ce n'est qu'à la fin du seizième siècle que les Arabes, connus sous le nom de Mauriscos, ont disparu d'Espagne ; au temps de Cervantes, enfin !

Il appartenait aux temps modernes de restituer aux Arabes toute la part qui leur revient dans les premiers développements de la science au moyen âge. Mais il serait injuste de ne pas parler des israélites, de ceux qui furent les instituteurs des

(1) Je complète les souvenirs de M. Aizquivel par de nombreux emprunts faits à l'excellente description de Tolède, *Toledo pintoresca, de M. Amador de los Rios* (1845). Un de ces livres qui prouvent que l'amour des arts, le talent et la tolérance grandissent chaque jour en Espagne, ce beau pays auquel l'avenir réserve de grandes destinées.

Arabes eux-mêmes, et que chrétiens et musulmans maudissaient au nom d'Allah et de Jésus. Les juifs furent les premiers savants au temps jadis; ils furent aussi les premiers commerçants. N'est-ce pas à eux qu'est due l'invention de la lettre de change, d'où est résulté le crédit, c'est-à-dire l'industrie et le commerce du monde moderne civilisé? Les Arabes et les juifs, par leur contact avec les Grecs du Bas-Empire, ont apporté en Espagne et en Europe les livres de la philosophie ancienne, et Aristote dont la méthode fut plus tard en si grand renom. Avec la magie, l'astrologie judiciaire, ils ont enseigné à l'Occident les premières notions de la chimie, de l'astronomie et de la géographie. Les horloges à eau, dont nous avons parlé, ne sont-elles pas les preuves de connaissances physiques empruntées aux écoles d'Alexandrie, qui eurent une si grande influence sur les Arabes et sur les juifs.

Quel que fût le mépris pour eux dont la loi de l'islamisme imposait l'obligation aux musulmans, on se servait des juifs, et les chrétiens qui ont remplacé les Arabes ont eu recours à leur habileté pour se procurer l'argent que la guerre rendait nécessaire et que la sorcellerie entourait d'un mystérieux prestige. On se servit d'eux jusqu'aux jours où la royauté, devenue assez forte, put piller à son caprice et se débarrasser des dettes passées par un massacre religieux. Ces mêmes massacres ont eu lieu en France pour les mêmes causes, sous les Valois.

« Nous allons voir cette tragique histoire écrite encore sur les ruines de Tolède, nous dit M. Aizquivel. A côté de la ville catholique et de la ville arabe il y a la ville juive. Vous avez vu des églises et des mosquées, vous allez voir des synagogues; vous avez vu des couvents, des palais musulmans, vous allez voir le quartier juif, la *juderia*. Ainsi donc, les Ostrogoths, les Visigoths, les Romains et l'ancienne race espagnole disparurent sous l'influence arabe et juive qui domina pendant trois siècles et développa la civilisation. Puis le catholicisme, relevé par le pillage, le vol et le fanatisme, massacra ses prédécesseurs et rêva l'empire temporel du monde avec Charles V. L'œuvre s'écroula. Tolède cessa d'être la capitale des Espagnes; Madrid la remplaça pour toujours. Une Espagne nouvelle commença. Depuis trois siècles elle se forme, s'unit, grandit. C'est une nationalité moderne qui s'élève. L'ancienne Espagne est à Tolède, couchée dans la poussière. Le judaïsme, le catholicisme, l'islamisme y dorment à côté d'elle. »

L'église de Santa-Maria la Blanca, où nous nous rendîmes, est un curieux exemple de cette alliance forcée des juifs et des Arabes. L'ancienne synagogue fut construite vers le milieu du douzième siècle, et peut être regardée comme un monument du style arabe le plus pur. Ses blanches et larges colonnes, dans leurs contours bizarres, produisent le plus merveilleux effet, et l'on se croit en Orient, comme l'a dit Théophile Gautier, dont le *Voyage en Espagne* est d'une grande exactitude. Je ne connais rien de plus sombre que l'histoire de Santa-Maria. Elle fut synagogue jusqu'en 1405. A cette époque saint Vincent Ferrer prêcha la croisade contre les juifs, qui, assaillis par une populace furieuse, furent impitoyablement et lâchement massacrés. Leurs cadavres allèrent combler les piscines environnantes dont on aperçoit encore les ruines. Successivement église, couvent, chapelle, Santa-Maria finit par être abandonnée au ministère de la guerre et devint un atelier de menuiserie, puis un grenier à foin. Enfin le gouvernement intervint et l'on s'occupa de restaurer cette petite merveille qui fournit de précieux renseignements sur l'époque où l'art arabe cherchait à échapper à l'influence byzantine, et ne découpait pas encore ses gracieuses arabesques. Quand nous visitâmes la synagogue, d'habiles ouvriers, sous la direction de M. Aizquivel, accomplissaient des prodiges de restauration.

En sortant de Santa-Maria la Blanca, nous nous trouvâmes face à face avec un prêtre espagnol que M. Aizquivel nous présenta : c'était le desservant mozarabe de la chapelle de la cathédrale et le professeur d'hébreu du séminaire. Sur la demande de M. Aizquivel, don Manuel S... consentit à nous accompagner.

18.

— Personne n'en sait plus que lui sur les juifs, nous dit le vieil archéologue, et il est bien malheureux que nous n'ayons pas un peu d'argent pour faire quelques fouilles. Nous retrouverions bien des choses curieuses.

Don Manuel était un charmant causeur. Nous ne tardâmes pas à nous entendre.

Selon lui, la venue des juifs à Tolède était de beaucoup antérieure à la conquête des Arabes. Vers l'an 500 ils furent condamnés à vivre dans un quartier séparé qui forme le côté gauche de la ville et que terminent les rochers du Tage taillés à pic sur une hauteur de cent pieds. Maltraités par les Arabes, les juifs furent protégés par le roi don Pedro, qui eut pour trésorier le juif Samuel Lévi.

L'intérieur de la ville contient, il est vrai, quelques juderias ou longues rues fermées par deux portes et une enceinte de murailles; mais le véritable quartier juif s'étend sur la rive gauche de Tolède, au-dessus du Tage. C'est au milieu de ce quartier, composé généralement de petites maisons entourées de jardins, que s'élève la synagogue del Transito, devenue église catholique sous le nom de San-Benito.

San-Benito, un nom lugubre, marque une époque particulière de l'histoire des juifs de Tolède, l'époque de leur protectorat par le roi don Pedro. C'est un bâtiment carré qui n'a nulle forme remarquable extérieurement. A l'intérieur, sur les murs blanchis à la chaux, des poutres de cèdre sont couvertes de versets de la Bible.

« Que les fils de Coré entonnent un psaume de joie! Que tes temples sont délicieux, ô Dieu de l'univers! Pâlis et consumés par le désir de voir les palais de Dieu, mon âme et mon corps applaudiront le Dieu vivant! La mésange trouve une demeure et l'hirondelle rencontre un nid pour abriter ses petits, et ce sont là tes autels, maître de l'univers, mon roi, mon Seigneur! Gloire à ceux qui habitent en ta maison, ils chanteront tes louanges! »

Une autre inscription s'exprime ainsi :

« Voyez le sanctuaire qui fut sanctifié au milieu d'Israël, et la maison qu'éleva Samuel, et la tour de bois édifiée pour lire la loi écrite et les lois ordonnées par Dieu et composées pour éclairer l'entendement de ceux qui cherchent la perfection.

» C'est la forteresse des lettres parfaites, la maison de Dieu. Voici l'œuvre entreprise au nom du Seigneur pour réunir les peuples qui viennent devant les portes écouter la loi de Dieu. »

Dans le mur, l'on aperçoit encore des arcades gracieuses qu'un plâtre trop catholique a malheureusement bouché. C'étaient des loges d'où les femmes assistaient aux cérémonies religieuses. Les arabesques que l'on ne trouve pas à Santa-Maria la Blanca sont nombreuses et charmantes à San-Benito, qui en 1292 fut donné aux chevaliers de Calatrava par Fernando et Isabel, qui donnèrent le signal des massacres religieux.

Santa-Maria et San-Benito ne sont pas à cinq cents mètres de distance, et se trouvent tous deux sur la gauche, entre la cathédrale et San-Juan de los Reyes.

Il faudrait consulter tous les manuscrits enfouis dans la bibliothèque de l'archevêché pour savoir positivement à quel degré de civilisation les juifs étaient parvenus. Là encore, les juifs ont subi une autre persécution, celle du silence. Les noms si célèbres autrefois sont tombés dans l'oubli. Les juifs professaient publiquement, et les ulémas arabes venaient écouter Abraham-Ben-Meir-Aben-Uezra, le grand professeur, le profond astronome ; l'humaniste et le poëte enthousiaste David-Vidal-Ben-Sclehmot; le poëte médecin Moseh-Ben-Jahagot-Migozi-Sepharardi; le juriste éloquent Abraham-Halevi-Ben-David; Ben-Davor, le judicieux historien, et les professeurs Szchaq-Qaro, Joseph-Metotitolat, Joseph Halevi et bien d'autres.

Tous ceux-là furent les maîtres d'Abraham-el-Zurakee, le mathématicien, de l'astronome Ali-Abu-Khacen, et du botaniste Soleus-Soli.

Ces juifs étaient riches et savants, voilà pourquoi ils furent persécutés par le moyen âge ignorant.

« C'est avec secours et permission que nous nous sommes résolus à élever ce temple. Paix soit sur lui et sur toute sa descendance. Que le travail soit pour lui sans fatigue, » dit une inscription en l'honneur de Samuel Levi, le trésorier du roi don Pedro, qui faisait payer son argent au prix de la protection de ses coreligionnaires et construisit San-Benito.

« Maintenant Dieu nous a délivrés du pouvoir de nos ennemis, et depuis le jour de la captivité, jamais plus beau jour de paix n'a lui pour nous. Avant cela la lutte apparaissait chaque jour sur le seuil de nos maisons. »

Nous étions vivement émus en lisant ces légendes douloureuses que le peuple juif semble avoir laissées comme un appel à la justice de l'avenir. Involontairement cette belle parole d'un grand philosophe nous revenait en mémoire.

« Chrétiens, il y a dix-huit siècles que les juifs assassinèrent Dieu dans un homme, et il y a dix-huit siècles que vous martyrisez Dieu dans un peuple. »

La protection dont Samuel Levi et les juifs avaient été l'objet ne dura pas, et don Pedro fit arrêter son trésorier, dont il confisqua les biens.

A quelque distance de San-Benito se trouvent les ruines d'un palais construit par Samuel Levi, et habité plus tard par un noble espagnol du nom d'Enrique Villena, qui eut, à son époque, la réputation d'être un *négromant*. A la mort de Villena, le palais et les livres qu'il renfermait furent brûlés. Il ne reste plus que des ruines enfumées, sur lesquelles, dit-on, apparaît Villena dans un char traîné par des dragons de feu. «La conclusion que je puis vous donner, dit un vieil auteur espagnol, c'est que don Enrique était savant en toutes les sciences profitables à autrui et non à lui-même. » Ses livres furent brûlés par Fray Lope Barrientos, qui ne les comprenait pas et les accusa de sorcellerie. « *Ca son muchos los que en este tiempo se fan doctos, faciendo à otros insipientes o magos è peor es que se fazan beatos, faciendo à otros nigromantes*, ajoute le bachiller Fernan Gomez de Cibdareal. Nombreux sont à notre époque les prétendus savants qui appellent les autres magiciens ou ignorants, et le plus triste c'est qu'ils se disent saints et vous disent negromants.» Voilà les débuts de la science.

Nous étions sur la place du marché juif; grâce aux pittoresques descriptions de don Manuel, nous nous représentions la vie, l'activité. Puis l'illusion nous quittait en regardant ces ruines abandonnées, et peut-être qu'une larme coulait de nos yeux lorsque nous calculions ce que l'humanité, dans sa marche et dans ses progrès, avait répandu de sang innocent; mon compagnon était ému d'une étrange façon.

— Qu'avez-vous? lui dis-je.

— Je suis juif, me répondit-il simplement.

Don Manuel le regarda attentivement, puis lui dit avec vivacité en lui prenant les mains :

— Vous m'aiderez à déchiffrer une inscription. Vous serez ma Providence!

Voyez-vous ce prêtre espagnol et ce juif se donnant la main ! Tous ces monuments, toutes ces pierres étaient devenues un livre pour nous, et nous y lisions tous couramment les évolutions de l'humanité. Les formes extérieures ne nous préoccupaient plus, nous étions absorbés par les idées, par les conséquences morales de ces grands événements, de ces grandes religions dont l'œuvre n'avait pas été complète. Les distances, les années, les impossibilités tombaient : Moïse, Mohammed, Carlos-Quinto se seraient dressés devant nous sans nous étonner. Ce n'était pas une surexcitation intellectuelle, un de ces rêves que l'on fait chez soi. Non, les choses les plus positives du monde, les pierres, la réalité, appelaient en nous tous des conceptions nouvelles. De même que nous venions de voir successivement les monuments de toutes les religions, de tous les peuples, de même nous sentîmes en notre âme toutes les morales, tous les Evangiles passer, s'unir, et tous quatre, un archéologue, un juif, un prêtre et un panthéiste nous nous tendîmes la main. De tout ce passé que résultait-il? Ce grand sentiment de fraternelle affection qui unit l'homme à son semblable.

— Voyez, nous dit M. Aizquivel, l'humanité est ici au grand complet. Regardez en bas dans la plaine, voici avec les ruines de ce cirque romain, avec cet aqueduc, avec ces restes d'une voie romaine et d'un temple d'Hercule, l'antiquité païenne qui nous regarde.

— Et l'Inde? dis-je.

— Nous sommes en Europe, et l'histoire seule de l'Occident est devant nos yeux.

J'allais réclamer pour l'Orient lorsque le bruit d'une guitare parvint à nos oreilles. Un homme du peuple en grand costume national, le foulard jaune autour de la tête, pantalon et guêtres de cuir découpé, s'avança vers nous, la guitare à la main.

— Holà! Pepe, dit M. Aizquivel qui avait reconnu un de ses anciens domestiques. Que fais-tu donc? pourquoi es-tu si beau?

— Je vais voir ma fiancée que j'épouse après demain.

— Est-ce que tu n'as pas les fièvres?

— Si, reprit Pepe, dont nous remarquâmes la pâleur maladive. Mais ma fiancée les a aussi ainsi que toute la famille et tout le quartier. Cela n'empêche pas d'être amoureux. Si vous et ces caballeros ne craignez pas les fièvres et voulez honorer mes noces de votre présence, je serai le mieux portant de tous les hommes.

Nous acceptâmes.

Je vous affirme que l'apparition de ce personnage nous étonna beaucoup et nous fit retomber assez brusquement dans la réalité. Nous nous promîmes d'étudier les parties encore vivantes du grand *cadavre*.

LA VIDA.

I

Un matin, j'allai prendre don Manuel S..., et nous partîmes pour le quartier juif où nous passâmes la journée.

Don Manuel est un grand jeune homme maigre, au teint pâle, aux yeux pleins d'expression et de vie. Sous sa longue robe de prêtre, sous son large et ridicule chapeau, on sent l'homme qui se révèle parfois dans un sourire mélancolique, dans un froissement plus ou moins convulsif de ce long manteau noir qu'il porte assez majestueusement. Don Manuel est homme, car il a une passion. Jeté au milieu de Tolède, au milieu de tous ces monuments qui racontent l'histoire des juifs, des Arabes, des Espagnols, préparé par des études particulières, don Manuel s'est épris de l'une de ces civilisations. Lui, le prêtre espagnol, dont le prédécesseur faisait peut-être partie de l'inquisition qui brûlait les juifs, il s'est épris d'amour pour tout ce qui concerne ce peuple. Il a étudié pierre par pierre ce qui leur a appartenu, ce qu'ils ont touché, ce qu'ils ont baigné de leur sang. Tout cela c'est à lui, c'est son bien; il le connaît, il l'aime.

Parfois je considérais le nez singulièrement busqué de Don Manuel, son œil observateur, ce signe distinctif de la race juive, et il me venait en tête de singulières idées. Involontairement, quand bien même cela ne se serait pas trouvé dans mes croyances, le dogme de la transmigration des âmes offrait ses explications si simples, si naturelles. Pourquoi ne pas voir en don Manuel une âme, autrefois juive, devenue chrétienne, et conservant, sous sa forme nouvelle, ce caractère si positif du judaïsme, l'un des principes de cette religion, la réunion matérielle du fils au père pendant la mort, et pendant la vie le désir de cette réunion.

Devant nous s'étendait la place du Marché, bordée par les petites maisons attenantes à un petit jardin. A notre droite les ruines du palais de Villena perçaient la poussière. A gauche le Tage coulait au bas des rochers à pic. Manuel me montra du doigt une foule innombrable de petits insectes couleurs de sang qui couvraient le sol et le teignaient en rouge.

— Le sang des juifs, me dit-il avec une expression singulière dans le regard.

Nous continuâmes notre route à travers ces petites rues dépavées, le long de ces maisons bizarres d'où sort de temps en temps une ombre noire. Nous allâmes à San-Benito.

Pendant que don Manuel faisait sa prière, moi je m'imprégnais de tout ce passé. J'éprouvais une émotion triste et douce tout à la fois, d'abord le pénible souvenir de tout ce qui a été souffert en ces lieux, puis une jouissance, une fierté, parce que je sentais vivre en moi, actuellement, ces grandes idées, parce que j'avais la certitude de ne pas croire à la mort de ce qu'il y avait de vrai dans le judaïsme.

J'éprouvre en présence de ces grandes ruines ce que j'éprouve en présence du cadavre d'une personne aimée. Ils ne sont plus là, l'idée, la vie, le feu, qui gonflaient ce corps, qui animaient ces pierres, ils ne sont plus là, mais on n'a pu les anéantir; ils sont partis, ils sont remontés vers Dieu, et Dieu, c'est l'humanité.

Près de cette grande place dont j'ai parlé plus haut, don Manuel, malgré toutes les assertions produites au sujet de la crémation des corps par les Hébreux, placerait le cimetière israélite, dont les terres s'écroulent chaque jour dans le Tage. Don Manuel m'a montré une inscription hébraïque qui semble s'appliquer parfaitement à une tombe. Elle est écrite sur une pierre quadrangulaire dont la forme confirme la donnée précédente; ce serait cependant une question à examiner. On ne sait point ce que Tolède renferme de problèmes intéressants enfouis dans les décombres que chaque jour chaque coup de vent augmente. Pourquoi le gouvernement français n'enverrait-il pas quelques-uns de nos jeunes orientalistes fouiller cette mine inexplorée.

Continuant notre promenade, nous suivîmes une petite ruelle et nous nous trouvâmes au bord du Tage, c'est-à-dire à cent pieds au-dessus de ses eaux vertes. Devant nous se dressaient quelques rochers taillés en forme de banc. C'était là que les anciens de la ville juive s'asseyaient pour rendre la justice. Le malheureux condamné était poussé, et son corps, déchiré par les aiguilles des rochers, se perdait dans le Tage, qui, après avoir passé sous le pont arabe d'Al-Kantara, que défendent à l'entrée et à la sortie deux tours mauresques, coule au milieu d'une verte vallée et se perd à l'horizon. Le paysage est véritablement plein de grandeur et de majesté, et certes la justice rendue sur ces simples bancs de pierre devait emprunter aux objets environnants une solennité imposante. Il y aurait à comparer la justice rendue maintenant dans nos petites salles étroites, encombrées de robes noires, de gendarmes, de papier, avec cette justice d'autrefois, où, comme à l'Aréopage, comme au Forum, comme à Tolède, Dieu, au lieu d'être représenté par une toile plus ou moins mauvaise et souvent cachée par un voile, apparaissait splendide, vivant dans un site grandiose, assistait au jugement et participait à la sentence.

De l'autre côté du Tage s'élève une colline pelée et dénudée, au fond de laquelle grimpe une route qui étale son ruban gris au milieu de quelques groupes d'oliviers, puis entre à Tolède par le pont d'Al-Kantara. Depuis quand cette route existe-t-elle? On peut dire depuis que Tolède est habitée. Toutes les civilisations ont passé sur cette route, depuis le soldat romain jusqu'au soldat carthaginois, depuis Annibal jusqu'à César. Le juif guidait de la main l'âne qui portait sa femme, son enfant et ses écus, puis le Goth à la barbe blonde, puis les Arabes aux turbans blancs, puis les Espagnols, y compris Charles V et Philippe II. Les Français y sont venus aussi, et si chaque peuple a pris soin de laisser par un monument trace de son passage, les soldats de l'Empire, au contraire, se sont efforcés de détruire, d'incendier, de saccager. Je crois que chaque voyageur éprouvant le même sentiment que moi eût donné cent fois la gloire d'Austerlitz pour qu'un guide ne lui montrât pas une statue brisée, une bibliothèque brûlée, des sculptures hachées, en disant : Ce sont les Français qui ont passé là.

Aussi je cherchais sur les figures de quelques spectres noirs sortis des décombres des maisons une expression de haine que je ne trouvais pas. Il n'y avait que l'étonnement et une sorte d'inquiétude qui est le propre des peuples sauvages ou des peuples cruellement étouffés.

Nous nous étions assis sur les pierres du jugement. De petits enfants à moitié nus sortirent d'un tas d'ordures sur lequel ils s'agitaient et vinrent baiser la main de don Manuel.

— Je suis bien convaincu, me dit ce dernier, que malgré toutes ces protestations et ces signes de foi, toute cette race n'est ni chrétienne ni catholique.

— Que serait-elle donc? lui dis-je.

— Juive.

— Et qui vous fait penser cela?

—Rien, dit-il, c'est un sentiment, une croyance; ces gens là n'ont pas cessé d'être juifs, leur foi était trop vive, leur conversion a été trop rapide, trop noyée dans le sang. Il y a entre le catholicisme et eux une haine terrible.

J'écoutais don Manuel. Nous allions nous entendre, nous réconcilier. Je voulus causer avec lui sur ce terrain. Nouveau Christophe Colomb, j'avais découvert la tolérance dans un prêtre espagnol. Je pensais rencontrer aussi quelques paroles conciliantes pour le protestantisme; mais non, le prêtre, l'inquisiteur se leva furieux, acerbe, dialectitien, pressant, impitoyable. Décidément don Manuel n'avait le cœur large que pour les juifs. C'était seulement une tolérance particulière, et non une tolérance générale. Il me fallut lui prouver qu'il ne me convertirait pas au christianisme et au catholicisme.

— Pourquoi? me dit-il.

— Parce que j'ai ma religion, et que cette religion renferme toutes les autres.

Ce fut à mon tour de chercher, non à le convertir, mais à jeter dans son âme quelques graines que Dieu et l'avenir feront germer.

Après m'avoir écouté, il revint au judaïsme.

— Mon rêve, me dit-il, c'est d'aller à Paris, puis de partir pour la Palestine où je voudrais mourir.

Et ce qu'il y avait de plus curieux, c'est qu'il allait en Orient pour chercher des souvenirs du peuple juif beaucoup plus que du Christ. Répondant à une préoccupation perpétuelle chez moi, je lui demandai :

— Et Magdelaine, la Magdelaine de la Bible ?

— Magdelaine, me répondit-il, Magdelaine la courtisane, la repentie?...

La phrase fut interrompue. Don Manuel leva les yeux. Devant nous se dressait une brune et élégante jeune fille, revêtue d'une robe de grosse laine bleue, courte et laissant voir des pieds maigres, cambrés et d'un dessin parfait. Un foulard rouge se croisait sur sa poitrine, découvrant un cou de forme splendide et un commencement de poitrine dont la robe indiquait heureusement les contours. Les cheveux noirs comme du jais formaient sur les tempes deux touffes retenues par de grandes épingles noires. Les bras nus pendaient gracieusement. La figure était belle et surtout remplie d'expression, le nez était légèrement busqué, la prunelle des yeux noire, et le blanc de l'œil avait des teintes bleues. Une bouche comme une fleur de grenadier, et des dents d'une blancheur parfaite, égayaient cette tête déjà si expressive.

Cette jeune fille, c'était celle que j'avais remarquée à la cathédrale.

En l'examinant de plus près, on voyait, quoique ses habits indiquassent la condition la plus pauvre, une sorte de propreté et de distinction particulière. Ses beaux et grands yeux étaient humides et d'une mobilité extrême, pleins de douceur e de finesse. Parfois elle tenait son regard fixe, et l'on sentait qu'une pensée, une véritable pensée sérieuse avait traversé sa tête; puis elle se mettait à sourire. Les mains et les pieds, je le répète, étaient d'une propreté rigoureuse.

— Bon jour, don Manuel, dit-elle d'une voix assez sonore, mais douce cependant, ce qui est assez rare chez les femmes espagnoles.

— Bonjour, Rafaela, lui répondit le curé.

Et la jeune fille, après cette salutation, grimpa sur un rocher pointu, s'assit pittoresquement, laissant pendre au-dessus du précipice ses deux jambes, que dorait un rayon de soleil. Elle jetait lentement des pierres dans le Tage.

— Qu'est-ce que c'est donc que cette fille? demandai-je à don Manuel.

— Une étrange créature, me répondit-il, une énigme dont je cherche depuis longtemps à trouver le mot. C'est une juive, j'en suis sûr, et cependant c'est la femme la plus chrétienne de tout le quartier.

— Quel âge a-t-elle?

— Elle a dix-neuf ans. C'est la fille d'un charron. Son père est remarié, et la belle-mère s'occupe peu de Rafaela, qui court comme vous le voyez sans rien faire. Elle vient me voir de temps en temps au séminaire; elle est assidue à l'église, mais elle n'écoute pas les messes, n'ouvre pas de livres de prières, ne se confesse et ne communie jamais.

— Et vous dites que c'est la femme la plus chrétienne du quartier? Que seront les autres?

— Certes, oui. Les autres viennent s'accroupir hypocritement sur les dalles de l'église, elles marmottent des prières qu'elles ne comprennent pas, qu'elles ne pensent pas, ajoutent force signes de croix, sur le menton, sur les lèvres, le front, la poitrine. Rafaela, lorsqu'elle va à la cathédrale, se promène lentement et ne veut ni s'asseoir ni s'agenouiller.

— C'est là son christianisme?

— Non; elle aime la Bible, et vient souvent me prier de la lui lire; alors elle se passionne pour Notre-Seigneur, elle m'accable de questions de détail sur sa vie pratique matérielle, sur sa famille. J'ai cherché souvent à lui prouver que c'étaient des questions que notre mère l'Église ne nous permettait pas d'approfondir; j'ai beau faire, les questions recommencent et son imagination prend la clef des champs. Rafaela me fait pour ainsi dire la peinture des paysages où telle ou telle scène de la Bible a dû se passer; elle entre dans des digressions artistiques sur les tableaux, les sculptures qui représentent Jésus; et je ne peux la suivre, car je ne suis pas artiste. Ce qui me désole surtout c'est l'aversion qu'elle manifeste pour les sacrements; elle les déclare inutiles.

Ici don Manuel se signa et resta immobile, réfléchissant.

Rafaela, toujours dans la même position, les mains croisées, chantait lentement une chanson espagnole ; mais elle ne chantait que du bout des lèvres : elle pensait.

Don Manuel la regardait fixement.

— Je donnerais beaucoup, dit-il lentement, pour savoir ce qui se passe dans la tête de cette femme. Si je pouvais l'amener à se confesser! Et ses yeux prirent une expression particulière; puis, craignant d'avoir laissé percer quelque pensée secrète, il ajouta, pour me montrer toute la pureté de ses intentions :

— Ne serait-ce pas une belle conversion à faire!

— Magnifique, lui répondis-je en cherchant à donner à ma figure l'expression la plus innocente du monde.

J'avais suivi avec émotion ces mouvements de don Manuel, j'avais écouté les quelques phrases jetées par lui ; mais je voulais mieux le connaître. Je me tus.

— J'ai essayé de tous les moyens, dit-il, je l'ai fait entrer dans un couvent de saintes femmes ; elle n'a pu y rester. Je lui ai appris à lire et à écrire ; je l'ai placée sous l'invocation de la sainte

Vierge; je lui avais donné une médaille qui avait touché le manteau de la Virgen del Sagrario, le lendemain elle se l'était mise dans les cheveux en guise d'ornement. Jamais je n'ai vu une âme aussi rebelle au ciel et si peu craintive de l'enfer. Elle ne comprend pas ce qu'est le péché, et quand je lui demande de confesser ses fautes, elle me répond qu'elle n'a rien à se reprocher. Souvent, dans de longues prières, j'ai demandé à Dieu de lui ouvrir l'intelligence; dans mon impatience même, je le confesse, j'ai été jusqu'à désirer que Dieu la rappelât à lui.

Chaque mot me fournissait des révélations trop importantes pour que je ne cherchasse pas à continuer. Pauvre don Manuel, il était à confesse.

— A-t-elle quelque grave défaut? Est-elle amoureuse? dis-je.

— De graves péchés, reprit don Manuel avec un ton acerbe. N'en est-ce point un assez grand que celui de fuir les sacrements? Amoureuse, je ne le crois pas; j'ai cherché à le savoir, et je n'ai rien pu découvrir. Et cependant, reprit-il, elle doit l'être, et cet amour doit être bien fort, puisqu'il la retient en enfer et l'empêche de voir la religion qui lui tend les bras. Il me reste un dernier moyen, ajouta-t-il après quelques moments de silence, la confier à un autre prêtre qui sera peut-être plus heureux que moi; mais je recule. Dieu m'est témoin, continua-t-il en levant les yeux au ciel, que j'ai donné à cette femme la plus chrétienne affection, et qu'aucune autre affection mondaine n'est entrée en ma pensée.

Et nous nous levâmes, laissant Rafaela, qui interrompit sa chanson pour nous saluer sans bouger de place.

Combien de drames sont nés ainsi dans le christianisme! On a toujours donné aux affections, filles de ces âmes fermentées qu'on appelle des prêtres, un caractère mondain qui n'existe que rarement. Ce que l'on trouve souvent, ce sont de ces affections chrétiennes, fraternelles. Une âme qui aime une autre âme et veut l'enlever au ciel, l'entraîner vers ce paradis où est, pense-t-il, le bonheur sans fin. Don Manuel s'expliquait de plus en plus pour moi. Il était, sans le savoir, amoureux de l'âme de Rafaela, et il avait pour cette âme les mêmes jalousies, les mêmes rages, les mêmes ardeurs que l'on a dans le monde pour un corps. Ce juif amélioré par le christianisme voulait que cette femme qu'il sentait juive s'améliorât par le christianisme. Seulement, oublieux comme le catholicisme, qui, sans tenir compte des différentes natures, jette toutes les âmes dans un même moule, il voulait absorber Rafaela dans son égoïsme dogmatique.

Le soir du même jour nous allâmes avec quelques compagnons au théâtre de Tolède. On jouait une zarzuela ou opéra-comique espagnol, *Jugar con fuego* (jouer avec le feu).

La salle est éclairée par deux ou trois quinquets fumeux qui promènent sinistrement une lueur blafarde sur les murs gris de la salle. A part quelques loges assez basses permettant de voir le corps des spectateurs, il est impossible dans le reste de la salle d'apercevoir autre chose que des têtes, vu la hauteur des appuis. Cela donne un aspect fort curieux. Les musiciens de l'orchestre, au signal de leur chef, partaient chacun de leur côté, et c'était à qui aurait le plus vite fini la partition. Quant aux chanteurs, ils suivaient comme ils pouvaient, et quand ils trouvaient la distance trop longue, ils la supprimaient en ne chantant plus. Pendant l'entr'acte on fume dans la salle et dans les couloirs.

La pièce en elle-même était une zarzuela, c'est-à-dire la chose la plus bouffonne et la plus ridicule qu'il soit possible de voir.

Vers 1847, l'Espagne, jalouse du succès et de

la mode dont jouissaient en France les opéras-comiques, résolut d'en avoir à son tour. Trop fière, en l'absence de musique originale, pour emprunter à nos maîtres modernes, Hérold, Auber, Adam, leurs chefs-d'œuvre, elle se contenta de prendre une partie de l'œuvre, le poëme, et sur ces malheureux poëmes, privés de leur plus bel ornement, elle broda des airs venus je ne sais d'où, qui ne sont ni de la musique espagnole, ni de la musique française, ni de la musique véritable ; il résulte de là une sorte de je ne sais quoi on ne peut plus désagréable en plusieurs actes, où une marche triomphale pourrait aussi bien servir de romance du ténor qu'un chœur de chasseurs à une déclaration d'amour. Coupez cela où vous voudrez, ce sera la fin ou le commencement. C'est déplorable. Quant à *Jugar con fuego*, c'est le ballet de *Lady Henriette* mis en opéra-comique.

Le fou rire, ce bon et vaste fou rire français, nous mordit les côtés. Nous étions un scandale pour tous ces braves Tolédans. Aussi à la fin du spectacle quelques abonnés semblaient vouloir nous faire un mauvais parti ; mais malgré le plus beau clair de lune, les rues tortueuses et étroites de Tolède nous aidèrent à échapper à une continuation de la comédie qui aurait pu finir tragiquement cette fois, et nous parvînmes à force de détours à faire perdre notre piste que nos éclats de rire eussent dû pourtant dénoncer.

Après avoir quitté mes compagnons et voulant

profiter encore d'une magnifique soirée, j'allai m'asseoir encore sur les pierres du jugement. Rafaëla y était; elle chantait en s'accompagnant d'une panderetta.

Je l'écoutai silencieusement; elle psalmodiait plutôt qu'elle ne chantait. Cette musique lente, d'abord ennuyeuse, vous absorbe peu à peu, occupe insensiblement vos nerfs, laisse toute liberté à l'esprit. Ajoutez à cela le splendide paysage qui s'étendait devant nous, les rochers garnis de ruines, le Tage bruissant, puis Tolède et ses remparts, puis le silence troublé par Rafaela.

J'éteignis mon cigare, je me cachai derrière un mur dans l'ombre et j'écoutai en regardant.

LE ROI MAURE.

« Et celui-là était un roi maure. Il avait trois jolies filles et la plus jolie des trois s'appelait Delgadiña.

» Un jour à table son père la tourmentait.—Ah! ma chère fille Delgadiña, je finirai par t'épouser. — Que mon Dieu et ma Vierge souveraine ne le permettent pas. — Accourez, gardes et esclaves! Enfermez Delgadiña dans une prison. Si elle demande à manger, donnez-lui de la viande de chien salée ; si elle demande à boire, donnez-lui de l'eau croupie ; si elle demande de quoi se coucher, donnez-lui une natte de paille ; si elle demande des couvertures, donnez-lui-en de feu et de flammes.

» Le jour suivant, ma pauve Delgadiña se met

à une fenêtre élevée. Elle a vu son propre frère s'exerçant à l'épée. — Frère, si tu es encore mon frère, donne-moi un peu d'eau. Mon cœur se sèche et je me meurs.

» —Retire-toi, *cochina* (1), misérable éhontée, qui n'a pas voulu faire ce que le roi maure lui commandait.

» Ma pauvre Delgadiña se retire de la fenêtre triste et non consolée. Elle marchait, et ses longs cheveux traînaient sur les dalles.

» Le jour suivant, ma pauvre Delgadiña se met à une haute fenêtre; elle a vu sa propre sœur se promenant dans le jardin avec sa suivante.—Sœur, si tu es encore ma sœur, donne-moi un peu d'eau. Mon cœur se sèche et je me meurs.

» — Sauve-toi, misérable éhontée, qui n'a pas voulu faire ce que le roi maure lui commandait.

» Ma pauvre Delgadiña se retire de la fenêtre triste et non consolée. Elle marchait, les larmes de ses yeux arrosaient la salle. Elle marchait, ses longs cheveux traînaient sur les dalles.

» Le jour suivant, ma pauvre Delgadiña se met à une haute fenêtre. Elle a vu sa propre mère dans le jardin avec sa suivante. — O ma mère, si vous êtes encore ma mère, donnez-moi un peu d'eau. Mon cœur se sèche et je me meurs.

» — Ma fille, enfant de mon cœur, je voudrais pouvoir t'en donner; mais le roi maure nous tuerait.

(1) Mot intraduisible.

» Ma pauvre Delgadiña se retire de la fenêtre triste et non consolée. Elle marchait, les larmes de ses yeux arrosaient la salle; elle marchait, ses longs cheveux traînaient sur les dalles.

» Le jour suivant, ma pauvre Delgadiña se met à une fenêtre encore plus haute, et elle a vu son père s'exerçant à l'épée. — Mon père, si vous êtes encore mon père, donnez-moi un peu d'eau ; car mon cœur se sèche et ma vie finit.

» — Accourez, gardes, esclaves, les uns avec des vases d'or, les autres avec des vases d'argent. Celui qui arrivera le premier sera l'époux de ma fille.

» Quand on parvint à la prison, quatre anges gardaient Delgadiña. Dieu était à la tête du lit, et la très-sainte Marie veillait sur l'âme de la jeune fille. »

Lorsque Rafaela eut fini, elle sauta au bas du rocher et marcha de mon côté. Je me levai, ma vue l'effraya; elle poussa un cri et fit quelques pas en arrière. Je lui souhaitai le bonsoir.

— Bonne nuit. Vous êtes le compagnon de don Manuel, n'est-ce pas?

— Oui, lui répondis-je.

— Vous a-t-il parlé de moi? ajouta-t-elle d'un ton très-indifférent.

Cette question était bien naïve ou bien coquette.

— Oui, répondis-je hardiment; il m'a dit que vous ne vouliez pas l'écouter, que vous étiez une mauvaise catholique.

— Toujours, dit-elle, parce que je n'aime pas leurs cérémonies. Du reste, cela ne doit pas vous sembler extraordinaire à vous autres Français qui ne croyez à rien. Moi je crois, dit-elle, en Notre-Seigneur.

— Pourquoi ne voulez-vous pas vous confesser?

— Et vous, vous confessez-vous?

— Oui, répondis-je, à ceux que j'aime.

— Je croyais que les Français n'aimaient point. Moi, je ne suis pas amoureuse de don Manuel, et je ne me confesse pas à lui; je ne suis amoureuse de personne, je ne me confesse à personne.

— Vous n'aimez rien? lui demandai-je.

— Ce que j'aime est trop haut et trop loin, je l'aime sans qu'il le sache. Lui ne m'aime pas, il n'aime aucune femme. Aussi je suis triste parfois d'être seule à aimer; mais je ris plus souvent parce que je suis sûre que mon amoureux ne me trompera pas.

Tout cela avait l'air d'une charade, et je ne comprenais pas.

— Qui aimez-vous? repris-je encore.

— Pourquoi voulez-vous le savoir? pourquoi le dirais-je? ajouta-t-elle en promenant ses doigts sur son tambour de basque.

Je lui pris la main en lui disant:

— Rafaela, je m'intéresse à vous; croyez en moi comme à un ami. Je ne suis pas prêtre, moi, je puis tout entendre. Dites-moi qui vous aimez, je ne vous trahirai pas.

— Non, non, dit-elle en retirant sa main de la mienne; laissez-moi me sauver, voici des gens qui vont croire que vous êtes mon *querido*.

Et elle se sauva en chantant et tapant sur son tambour.

> Aunque estuviere sin verte,
> Una infinidad de anos
> A ti solo he de quererte,
> Que con atro no me apano (1).

Et l'étrange fille, l'étrange vision disparut, me laissant plus incertain que jamais. J'avais pourtant découvert quelque chose : elle aimait, mais quelque chose de bien au-dessus d'elle. Je crus être rempli de perspicacité en pensant que cette brune jeune fille à moitié sauvage devait être amoureuse d'un général ou d'un officier, vu en grand uniforme un jour de revue. Je me levai fort satisfait de cette explication qui ne m'expliquait point du tout ce que je voulais savoir, et me mis à la recherche de mes compagnons, invités comme moi à assister à une noce qui se célébrait de ce côté de la ville, dans un intérieur espagnol.

Cependant, au bout de quelques instants, mon explication me parut ridicule, et je me mis à la recherche de Rafaela dont j'entendais encore au loin résonner le tambour de basque.

La lune était toujours resplendissante.

J'avais rendez-vous dans la maison où le do-

(1) Quand même je resterais une infinité d'années sans te voir, toi seul j'aimerai. Je ne m'abandonnerai à nul autre.

mestique de M. Aizquivel célébrait son mariage. Je me dirigeai de ce côté.

Dans une salle assez obscure, éclairée seulement par deux petites lampes fumeuses et suspendues au plafond, étaient réunis une quinzaine d'individus, hommes et femmes; ils étaient accroupis à terre le long des murs, la plupart avaient une guitare à la main. Tantôt les femmes, tantôt les hommes chantaient du ton le plus nasillard un chant sans signification, accompagné d'une ritournelle triste et monotone. Personne ne bougeait. Après un certain nombre de couplets, d'un commun accord on s'arrêtait. Alors circulait un *botijo* jaune; chacun, à tour de rôle, l'élevait au-dessus de sa tête qu'il renversait en arrière, et dirigeait vers sa bouche, entr'ouverte et laissant voir des dents blanches contrastant avec les tons jaunes de la figure, un mince filet d'eau. Des cigarettes s'allumaient dans l'ombre, puis au bout de quelques instants d'autres couplets aussi tristes et aussi monotones se faisaient entendre; c'était beaucoup plus un enterrement qu'une noce. A peine si quelques paroles gutturales s'élevaient après le chant. Tout cela était triste et sentait la fièvre.

Un tel coup d'œil, une telle musique me lassèrent vite, aussi j'allais de nouveau songer à Rafaela lorsque je sentis arriver derrière moi, près de la porte, un nouveau personnage : c'était Rafaela, et ma vue lui arracha un cri d'étonnement.

— Il fait bien sombre ici, me dit-elle.

— C'est vrai, répondis-je.

— Il n'y a rien d'étonnant, reprit-elle ; le marié, la mariée, la plupart des invités ont les fièvres.

— Et vous, vous ne les avez point?

— Non, mais elle me prendront peut-être demain.

— Il n'y a pas de médecin ici?

— Non. Et pourquoi y en aurait-il?

Ces derniers mots de Rafaela me remplirent de tristesse.

Il y a sur cette terre deux peuples qui semblent expier la grandeur de leur passé et vivent dans la souffrance et la pauvreté par les effets d'une gloire et d'une richesse qu'ils n'ont pas partagée. Ils ignorent même leur propre histoire, et la consolation du souvenir n'adoucit pas leurs maux. L'Espagne et l'Italie, ces deux sœurs de gloire et d'infortune, ces deux grandes nations artistes, sont écrasées et martyrisées, l'une par un despotisme étranger, l'autre par l'absence d'un gouvernement fort. C'est la France qui sauvera l'Italie, c'est l'industrie qui sauvera l'Espagne.

Dieu a béni le sol de cette dernière contrée qui pourrait nourrir l'Europe entière. En même temps des mines innombrables et inépuisables attendent ceux qui les exploiteront avec profit. Un seul fait montrera l'état de l'Espagne au point de vue de la civilisation générale. Elle aura des chemins de fer avant d'avoir des routes. Tout l'or que l'Espagne avait tiré de son propre sein, grâce au commerce et à l'agriculture développés par les Arabes, tout l'or que l'Espagne extorqua à l'Amérique a été jeté à travers l'Europe et dépensé en conspirations inutiles contre le progrès. L'histoire de l'épuisement de l'Espagne par Charles V et Philippe II serait un beau livre à faire, et ce contraste d'une gloire immense et d'une grande misère intérieure serait un curieux enseignement. Les entreprises minières et industrielles créées par les Arabes, et dont l'Espagne comptait un grand nombre, ont été ruinées successivement par la royauté.

L'intronisation des Bourbons fut un bonheur et un malheur tout à la fois. La nullité de cette race, illuminée un seul jour par le génie d'Alberoni, ne lança pas l'Espagne dans une politique extérieure mortelle pour elle, et pendant deux siècles le peuple espagnol moderne se forma silencieusement. En 1808 il repoussa la France égarée, mais ce malheur lui donna les Anglais pour alliés. Ces derniers détruisaient les fabriques qu'ils trouvaient sur leur passage, tuaient la concurrence, assassinaient l'industrie, annihilaient les travaux d'un siècle. La guerre fut pour eux une spéculation.

Comme l'Italie, l'Espagne fut une grande artiste, mais inconnue et plus célèbre que comprise. Poëtes, ayez donc des rimes amoureuses et des strophes ailées pour cette belle Espagne dont vous ne parlez que pour rire, et célébrez donc ce peuple comme le phénix renaissant de ses cendres!

Des générations nouvelles pleines d'ardeur, d'instruction et d'intelligence appellent la lumière et la vie.

L'Espagne et l'Italie ont été les deux initiatrices des temps modernes. Pendant que l'Italie donnait à l'Europe avec sa poésie le goût de l'étude du grec et du latin, de la littérature pure enfin, l'Espagne, par les Arabes et par les juifs, répandait les premiers éléments de la science, dont l'Arte Toledana (le grand art) fut le point de départ. Il semblerait que dans cette grande éducation donnée au monde entier l'Espagne ait eu les qualités viriles du cerveau de l'homme, tandis que la molle et féminine Italie avait le sentiment plus féminin et plus artistique. L'art, c'est-à-dire la peinture et la sculpture, vinrent d'Italie. Mais le génie espagnol ne tarda pas à fournir des œuvres remplies d'originalité, et plus sérieuses, plus sévères, plus philosophiques, plus réellement modernes. En France, quand nous avons dit Murillo, nous croyons avoir fini et nous payons six cent mille francs une toile médiocre du maître dont j'ai vu tant d'œuvres si supérieures. Vélasquez, Juanès, Claudio et Sanchez Coello, Alonzo Cano, Pereda, Orrente, Morales, Antoliñez, Herrera, Navarrette, les Ribalta, Carreño, el Greco, Mazo, Pantoja de la Cruz, Juan de la Roelas, Juan de Toledo, Zurbaran, Ribera, Murillo sont à peu près inconnus en France, je le dis sans crainte d'être démenti par aucun de ceux qui ont visité l'Espagne et ses monuments artistiques. La grande peinture de genre, le paysage moderne, le réalisme sont nés en Espagne et nés par des chefs-d'œuvre. Il viendra un jour où l'on ira en Espagne, et alors on rendra justice à la grandeur artistique de ce beau pays.

C'est une réparation qui est bien due, et la littérature française devrait la commencer en se souvenant et en se rappelant ce qu'elle doit à cette merveilleuse littérature espagnole, véritable trésor d'esprit et de gaieté que l'on ne connaît pas assez. N'est-ce pas à Tolède que vécurent les grands comiques Tirso de Molina, Moreto, Alarcon, las Roëlas, Quevedo, dont les chefs-d'œuvre sont ignorés. Corneille, Molière, Lesage, souvent Victor Hugo, n'ont fait que traduire et rester bien au-dessous de l'original. La *Princesse d'Elide*, de Molière, traduite en quinze jours par ordre de Louis XIV, n'est qu'une parodie du *Desden con el desden* (Dédain pour dédain), un chef-d'œuvre de Agustin Moreto. Le *Don Juan* de Molière n'est qu'une assez bonne copie du *Don Juan, el burlador de Sevilla* (le Moqueur de Séville), par Tirso de Molina. *Gil Blas* est pâle auprès des *Aventures del gran Tacanno*, de Quevedo, qu'il ne fait que reproduire. Le *Menteur* de Corneille est loin de son modèle, la *Verdad sospechosa*, de Alarcon. *Hernani* a trop de rapports de mots avec *Garcia del castanar*, le beau drame shakespearien de Francisco de Rojas, pour qu'on ne se rappelle pas le séjour de Victor Hugo en Espagne. Les deux grands révolutionnaires de la littérature française, Corneille et Victor Hugo, ont beaucoup emprunté à l'Espagne; ils ne le disent pas assez.

Voilà donc le payement de l'hospitalité!

s'écrie Gomez de Silva trompé par doña Sol.

> A hurtarme el honor que tengo,
> Muy bien pagais a mi fe
> El hospedage por cierto,
> Que os hicimos.

(En souillant mon honneur, vous payez bien, sur ma foi! l'hospitalité que nous vous avons donnée, s'écrie le vieux don Garcia en trouvant l'amant de sa jeune femme.)

L'Espagne, elle aussi, n'aurait-elle pas le droit de trouver que nous payons bien mal son hospitalité littéraire?

On va généralement en Espagne chercher des castagnettes et une guitare, voir une course de taureau, faire la cour à une *Andalouse au sein bruni*, et souvent l'on revient furieux parce que l'on a été ridicule. Les voyageurs sérieux ont été rares jusqu'ici, mais ils sont revenus enthousiasmés des trésors artistiques que l'Espagne renferme et qu'il faut savoir trouver. Il est vrai que la curiosité n'a pas toutes ses aises, qu'il faut deviner ce que l'on veut voir et ne reculer devant aucun obstacle, pas même le bris d'une porte, ce qui m'est arrivé deux ou trois fois à Tolède.

20

Il est de toute nécessité aussi de comprendre la langue pour bien saisir toutes les nuances, tous les traits d'esprit qui animent la vive et pittoresque conversation de ce peuple souvent le plus spirituel de la terre. Il ne faut pas craindre d'assister et de se mêler à cette vie bizarre; il faut oublier la fièvre comme je le fis à Tolède, il faut s'abandonner à toutes ses émotions, vivre de la vie du pays, de la ville où l'on est. C'est ainsi qu'à Tolède on se sent tout plein d'une majestueuse tristesse, c'est ainsi qu'on peut revoir toute une immense histoire légendaire et terrible. On finit par ne plus être maître de soi, on appartient à tout ce qui vous environne, on est successivement Espagnol, Arabe, Romain, juif; puis l'on revient au présent, la personnalité reparaît, mais tellement modifiée, tellement développée que les impossibilités intellectuelles n'existent plus et que les phénomènes les plus extraordinaires n'étonnent pas.

EL SUEÑO.

Pendant que je causais avec Rafaela, M. Aizqui-vel et Jules Levi, mon compagnon de voyage, arrivèrent suivis de don Manuel, dont le costume noir, à la clarté de la lune, me sembla plus sinistre que jamais. Ai-je dit que M. Aizquivel était un peu voltairien et qu'il cherchait assez volontiers les occasions de vexer don Manuel en accusant l'Eglise.

— Voilà, voilà, s'écria l'archéologue, les misères que le catholicisme a substituées aux splendeurs de l'islamisme et du judaïsme.

— L'œuvre a été interrompue, répondit don Manuel.

— Croyez-vous, dis-je à mon tour, que l'Eglise pouvait organiser les sociétés modernes en tenant compte de leurs besoins légitimes?

— Que parlez-vous d'organisation des passions, reprit don Manuel. Il n'y a qu'un seul devoir sur cette terre, c'est penser au ciel. Il n'y a pas d'autre besoin que de se préparer à la vie éternelle et céleste.

— Mais la vie éternelle est immense, m'écriai-je, et son éternité s'étend aussi bien à cette terre qu'au ciel, son immensité aussi bien à cette planète qu'à toutes les autres.

— C'est une grosse discussion qui va s'engager, dit M. Aizquivel. Je ne m'oppose pas à ce que vous la continuiez, mais choisissons mieux notre endroit. Allons aux pierres du jugement.

Nous suivîmes M. Aizquivel. Rafaela vint avec nous; elle murmurait une chanson dont je n'entendais que les premiers mots.

Caminemos! caminemos! (Cheminons! cheminons!)

La discussion s'était portée, entre M. Aizquivel et don Manuel, sur un terrain plus précis. Selon ce dernier, ce que l'Eglise avait condamné était mort; selon le premier, le souvenir était une nouvelle manière d'être, de vivre intellectuellement.

—Les peuples, disait-il, ont une double forme d'existence historique : les monuments et les livres; l'un est la forme matérielle, l'autre la forme intellectuelle. Les monuments subsistent, les livres sont dans les bibliothèques. Où voyez-vous la mort?

— Vous tuez la personnalité, répondit Levi. Je ne vois dans un monument que la conception d'un homme exécutée par une collection d'ouvriers; dans un livre je ne trouve que l'intelligence d'un auteur, je ne vois pas son corps qui a disparu. Là où la personnalité est incomplète elle n'existe pas.

—Les préoccupations matérialistes du judaïsme sont en vous, interrompit don Manuel.

— Que disent-ils donc? me demanda Rafaela à côté de qui je marchais.

Et, sans attendre ma réponse, elle se mit à chanter:

Alla! Arribita. Arribita.
Mas arriba que el calvario
Hay una santa Mujer
Toda vestida de blanco.
Caminemos! caminemos!
Hacia el monte del calvario
Por muy pronto que lleguemos.
Ia lo habran crucificado.

Ia le hincan las espinas
Ia le machacan los clavos,
Ia vienen los angelitos
Quitandole los clavitos.

Ia vienen las golondrinas,
Quilandole la espinas
Ia vienen los goriones.
Quitandole los cordones.

Ia vienen las tres Marias
Con los tres clavi dorados
A recogiendo la sangre
Que Jesus–Christo a ramado
Quien quisiere un poquito
Para salvar su peccado (1).

(1) Là-haut, tout en haut, tout en haut, plus haut que le Calvaire, il y a une sainte femme toute habillée de blanc.

Cheminons, cheminons jusqu'à la montagne du Calvaire.

20.

Nous nous assîmes sur les pierres du jugement. Devant nous s'étendait le plus magnifique paysage qu'il fût possible de voir.

— Il n'y a pas d'autre personnalité vivante, éternelle sur cette terre que celle du Christ; et cela parce qu'il est fils de Dieu, s'écria don Manuel.

— Vous niez notre personnalité sur cette terre, reprit M. Aizquivel qui se contredisait lui-même et changeait de parti pour avoir le droit de répondre à don Manuel, et vous ne nous la rendez qu'en enfer ou en paradis, après le jugement dernier et la résurrection de la chair. Eh bien, moi, je ne crois ni à votre enfer ni à votre paradis; je crois à l'existence éternelle, présente et vivante.

— Folie humaine, s'écria don Manuel.

— Don Manuel, dis-je à mon tour, n'avez-vous nul souvenir d'existence antérieure sur cette terre?

— Moi? fit-il d'un air effrayé.

— Oui, vous. N'avez-vous jamais cru avoir vécu en Judée, par exemple?

Quelque promptement que nous y arrivions déjà ils l'auront crucifié.

Déjà ils enfoncent les épines; déjà les clous le mordent; déjà aussi les petits anges les arrachent.

Déjà les hirondelles enlèvent les épines; déjà les mésanges détachent les cordons.

Déjà les trois Marie, avec les trois plats dorés, viennent recueillir le sang versé par Jésus-Christ.

Qui en veut un tout petit peu pour sauver son péché!

Don Manuel baissa la tête.

— C'était un moment d'hallucination.

— Non, repris-je ; c'était un souvenir.

—Vivre, c'est se souvenir, dit Rafaela que nous ne fûmes pas peu surpris de voir intervenir dans la conversation.

Jules Levi me demanda quelle était cette jeune fille. En peu de mots je l'instruisis de tout ce que je savais sur elle et sur don Manuel.

— Et toi, dis-je à Rafaela, te souviens-tu avoir existé sur cette terre à une autre époque, avec d'autres habitudes, d'autres mœurs, d'autres costumes et dans un autre pays?

— Oui, me répondit-elle sans hésitation.

— Dis-nous ce dont tu te souviens, Rafaela, fit don Manuel d'une voix émue.

— Laissez-moi, dit-elle, vous me faites mal. Messieurs, je ne sais ce dont vous voulez parler. Laissez-moi, don Manuel.

— Ne tourmentons pas cet enfant, s'écria l'archéologue, avec nos discussions philosophiques. Comment voulez-vous que Rafaela ait eu une personnalité dans le passé, elle qui n'en a pas une dans le présent?

— A ce compte, repris-je, les intelligences développées auraient eu seules une personnalité dans le passé; cela est faux. Le degré d'instruction et de développement de l'intelligence dans la vie actuelle donne plus ou moins conscience de la personnalité, mais n'enlève pas la personnalité elle-même. Il n'y a pas un de nous qui, sous la forme indécise du rêve ou sous la forme positive d'une affirmation rationnelle, n'ait supputé ces existences antérieures et ne se soit souvenu avoir vécu plusieurs fois sur la terre. Et souvent ces existences n'ont pas été, de notre propre aveu, celles que nous eussions désiré ; nous avons senti comme la honte de fautes commises et dont notre nature actuelle éloigne toute possibilité de retour.

— C'est charmant, dit M. Aizquivel.

— C'est possible, fit Jules Levi.

Rafaela écoutait attentivement.

— Que cette enfant n'ait pas conscience de sa personnabilité, qu'y a-t-il d'extraordinaire? Rien. Avons-nous conscience de toutes les personnalités qui sont en nous? Et cependant ne sentons-nous pas que nous avons en nous-mêmes un certain nombre d'êtres vivants présents. Quand cela ne serait que ceux que nous aimons. Les morts n'ont pas d'autre tombe que les vivants; seulement l'on est si peu habitué à envisager ces questions de vie et de mort que l'on ne connaît pas les résultats, les lois logiques résultant de ces deux grandes transformations. Hier vous ne me connaissiez pas, je n'existais pas en vous; mais que je parte demain, que vous ne me revoyiez plus, il restera en vous un petit moi vivant de sa vie distincte avec lequel vous causerez, vous vous disputerez. Ainsi vivent en vous mille individus que vous avez oubliés ou que vous ne connaissez pas.

— Quel malheur, s'écria don Manuel, de ne pouvoir faire l'anatomie de l'âme d'un vivant et voir ceux qui vivent en lui, si tant est que ce que vous dites soit vrai.

— Cette anatomie n'est pas impossible, hasarda Jules Levi.

— Oui, fit M. Aizquivel. On prend un compère, on lui fait la leçon, et la farce est jouée.

— C'est trop long, répondit Jules Levi. Il ne s'agit que d'obtenir l'annihilation de la volonté et de se rendre maître de l'intelligence que l'on veut connaître, de l'interroger comme on s'interrogerait soi-même. L'on peut prendre le premier venu et le forcer à vous obéir.

—Le somnambulisme, n'est-ce pas?reprit M. Aizquivel. Le réveil de l'intelligence à l'état latent.

— Et pourquoi pas? répondis-je. Le somnambulisme est un phénomène trop curieux, trop extraordinaire pour que la philosophie humaine ne tienne pas compte des renseignements qu'il peut fournir. L'alchimie a mené à la chimie, l'astrologie judiciaire à l'astronomie.

Rafaela s'était éloignée de quelques pas, fatiguée qu'elle était par les regards de Jules Levi qui ne la perdait pas de vue.

— Parbleu! monsieur le magnétiseur, me dit en riant M. Aizquivel, voici une patiente toute trouvée, et par la vertu toute-puissante du somnambulisme, montrez-nous ce qu'il y a dans l'âme de Rafaela.

— Je n'ai jamais magnétisé de ma vie, repris-je. N'importe, je veux bien essayer ; mais, si je ne réussis pas personnellement, vous ne condamnerez pas mon idée.

— Allez, allez, me dit don Manuel ; laissez Rafaela, elle ne vous obéirait pas plus qu'à moi.

— Jalousie de métier, répondis-je. Vous n'avez pas pu obtenir une confession de Rafaela parce que vous n'avez pas su la magnétiser. Le magnétisme est perpétuel et relatif ; il s'opère inconscieusement d'un individu à un autre. Il ne s'agit plus que d'obtenir le consentement de Rafaela.

— Le meilleur moyen, reprit M. Aizquivel, c'est de ne pas le lui demander.

— Messieurs, interrompit Jules Levi, voulez-vous me permettre de me charger du soin de la magnétiser ? Si cette fille est réellement juive, comme le prétend don Manuel, elle m'obéira, car je suis fils d'un rabin.

Don Manuel avait dans les yeux une expression de rage contenue.

Il y a certaines conversations qui produisent sur les nerfs un singulier effet. Lorsqu'on entre intellectuellement, je ne dirai pas dans le domaine de l'extraordinaire, mais dans l'examen des questions que l'éducation oublie de rendre ordinaires, une sorte d'enivrement s'empare de l'esprit et le prépare merveilleusement à ce que l'on croit être une hallucination, à ce qui n'est, somme toute, que l'inconnu. Depuis quelques jours, tout ce que nous avions vu nous avait exalté, et voici que pour nous achever la plus mystique des conversations s'engageait, au clair de la lune, dans un paysage unique, entre des personnages assez mystérieux, un archéologue, un prêtre, un fils de rabin, pendant qu'une femme mystérieuse promenait ses doigts sur un tambour de basque sonore.

Les cinq personnes réunies si bizarrement se connaissaient à peine. Pour don Manuel, pour M. Aizquivel et pour Rafaela, Jules Levi et moi nous étions Français. A Tolède, cela est fort mystérieux; on parle tant des Français. De plus Jules Levi était juif. Pour nous deux, le prêtre mozarabe et le vieil archéologue habitant son palais abandonné étaient du dernier goût. Quant à Rafaela, n'était-ce pas une de ces étranges créatures que le roman ferait plus belles et que la réalité rend plus saisissantes.

Aussi étions-nous tous magnétisés nous-mêmes, lorsque nous vîmes Jules Levi se lever pour magnétiser Rafaela.

La lune éclairait complétement la figure pâle et sans caractère de Jules : ses yeux seuls brillaient d'un vif éclat.

— Viens, dit-il en hébreu à Rafaela.

Don Manuel, qui comprenait l'hébreu, nous servit d'interprète.

Au mot de Jules, Rafaela tourna la tête avec étonnement, et regardant fixement celui qui l'avait interpellée, elle s'avança vers lui.

« J'ai pris les Lévites d'entre les enfants d'Israël en la place de tous les premiers nés qui sortent les premiers du sein de leur mère d'entre les enfants d'Israël. C'est pourquoi les Lévites seront à moi (Nomb. iii, 12), » s'écria Jules en Hébreu.

Rafaela lui répondit dans la même langue :

« Le Seigneur régnera éternellement et dans les siècles des siècles, et vous, nations, vous périrez (Ps. ix, 40). »

Jules la regardait fixement. Don Manuel, ému plus qu'aucun de nous, traduisait successivement la conversation des deux israélites.

—Décidément don Manuel ne s'était pas trompé, elle est juive.

Jules commença le psaume lxxiii.

« Pourquoi, ô Dieu, nous avez-vous rejetés pour toujours, et pourquoi votre fureur s'est-elle allumée contre les brebis que vous nourrissez dans les pâturages ?

» Souvenez-vous de ceux que vous avez rassemblés et réunis en un peuple et que vous avez possédés dès le commencement.

» Ceux qui nous haïssent ont fait leur gloire de vous insulter au milieu de votre solennité.

» Ils ont, sans connaître ce qu'ils faisaient, placé leurs étendards en forme de trophées au haut du temple comme aux portes.

» Ils ont d'un commun accord abattu et mis en pièces ces portes à coups de hache ainsi qu'ils suraient coupé des arbres au milieu d'une forêt ;

ils ont, avec la cognée et la hache, renversé votre héritage.

» Ils ont mis le feu à votre sanctuaire et l'ont brûlé ; ils ont souillé sur la terre le tabernacle de votre saint nom.

» Ils ont conspiré tous ensemble et dit au fond de leur cœur : Faisons cesser et abolissons de dessus la terre tous les jours de fête consacrés à Dieu.

» Nous ne voyons plus les signes éclatants de notre Dieu : il n'y a plus de prophète et nul ne nous connaîtra plus.

» Pourquoi votre main cesse-t-elle de nous protéger, et pourquoi cachez-vous votre droite dans votre sein?

» C'est vous qui avez affermi la mer par votre puissance et brisé les têtes de dragons dans le fond des eaux.

» Vous avez fait sortir des fontaines et des torrents du sein de la pierre; vous avez séché les grands fleuves.

» Le jour vous appartient et la nuit est aussi à vous : c'est vous qui êtes le créateur de l'aurore et du soleil.

» Vous avez formé toute l'étendue de la terre; vous avez créé l'été comme le printemps.

» Jetez les yeux sur votre sainte alliance, parce que des hommes des plus méprisables de la terre se sont emparés injustement de toutes nos maisons.

» Que celui qui s'humilie en votre présence ne soit pas renvoyé couvert de confusion : le pauvre et celui qui est sans secours loueront votre nom.

» Levez-vous, ô Dieu ; jugez votre cause ! »

Jules psalmodiait et levait de temps en temps les bras vers le ciel. Rafaela ne le perdait pas de vue. La jeune fille subissait une sorte de transfiguration : ses yeux s'animaient d'un vif éclat; évidemment l'action magnétique commençait par l'exaltation religieuse. Il y eut d'abord hésitation, comme si elle craignait de professer sa foi; mais cette hésitation ne dura pas.

— Certes voilà plus de quatre siècles qu'un psaume israélite n'a été chanté à haute voix en ces lieux, fit M. Aizquivel.

Don Manuel se signa plusieurs fois. Lui aussi regardait Rafaela d'une étrange manière.

« Chantez au Seigneur un nouveau cantique, s'écria-t-elle à son tour; chantez, parce qu'il a fait des prodiges.

» Sa droite et son saint bras nous ont sauvés pour sa gloire.

» Le Seigneur a fait connaître le salut qu'il nous réservait : il a manifesté sa justice aux yeux des nations.

» Il s'est souvenu de sa miséricorde et de la vérité des promesses qu'il avait faites à la maison d'Israël.

» Toute l'étendue de la terre a vu le salut que Dieu nous a procuré.

» Chantez avec joie les louanges de Dieu, vous tous habitants de la terre; chantez des cantiques, tressaillez de joie et jouez des instruments.

» Chantez sur la harpe des cantiques au Seigneur, sur la harpe et sur l'instrument à dix cordes : au son des trompettes battues au marteau et de celle qui est faite avec la corne.

» Faites retentir de saints transports de joie en présence du Seigneur votre roi; que la mer en soit émue avec tout ce qui la remplit, toute la terre et ceux qui l'habitent.

» Les fleuves frapperont des mains, comme aussi les montagnes tressailleront de joie à la présence du Seigneur, à cause qu'il veut juger la terre.

» Il jugera toute la terre selon la justice, et les peuples selon l'équité (Ps. xcvii). »

A chaque verset l'exaltation de Rafaela grandissait; elle ne voyait plus que Jules, et en Jules un prêtre de sa foi.

L'enthousiasme devint si grand que Jules put lui faire quelques passes sans qu'elle s'en aperçût. Lorsqu'elle eut fini le psaume, elle tomba assise sur une pierre en disant à Jules ce seul mot hébreu :

— Rabbi (maître).

Il fallait que Jules Levi fût doué d'une bien grande puissance magnétique, car on voyait à chaque imposition des mains la jeune fille se contracter, tressaillir et soupirer. Jules était superbe.

— Je ne m'étais pas trompé, murmura Manuel, elle était bien juive. Mais alors je ne m'explique pa›...

— Je ne cherche pas à expliquer, interrompit M. Aizquivel, je suis fort ému, et je trouve ceci bien extraordinaire. Vous voyez que l'Eglise ne tue pas, et que quatre siècles de léthargie n'empêchent pas la vie.

Quant à moi, je ne cessais pas de regarder Jules et Rafaela ; mon cœur battait avec violence, et je m'adressais à moi-même la fameuse question des drames terribles : Que va-t-il se passer?

De grosses larmes coulaient sur le visage de Rafaela, immobile sous le regard de Jules Levi. Les yeux étaient très-ouverts et semblaient d'une mobilité extrême. Les mains se raidirent et laissèrent tomber le tambour de basque dont les grelots retentirent. Rafaela reculait, Levi avançait toujours. La fatigue arriva. Rafaela se coucha sur le banc et ferma les yeux. Il y avait vingt-cinq minutes que l'opération était commencée.

—Elle s'endort d'un bon sommeil, et voilà tout, me dit à voix basse M. Aizquivel.

— Chut! fis-je.

— Si j'ai réussi, ce que je crois, nous dit Jules, elle va se réveiller dans quelques minutes et à l'état somnambulique. Elle est d'une nature excessivement nerveuse. Comme il ne faut pas renouveler ici la scène de la *Somnambula*, mettez-vous près des rochers, me dit-il, et si elle voulait aller du côté du précipice, arrêtez-la.

Nous attendîmes silencieux.

Au bout de cinq minutes à peu près Rafaela se redressa et frotta ses yeux encore fermés. La paupière se souleva et l'œil se laissa voir : il était d'une fixité étonnante. Elle semblait sortir d'un long et profond sommeil. Elle se mit à sourire. Tout à coup, sans que son regard se fût dirigé vers lui, elle montra don Manuel du doigt et s'écria d'une voix forte et vibrante :

— Judas! Puis elle se cacha la tête dans les mains et sanglota.

Jamais je n'oublierai l'effet produit par ce mot sur don Manuel. On eût dit qu'un coup de fouet l'avait atteint. Il se leva brusquement comme si un ressort l'eût poussé.

— Laisse-moi, laisse-moi, je ne t'aime pas! reprit Rafaela.

Je fis rasseoir don Manuel et lui rappelai notre situation et l'état de la jeune fille qui pleurait abondamment.

— Nous offensons Dieu, fit don Manuel.

— Vous vous trompez, répondit M. Aizquivel. Le fou ne peut rien contre le sage.

— Rafaela, dit Jules Levi, me connais-tu?

— Vous savez bien, Rabbi, que je ne m'appelle pas Rafaela. Qui ne connaît Marie-Madeleine, la sœur de Marthe et de Lazare le ressuscité? Si je vous connais? N'êtes-vous pas un des Rabbi du temple? Mais celui-là, je vous le répète, c'est Judas, le beau Judas, le disciple de Jésus de Nazareth ; Judas, que j'ai aimé jadis et qui me poursuit de son amour dont je ne veux plus.

L'on comprend la stupéfaction dans laquelle nous jetèrent ces paroles. Nous crûmes qu'elle se moquait de nous. Jules se précipita sur elle en la menaçant ; mais elle ne bougea, et ses yeux n'eurent même pas ce tressaillement involontaire que produit l'approche d'un danger.

— Messieurs, nous dit Jules, elle dort bien réellement. Son état est même d'une lucidité parfaite. Il n'y a qu'à l'écouter et à l'interroger.

J'affirme qu'il m'eût été impossible d'articuler une seule parole ; ma gorge était desséchée. Cent mille épingles pénétraient froidement et simultanément dans ma peau ; mes cheveux se dressaient sur ma tête. M. Aizquivel ne bougeait pas ; de temps en temps un gros soupir sortait de sa bouche. Quant à don Manuel, il était horriblement pâle. Jules surveillait la somnambule.

—Vous ne vous trompez pas? Maria-Magdalena, lui dit-il, vous nous connaissez?

— Certes, oui, aussi bien que vous me connaissez vous-même ; moi celle que l'on méprise, dont on se moque ; moi qui n'ai trouvé de pitié qu'en lui.

— Qui, lui?

— Lui, s'écria-t-elle. Et elle se leva, courant dans la direction du précipice. Je la retins ;

elle se rassit de nouveau. Jésus! murmura-t-elle.

Les réponses de Rafaela prenaient un caractère de précision bizarre.

— Essayez de l'interroger, me dit Jules. Peut-être sa vision changera-t-elle.

Rafaela, dis-je, me connais-tu?

— Si je vous connais! répondit-elle. Mais, n'étiez-vous pas au grand jour, quand il fut mis en croix? Vous vous rappelez toute cette foule furieuse qui suivait l'affreux cortége; les femmes, les enfants hurlaient. On nous empêcha, moi et la Mère, de rester près de lui. Les soldats, excités par les femmes, nous insultaient. N'êtes-vous pas celui qui m'avez protégée, car c'était moi qu'on poursuivait avec le plus d'acharnement. On m'appelait la courtisane, la prostituée. Il y avait là trois jeunes Romains, trois voyageurs arrivés depuis peu à Jérusalem. Ils assistaient au supplice et paraissaient indignés. N'étiez-vous pas l'un des trois? Quand ils me virent maltraitée par la foule, ils s'élancèrent à mon secours et m'arrachèrent des bras de celles qui voulaient me déchirer. Les femmes appelèrent les soldats. Plusieurs chrétiens se joignirent à vous. Ne s'est-il pas engagé un combat dans lequel vous fûtes blessé au moment où vous vous précipitiez sur un soldat? Qui vous soigna patiemment, si ce n'est moi? Qui m'aima, si ce n'est vous?

Et je me souvins. Je vis cette scène, ce moment.

21.

je sentis la blessure, je me rappelai la guérison et mon amour. Et jamais, je le jure, plus douce émotion ne m'agita, plus agréables larmes ne coulèrent de mes yeux. Mes compagnons ne me demandèrent pas si je me souvenais : ils virent et ils se turent.

—Et moi, et moi? demanda fébrilement M. Aizquivel.

— Ah! vous, vous, je vous plaignis. Vous étiez le scribe du prétoire qui portiez l'arrêt. Vous marchiez avec peine à côté de lui. Pour vous c'était un condamné. La foule menaçait à chaque instant de briser la haie de soldats et de le massacrer. Vous aviez hâte que tout fût fini.

— Après? après?

— Tout le monde ne savait-il pas à Jérusalem que vous vous occupiez de rechercher les ruines, les inscriptions et toutes les traces des populations qui avaient habité la Palestine avant Israël.

M. Aizquivel se trouva mal.

Rafaela restait dans le plus grand calme. Les paroles sortaient facilement de sa bouche; elle s'arrêtait seulement quelquefois pendant une ou deux minutes, puis reprenait. La jeune fille était devenue pour chacun de nous comme une source où chacun voulait désaltérer son âme aux sources du souvenir.

— Tu me hais donc bien? demanda don Manuel.

— Oui, je te hais, parce que tu l'as tué.

— Tu mens, s'écria-t-il, tu mens. Je ne suis pas Judas.

— Laisse-moi, Judas. Je te hais.

— Misérable! réponds-moi; dis-moi que tu mens!

Rafaela ne répondait rien.

— Mais parle donc! ajouta don Manuel.

Rafaela gardait toujours le silence.

— Du calme, don Manuel, fit Jules Levi. Cette enfant rêve.

— Non, elle ne rêve pas; elle accuse.

— Je vais l'interroger, elle m'écoutera mieux. Maria, dit Jules.

— Oh! vous, Rabbi, fit-elle, pourquoi l'avez-vous laissé tuer? Que vous avait-il donc fait? Que vous importait ce qu'il disait? Etait-ce une raison pour le tuer, lui si doux, lui si bon, lui l'agneau de douceur? Pourquoi avez-vous payé Judas pour qu'il vous le livrât?

— C'est Judas qui offrit de le vendre.

— Ah! Judas, Judas, l'éternel jaloux! C'est à toi que je dois toutes mes souffrances. Je vivais avec mon mari, lorsque je te vis, toi si beau, si intelligent! Tu n'étais pas encore avec les disciples de Jésus; tu m'avais séduite. C'est dans tes bras que je fus surprise, et c'est à cause de toi qu'on me conduisit devant lui. Tu étais beau, mais il était plus beau encore, au milieu de ces beaux et vaillants jeunes hommes qui étaient ses disciples. Tes yeux respiraient la passion, l'orgueil, et les siens étaient remplis de sérénité et de calme. Ton esprit était plein de force, de poésie, d'éclat, le sien était doux et bon. Et de lui, juge que je croyais courroucé lorsqu'il s'écria : « Que celui qui est sans péché lui jette la première pierre, » je me sentis plus éprise que de toi dont je connaissais l'amour. « Allez, me dit-il, et ne péchez plus! » Tu compris que mon amour t'échappait, et tu suivis Jésus, et tu devins son disciple, pour me suivre, car dès lors je ne le quittai plus. Je ne lui demandais pas son amour, je n'écoutais pas ce qu'il disait; mais je l'aimais et j'étais heureuse quand il parlait, parce que sa voix m'enivrait. Toutes ses fatigues, je les partageais. Quand il arrivait dans un village et prêchait au milieu de la foule ameutée, j'étais là; et le soir, c'était moi qui veillais à ce que rien ne lui manquât. Que de fois en son sommeil j'ai essuyé son front couvert de poussière et inondé de sueur! Que de fois, sans qu'il le sût, j'ai pleuré sur ses douleurs qu'il ne comptait pas! Et toi aussi tu étais toujours avec lui; tu souffrais parce que tu n'étais, pendant une seconde, son rival en beauté et en intelligence que pour être surpassé un instant après. Tu me tourmentais de ton amour, et lorsque tu vis que je ne t'aimais plus, tu parvins à faire chasser par les disciples cette folle, cette courtisane qui te méprisait. Et Jésus poursuivit son œuvre, que je maudissais parce qu'elle m'éloignait de lui, et que j'adorais parce qu'elle te prouvait ton impuissance et le plaçait plus haut que toi. Seule, à moitié folle, désespérée, je m'abandonnai à celui qui passa; oublieuse de moi-même et de lui, je vécus dans la débauche. Puis l'amour l'emporta, et j'allai auprès de ma sœur Marthe et de mon frère Lazare. Ce dernier mourut de maladie. Je courus auprès de Jésus qui se trouvait dans les environs. Dieu me l'envoyait.

« — Mon frère est mort, lui dis-je. Tu es pour moi celui qui peut tout : viens le sauver, et tu auras son éternel amour comme tu as déjà le mien.

» Il vint, et Lazare ressuscita; et tu étais là, Judas!

» Je l'aimais sans trêve, sans fin, et aussi sans espoir. Il était trop grand, trop beau; je n'osais pas lui dire ce que je ressentais, et cependant je voulais le lui faire comprendre. Quand il s'assit pour le repas que ma sœur servait, je pris du parfum et du nard, et, me couchant par terre, je les versai sur ses pieds. Ta jalousie éclata, Judas, et lorsque tu me vis dénouer les longues tresses de mes cheveux que tu croyais tiens, et les passer autour de ses jambes que je couvris de brûlantes caresses, tu t'écrias :

» — Pourquoi n'a-t-on pas vendu ce parfum trois cents deniers qu'on aurait donnés aux pauvres! Et dès lors j'eus peur de toi, car de tes yeux tu semblais vouloir tuer Jésus. Quant à lui il pleura, et cette larme tomba sur mon front qu'elle bénit. Il se tut et étouffa ses sanglots. Puis se tournant vers ses disciples :

» — Laissez-la, dit-il; car vous aurez toujours des pauvres avec vous, mais pour moi vous ne m'aurez pas toujours. Puis il parla encore de son père et du ciel, mais je n'écoutai plus.

» Quand il quitta Bethanie, je me jetai à ses pieds.

» — Maître, je ne puis vivre que là où vous êtes. Je vous suivrai, si vous le voulez.

» — Femme, répondit-il, le chemin est dur, et voici que le temps de la Pâque est proche, et le fils de l'homme sera livré par ses ennemis. Femme, vous pouvez venir avec moi. C'est mon père qui vous envoie pour que je vous conduise près de lui. Marie, me dit-il plus bas et avec une angélique douceur, je te permets de me suivre; mais prends garde, mes ennemis sont partout, et j'ai ma mission à accomplir.

» Je le suivis, et dès lors toutes les fois qu'il eut soif c'est moi qui lui donnai à boire.

» Judas, tu savais jour par jour ce qui se passait. Tu ne pouvais plus m'arracher à lui, et sa vie était trop connue de tous pour que tu pusses la alomnier. Tu devins son contradicteur, son ennemi en paroles en attendant que tu devinsses son ennemi en faits. Et son humilité renversait ton orgueil, et ton intelligence abaissée s'inclinait devant son amour. En vain tu cherchais à séparer de lui ses disciples; ils restaient liés par sa bonte et sa grandeur. Les beaux jeunes hommes accompagnaient leur maître.

» J'étais heureuse près de lui, heureuse d'un regard jeté sur moi et voulant dire plus que je n'osais croire. Mon seul amour était de l'entourer de soins qu'il refusait souvent pour mieux s'habituer à souffrir.

» Il te pardonna, Judas, et toi tu le trahis : tu le vendis quand tu sentis l'impuissance de ton esprit vaincu ; quand la jalousie de le voir tant aimé de moi brisa en toi toute la générosité et tous les sentiments de pitié et de miséricorde qu'il enseignait divinement. Toi aussi tu pouvais être grand après lui, tu pouvais t'associer à son œuvre. Mais tu n'as été que jaloux. Ton orgueil, ta beauté et ton intelligence t'ont perdu parce que tu n'as pas su profiter de ces dons de Dieu.

» J'étais à l'entrée de Jérusalem où l'attendaient ses ennemis. C'est moi qui préparai le saint repas de la cène, et derrière lui j'allai au jardin des Oliviers.

» Dans le ciel, de grands nuages sombres passaient rapidement sur la lune. Les éclairs brillaient par instants. Je m'approchai de lui.

» — Maître, lui dis-je, fuyez. Judas vous livrera.

» — Je n'ai pas à fuir, puisque moi-même je suis venu me remettre entre leurs mains.

» — Ils vous haïssent, fuyez.

» — Femme, ne suis-je pas envoyé par mon père, par notre père. Il faut qu'ils me tuent.

» — Maître, maître, sauvez-vous, au nom de votre mère.

» — La mort sera la fin de mes douleurs.

» — Maître, vivez pour ceux qui vous aiment,
qu ont encore besoin de vous voir parmi eux.

» — Marie, il faut que je meure pour tous ceux
qui m'aiment.

» — Et moi, ne suis-je pas au moins parmi
ceux qui vous aiment; moi, je veux que vous
viviez.

» Et je tombai à ses pieds, je pris sa main que
je couvris de baisers.

» — Femme, cette terre ne verra que ma souffrance, mon amour est au ciel: c'est là que nous
nous retrouverons près de mon père, c'est là que
le véritable amour recevra d'éternelles récom-
penses qu'on ne peut même rêver ici-bas. Laissez
s'accomplir les saintes prophéties; laissez toute sa
force à celui qui va mourir pour sauver les malheureux. Ne l'affaiblissez pas avec vos larmes.
Son cœur est bon; il comprend toutes les souffrances, mais il en a de plus grandes à oublier
lui-même et de plus grandes à soulager.

» — Pardonnez-moi, maître, pardonnez à mon
indignité.

» — Marie, levez-vous, vos péchés vous sont
remis. Je vous pardonne et je vous aime. Marie-
Madeleine, levez-vous et baisez-moi.

» Je le baisai avec passion.

» — Tout va s'accomplir. Fuyez et songez à moi
lorsque je ne serai plus. Consolez celle qui m'a
donné la vie, et dites-lui que je n'ai agi que par

l'ordre de Dieu mon père ; qu'elle me pardonne toutes ses souffrances.

» Je m'éloignai et je l'entendis qui s'écriait en se frappant la poitrine :

» — Mon père, que ce calice est amer !

» Le pas des soldats retentissait sur le sol éclairé par quelques torches sinistres. Je revins. J'assista à l'arrestation, je vis le baiser de pardon que Jésus donna à Judas. Les gardes partirent avec leur divin prisonnier.

» Judas était resté seul lorsque je parus devant lui.

» — Judas, Judas, lui dis-je, tu as vendu ton maître !

» — Laisse-moi, dit-il, laisse-moi !

» Il s'enfuit. Je marchai derrière lui.

» — Arrière ! s'écriait-il.

» Et je le suivais toujours.

» — Judas, Judas, tu as tué ton maître !

» Il fuyait devant moi, tantôt courant, tantôt marchant.

» — Judas, Judas, tu as tué ton maître ! Repens-toi.

» Soudain il se retourna, marcha vers m   et me dit en tombant à genoux :

» — Femme, pardonne-moi comme m'a pardonné celui dont j'ai versé le sang innocent.

» Il se pendit. Quand je vis balancé par le ven ce beau corps à qui Dieu avait refusé une plus belle âme, je m'enfuis.

» J'assistai à la Passion, mêlée à la foule qui me connaissait et m'insulta lâchement. J'étais là quand on le descendit au tombeau. Je lavai son corps, je pansai ses blessures, je le couvris de parfums, je pleurai sur lui et sur moi.

» Quelque temps après je quittai Jérusalem et je m'enfuis au désert pour mieux l'aimer et pour être plus digne de lui que je devais retrouver au ciel près de son père. »

Nous écoutâmes cette sorte de récit à genoux et dans l'attitude de la prière. Combien de temps parla Rafaela? C'est ce que je ne saurais dire; mais la lune se couchait lorsqu'elle se tut et s'endormit.

— Réveillez-la, dis-je à Jules Levi.

Le réveil fut long et pénible. Rafaela n'avait gardé aucun souvenir de ce qu'elle nous avait dit. Notre émotion était encore si vive, qu'après avoir reconduit la pauvre jeune fille fatiguée jusque chez ses parents, nous nous séparâmes sans nous dire un mot. Je n'ai plus revu mes compagnons.

Le lendemain, j'allai voir Rafaela. Elle était moitié gaie, moitié triste. Elle chantait ce couplet :

« Quand même je resterais une infinité d'années sans te voir, toi seul j'aimerais. Je ne m'abandonnerai à nul autre. »

Je lui demandai la permission de l'embrasser elle y consentit.

— Adieu, Marie-Madeleine, lui dis-je.

— Adios señorito, me répondit-elle. Et je partis pour toujours.

De toutes ces ruines qu'était-il sorti? un cri d'amour.

Et voilà ce que j'ai vu à Tolède. Ai-je rêvé? C'est possible. Mon rêve est-il folie? Peut-être encore. Gens sages, dormez en paix.

. . . .

. . . .

Je veux que le dernier mot de ce livre soit un souhait de bonheur et de prospérité pour ce pays d'amour, pour cette terre glorieuse que les derniers événements viennent de transformer. Le gouvernement de la reine Isabelle doit s'efforcer de rendre l'Espagne heureuse. Il le peut. Qu'il le veuille!

BRINDO POR EL. PUEBLO ESPAÑOL

TABLE DES NOUVELLES